The Little Black Book Series
Urologia

Editor da Série: Daniel K. Onion

The Little Black Book Series
Urologia
Editor da Série: Daniel K. Onion

Pamela Ellsworth, MD
Associate Professor of Urology
Brown University
Providence, RI

Anthony Caldamone, MD
Professor de Urology
Brown University
Providence, RI

Tradução
Rosamaria Gaspar Affonso

Revisão Técnica
Dr. Francisco Ricardo Gualda Coelho

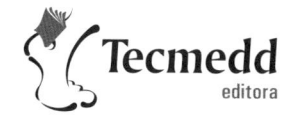

Tecmedd
editora

The Little Black Book Series – Urology
Edição original em inglês publicada pela Jones & Bartlett Publishers, Inc.
40 Tall Pine Drive
Sudbury, MA 01776
© 2008 by Jones & Bartlett Publishers, Inc.
Todos os direitos reservados
© 2008 Editora Tecmedd Ltda.
1ª. impressão – agosto de 2008

Editora: Bete Abreu
Assistentes Editoriais: Marília Mendes e Sonnini Ruiz
Produtor Gráfico: Samuel Leal
Tradução: Rosamaria Gaspar Affonso
Revisão Técnica: Dr. Francisco Ricardo Gualda Coelho
Revisão de Texto: Beatriz Simões e Felice Morabito
Capa, Diagramação e Editoração: Triall

Este livro segue o Novo Acordo Ortográfico da Língua Portuguesa

Visite nosso site: www.tecmeddeditora.com.br.

Dados Internacionais de Catalogação na Publicação (CIP)
(Câmara Brasileira do Livro, SP, Brasil)

Ellsworth, Pamela
    The little black book series : urologia / Pamela Ellsworth, Anthony Caldamone ; tradução Rosamaria Gaspar Affonso ; revisão técnica Francisco Ricardo Gualda Coelho. -- São Paulo : Tecmedd, 2008. -- (Little black book series / editor Daniel K. Onion)

    Título original: The little black book of urology.
    Bibliografia.
    ISBN 978-85-99276-40-2

  1. Doenças genitais masculinas - Guias 2. Doenças urológicas - Guias 3. Urologia I. Caldamone, Anthony. II. Ellsworth, Pamela III. Título. IV. Série.

	CDD-616.61
08-07351	NLM-WT 100

Índices para catálogo sistemático:

1. Urologia : Guias, manuais etc.   618.97

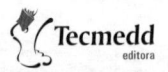

Tecmedd
editora

Rua Sansão Alves dos Santos, 102 – 2º and. – Cj. 21 – Brooklin Novo
04571-090 – São Paulo – SP
www.tecmeddeditora.com.br

Dedicatória

"O amor do aprendizado, os recantos solitários,
E toda a doce serenidade dos livros."

– Henry Wadsworth Longfellow (*Morituri Salutamus*)

Dedico este livro, com gratidão, a meus pais em reconhecimento por suas orientações encorajadoras, principalmente durante os anos de minha formação. A meu pai, que instilou em mim um sentimento de prazer, de desafio, e a satisfação do aprendizado contínuo. A minha mãe, cujo exemplo constante, entusiástico e vigoroso proporcionou-me o entendimento da obrigação de devotar uma pequena parte de mim mesma a serviço dos outros.

P.E.

Sumário

Dedicatória	v	2.10	Criptococose	29
Prefácio	xi	2.11	Blastomicose	30
Abreviaturas Médicas	xiii	2.12	Fibrose Retroperitoneal (RF)	31
Abreviaturas de Revistas	xxv	2.13	Adenoma Renal	32
Informação	xxxv	2.14	Oncocitoma Renal	33

SEÇÃO I   Urologia Adulta   1

Capítulo 1   Doenças da Suprarrenal   3

- 1.1   Síndrome de Cushing   3
- 1.2   Síndrome de Conn   5
- 1.3   Doença de Addison (Insuficiência Suprarrenal Primária)   7
- 1.4   Feocromocitoma (PHEO)   9
- 1.5   Carcinoma Adrenocortical   12

Capítulo 2   Doenças do Rim e Ureter   15

- 2.1   Pielonefrite Aguda   15
- 2.2   Pielonefrite Enfisematosa   18
- 2.3   Abscesso renal   19
- 2.4   Tuberculose Renal e Ureteral   21
- 2.5   Pielonefrite Xantogranulomatosa (XGP)   22
- 2.6   Malacoplasia   24
- 2.7   Coccidioidomicose   26
- 2.8   Histoplasmose   27
- 2.9   Aspergilose   28
- 2.10   Criptococose   29
- 2.11   Blastomicose   30
- 2.12   Fibrose Retroperitoneal (RF)   31
- 2.13   Adenoma Renal   32
- 2.14   Oncocitoma Renal   33
- 2.15   Angiomiolipoma Renal (Hamartoma)   34
- 2.16   Lipoma Renal   35
- 2.17   Tumores de Células Justaglomerulares do Rim   36
- 2.18   Pólipo Fibroepitelial   37
- 2.19   Carcinoma de Células Renais (RCC)   38
- 2.20   Sarcomas Renais   42
- 2.21   Tumores Renais Secundários   43
- 2.22   Carcinoma de Células Transicionais (TCC) da Pelve Renal e Ureter   44
- 2.23   Urolitíase   47
- 2.24   Traumatismo Renal   54
- 2.25   Lesão Ureteral   55
- 2.26   Ureter Cincuncaval (Retrocaval)   57
- 2.27   Cisto Renal   57
- 2.28   Doença Autossômica Dominante do Rim Policístico (ADPKD)   59

2.29	Doença Autossômica Recessiva do Rim Policístico	62	4.3	Uretrite Não-gonocócica (NGU)	108
2.30	Doença Cística Renal Adquirida	63	4.4	Úlceras Genitais	109
2.31	Hipertensão Renovascular	64	4.5	Tuberculose da Uretra	113

Capítulo 3 Doenças da Bexiga 67

- 3.1 Cistite Bacteriana 67
- 3.2 Cistite Enfisematosa 69
- 3.3 Infecções do Trato Urinário por *Candida* 71
- 3.4 Tuberculose da Bexiga e Uretra 73
- 3.5 Esquistossomíase 73
- 3.6 Cistite Hemorrágica (HC) 76
- 3.7 Cistite Intersticial (IC) 77
- 3.8 Cistite Eosinofílica 81
- 3.9 Fístula Colovesical 82
- 3.10 Papiloma Invertido 83
- 3.11 Metaplasia Escamosa da Bexiga 84
- 3.12 Adenoma Nefrogênico 85
- 3.13 Cistite Glandular 86
- 3.14 Câncer da Bexiga 87
- 3.15 Cálculos da Bexiga 92
- 3.16 Traumatismo da Bexiga 94
- 3.17 Fístula Vesicovaginal (VVF) 95
- 3.18 Cistocele 97
- 3.19 Testes Urodinâmicos 98
- 3.20 Incontinência 100
- 3.21 Hematúria 103

Capítulo 4 Doenças da Uretra 105

- 4.1 Síndrome de Reiter 105
- 4.2 Gonorréia (GC) 106
- 4.3 Uretrite Não-gonocócica (NGU) 108
- 4.4 Úlceras Genitais 109
- 4.5 Tuberculose da Uretra 113
- 4.6 Carcinoma Uretral Masculino 113
- 4.7 Carcinoma Uretral Feminino 115
- 4.8 Traumatismo Uretral 117
- 4.9 Divertículo Uretral 119

Capítulo 5 Doenças dos Testículos, Escroto e Conteúdos Intraescrotais 121

- 5.1 Epididimite/Epididimoorquite 121
- 5.2 Condiloma Genital 122
- 5.3 TB Genital Masculina (TB do Epidídimo, Testículo e Próstata) 125
- 5.4 Filaríase Genital 126
- 5.5 Gangrena de Fournier (Fasciite Necrotizante) 127
- 5.6 Cistadenoma do Epidídimo 128
- 5.7 Tumor Adenomatóide 129
- 5.8 Cisto Epidermóide 129
- 5.9 Câncer do Testículo – Células Germinais 130
- 5.10 Tumores das Células de Leydig 136
- 5.11 Tumores das Células de Sertoli 137
- 5.12 Carcinóide do Testículo 137
- 5.13 Gonadoblastoma (Tumor de Disginesia Gonádica) 138

5.14	Linfoma do Testículo	139
5.15	Leucemia do Testículo	140
5.16	Tumores Secundários do Testículo: Linfoma, Leucemia, Metastático	140
5.17	Leiomiossarcoma do Cordão Espermático	142
5.18	Ruptura do Testículo	143
5.19	Varicocele	144
5.20	Infertilidade Masculina	145

Capítulo 6 Doenças da Próstata 149

6.1	Prostatite	149
6.2	Abscesso Prostático	152
6.3	Hiperplasia Prostática Benigna (BPH)	153
6.4	Câncer da Próstata	158
6.5	Cálculos da Próstata	165

Capítulo 7 Doenças do Pênis 167

7.1	Balanite e Balanopostite	167
7.2	Esclerose Liquenóide	168
7.3	Erupção Medicamentosa Fixa	169
7.4	Balanite de Zoon	170
7.5	Síndrome de Behçet	170
7.6	Linfangite Esclerosante	172
7.7	Eritema Multiforme	172
7.8	Tuberculose Peniana	173
7.9	Molusco Contagioso	174
7.10	Pápulas Penianas Peroladas	175
7.11	Melanoma	175
7.12	Carcinoma de Células Basais	176
7.13	Doença Extramamária de Paget	176
7.14	Carcinoma de Células Escamosas *in Situ*	177
7.15	Carcinoma Verrucoso	178
7.16	Câncer do Pênis	178
7.17	Sarcoma de Kaposi	181
7.18	Fratura Peniana	182
7.19	Amputação Peniana	182
7.20	Estrangulamento Peniano	183
7.21	Priapismo	183
7.22	Disfunção Erétil (ED)	186
7.23	Doença de Peyronie	194
7.24	Hemospermia	196

SEÇÃO II   Urologia Pediátrica 199

Capítulo 8 Doenças do Rim e Ureter em Crianças 201

8.1	Agenesia Renal	201
8.2	Rim Ectópico	202
8.3	Rim em Ferradura	203
8.4	Rim Displásico Multicístico	204
8.5	Obstrução da Articulação Ureteropélvica (UPJO)	205
8.6	Refluxo Vesicoureteral (VUR)	207
8.7	Megaureter	210
8.8	Ureter Ectópico	212
8.9	Ureterocele	213
8.10	Nefroma Mesoblástico Congênito	215
8.11	Tumor de Wilms	216

Capítulo 9 Doenças da Bexiga em Crianças 221

9.1	Extrofia da Bexiga	221
9.2	Malformações Cloacais	223

9.3 Síndrome do Ventre em Ameixa (Síndrome de Eagle-Barrett) 224
9.4 Mielodisplasia 225
9.5 Agenesia Sacral 227
9.6 Enurese Noturna 228
9.7 Disfunção Miccional 232

Capítulo 10 Doenças da Uretra em Crianças 237

10.1 Válvulas Uretrais Posteriores 237
10.2 Válvulas Uretrais Anteriores 241
10.3 Hipospadia 242
10.4 Epispadia 244
10.5 Pólipo Uretral 245
10.6 Prolapso Uretral 246
10.7 Estenose Meatal 247

Capítulo 11 Doenças do Pênis em Crianças 249

11.1 Fimose 249
11.2 Parafimose 250
11.3 Micropênis 251

Capítulo 12 Doenças dos Testículos e Escroto em Crianças 253

12.1 Criptorquidismo (Testículo não-descido) 253
12.2 Hidrocele Pediátrica 255
12.3 Hérnia Inguinal Pediátrica 256
12.4 Tumor do Saco Vitelino 257
12.5 Rabdomiossarcoma 258
12.6 Torção Testicular 260
12.7 Torção dos Apêndices Testiculares 261

Capítulo 13 Outras Doenças em Crianças 263

13.1 Neuroblastoma 263
13.2 Intersexualidade 266
13.3 Agenesia Vaginal 273

Índice 275

Prefácio

Como residente em cirurgia geral, fiquei aflita com a grande quantidade de material que o cirurgião geral precisa conhecer. Como, eu pensei, uma pessoa pode entender e saber tudo da cabeça aos pés? A urologia, no entanto, parecia tão simples então – apenas o trato geniturinário. Um assunto que poderia ser dominado. Não foi preciso muito tempo em minha residência urológica para que eu percebesse que havia uma razão para que o principal livro didático, *Campbell's Urology*, fosse editado em três volumes. Contudo, naquela época, aprender urologia não era uma tarefa maçante. Tratava-se de um campo interessante e excitante, e rapidamente me dei conta de que havia feito a escolha certa.

Claramente, o campo da urologia não pode ser resumido adequadamente em 300 páginas ou menos. Em vez disso, a intenção deste livro é fornecer uma visão geral e discutir os assuntos que, mais tipicamente, são encontrados na prática médica geral e urológica. Minha expectativa é de que este livro responda às questões mais comuns e que as referências propiciem informações em profundidade, como deve ser o desejo dos leitores. Espero que todos aqueles que lerem este livro percebam como a urologia é um campo empolgante e em constante evolução.

Gostaria de expressar meus sinceros agradecimentos a meu colega de trabalho, amigo e orientador Stephen Rous, que personifica o papel de mentor. Sem a sua assistência e conhecimento, este livro nunca teria sido possível.

P.E.

Abreviaturas médicas

5-HIAA	5-hydroxyindolacetic acid – ácido 5-hidroxindolacético
5HT	5-hydroxytryptophan – 5-hidroxitriptofano
ab	antibodies – anticorpos
abd	abdomen – abdome
ABG	arterial blood gas – gás sanguíneo arterial
abnl	abnormal, abnormality – anormal, anormalidade(s)
abx	antibiotics – antibióticos
accts	accounts – é responsável por, responde por
ACE	angiotensin converting enzyme – enzima conversora da angiotensina
ACEI	ACE inhibitor – inibidor da ECA
ACTH	adrenocorticotropic hormone – hormônio adrenocorticotrópico
ADH	antidiuretic hormone – hormônio antidiurético
admin	administered – administrado(a)
ADPKD	autosomal dominant polycystic kidney disease – doença autossômica dominante do rim policístico
AFB	acid-fast bacillus – bacilo ácido-resistente
AFP	alpha fetoprotein – α-fetoproteína
ag	antigen – antígeno
AGN	acute glomerular nephritis – nefrite glomerular aguda
AIDS	acquired immunodeficiency syndrome – síndrome da imunodeficiência adquirida
aka	also known as – também conhecido(a) como
ALL	acute lymphocytic leukemia – leucemia linfocítica aguda
am	ante meridiem – período da manhã, antes do meio-dia
AMP	adenosine monophosphate – monofosfato de adenosina
ANA	antinuclear antibody – anticorpo antinuclear
AODM	adult-onset diabetes mellitus – diabetes melito de início adulto
AP	anterior-posterior – ântero-posterior
approx	approximately – aproximadamente
APR	abdominal perineal resection – ressecção abdominal perineal

APUD	amine precursor, uptake and decarboxylation – aminoprecursor, captação e descarboxilação	BP	blood pressure – pressão arterial
		BP	benign prostatic hyperplasia – hiperplasia prostática benigna
ARDS	acute respiratory distress syndrome – síndrome da angústia respiratória aguda	BPLND	bilateral pelvic lymph node dissection – linfonodectomia pélvica bilateral
ASA	aspirin – aspirina	btn	between – entre
ASCVD	arteriosclerotic heart disease – doença cardíaca aterosclerótica	BUN	blood urea nitrogen – nitrogênio da uréia sanguínea
assoc	association/associated – associação, associado(a)	bx	biopsy – biópsia
asx	asymptomatic – assintomático(s)	BXO	balanitis xerotica obliterans – balanite xerótica obliterante
AUA	American Urological Association – Associação Americana de Urologia	c/o	complaining of – com queixa(s) de
		c + s	culture and sensitivity – cultura e sensibilidade
AV	arteriovenous; atrial-ventricular – arteriovenoso(a); atrioventricular	Ca	calcium; cancer – cálcio; câncer
AVP	Arginine vasopressin – arginina vasopressina	CAD	coronary artery disease – doença arterial coronária
bact	bacteriology – bacteriologia	CAH	congenital adrenal hyperplasia – hiperplasia supra-renal congênita
BCG	Bacillus Calmette-Guérin – bacilo Calmette-Guérin	cAMP	cyclic adenosine-monophosphate – monofosfato cíclico de adenosina
bid	bis in die – duas vezes ao dia		
bilat	bilateral – bilateral		
BK	a polyoma virus – um poliomavírus	CBC	complete blood count – contagem sanguínea completa
BLPP	bladder leak point pressure – pressão no ponto de vazamento da bexiga	CBI	continuous bladder irrigation – irrigação contínua da bexiga
		cc	cubic centimeter – centímetro cúbico
BM	bone marrow – medula óssea	CDC	Centers for Disease Control and Prevention – Centros para Controle e Prevenção de Doença
BMT	bone marrow transplant – transplante de medula óssea		
BOO	bladder outlet obstruction – obstrução da saída da bexiga	CEA	carcinoembryonic antigen – antígeno carcinoembrionário

CF	complement fixation antibodies; cystic fibrosis – anticorpos de fixação de Complemento; fibrose cística
CFU	colony forming unit – unidade formadora de colônias
cGMP	cyclic guanosinemonophosphate – monofosfato cíclico de guanosina
cGy	centigray – centigray
CHF	congestive heart failure – insuficiência cardíaca congestiva
CI	confidence interval – intervalo de confiança
CIC	clean intermittent catheterization – cateterização simples intermitente
CIS	carcinoma *in situ* – carcinoma *in situ*
Cl	chloride – cloro
cm	centimeter – centímetro
CMG	cystometrogram – cistometrograma
cmplc	complication(s) – complicação(ões)
CNS	central nervous system – sistema nervoso central
CO_2	carbon dioxide – dióxido de carbono
col	colonies – colônias
comb	combination – combinação
comp	complement – complemento
comp/fix	complement-fixing – fixador de complemento
conc	concentration – concentração
CP	cerebral palsy – paralisia cerebral
CPA	cyproterone acetate – acetato de ciproterona
CRH	corticotropin releasing hormone – hormônio de liberação de corticotropina
crit	hematocrit – hematócrito(s)
crs	course – curso
CT	computed tomography – tomografia computadorizada
CV	cardiovascular – cardiovascular
CVA	cerebrovascular accident – acidente cerebrovascular
cx	culture – cultura
cxray	chest X-ray – raio X do tórax
Cysto	cystoscopy – cistoscopia
d	day(s) – dia(s)
d/c	discontinue – descontínuo
DAT	dementia, Alzheimer's type – demência do tipo Alzheimer
DBP	diastolic blood pressure – pressão arterial diastólica
DEC	diethylcarbamazine – dietilcarbamazina
decr	decrease – diminuição
def	defined/definition – definido(a); definição
DFA	direct fluorescent antibodies – anticorpos fluorescentes diretos
DH	detrusor hyperreflexia – hiperreflexia do detrusor
DHT	dihydrotestosterone – diidrotestosterona
DI	detrusor instability – instabilidade do detrusor

Abreviaturas médicas **XV**

diff	differential – diferencial	ESR	erythrocyte sedimentation rate – taxa de sedimentação de eritrócitos
diffdx	differential diagnosis – diagnóstico diferencial		
DM	diabetes mellitus – diabetes melito	est	estimated; established – estimado(a); estabelecido(a)
DMSA	technetium-99m dimercaptosuccinic acid – ^{99m}Tc-ácido dimercaptosuccínico	ESWL	extracorporeal shock wave lithotripsy – litotripsia extracorporal por ondas de choque
DMSO	dimethyl sulfoxide – sulfóxido de dimetila	eval	evaluation(s) – avaliação(ões)
DRE	digital rectal examination – exame digital retal	F	female – mulher
		f/u	follow up – acompanhamento
DS	double strenght – potência dupla	FA	fluorescent antibody – anticorpo fluorescente
DSD	detrusor/sphincter dyssynergia – dissinergia do detrusor/esfíncter	FC	fluorouracil – fluorouracil
		FDA	Food and Drug Administration – Administração de Alimentos e Drogas
dx	diagnosis or diagnostic – diagnose ou diagnóstico		
dz	disease – doença	FISH	fluorescent in situ hybridization – hibridização fluorescente *in situ*
ECP	eosinophil cationic protein – proteína eosinofílica catiônica		
ED	erectile dysfunction – disfunção erétil	FK	tacrolimus – tracrolimo
		Fr	French – francês(a)
EGF	epidermal growth factor – fator de crescimento epidérmico	FSH	follicle-stimulating hormone – hormônio folículo-estimulante
EIA	enzyme immunoassay – imunoensaio de enzima	FTA	fluorescent treponemal antibody – anticorpo treponemal fluorescente
EKG	electrocardiogram – eletrocardiograma		
		FU	fluorouracil – fluorouracil
ELISA	enzyme-linked immunosorbent assay – análise imunoabsorvente de ligação à enzima	GAG	glycosaminoglycan – glicosaminoglicano
		gc	gonorrhea – gonorréia
EMG	electromyelogram – eletromielograma	GFR	glomerular filtration rate – taxa de filtração glomerular
EMLA	lidocaine 2.5% and prolocaine 2.5% – lidocaína a 2,5% e prolocaína a 2,5%	gi	gastrointestinal – gastrintestinal
		gm	gram – grama

GN	glomerulonephritis – glomerulonefrite	HIV	human immunodeficiency virus – vírus da imunodeficiência humana
GnRH	gonadotropin-releasing hormone – hormônio liberador de gonadotropina	HLA	human leukocyte antigens – antígenos leucocitários humanos
gu	genitourinary – geniturinário	hpf	high-power field – campo de alta potência
GYN	gynecologic – ginecológico	HPV	human papillomavirus – vírus do papiloma humano
H & E	hematoxylin and eosin – hematoxilina e eosina	hr	hour(s) – hora(s)
h/o	history of – histórico de	HSV	herpes simplex virus – vírus do herpes simples
H$^+$	hydrogen – hidrogênio	HT	hypertension – hipertensão
HA	headache – cefaléia	HU	Hounsfield unit – unidade Hounsfield
HAL-Dr	type of human leukocyte antigen – tipo de antígeno leucocitário humano	HVA	homovanillic acid – ácido homovanílico
HC	hemorrhagic cystitis – cistite hemorrágica	hx	history – histórico
HCG	human chorionic gonadotropin – gonadotropina coriônica humana	hydro	hydronephrosis – hidronefrose
		I + D	incision and drainage – incisão e drenagem
HCl	hydrochloride – cloridrato	I or I$_2$	iodine – iodo
HCO$_3$	bicarbonate – bicarbonato	IC	interstitial cystitis – cistite intersticial
hct	hematocrit – hematócrito		
hem	hematology – hematologia	ICSI	intracytoplasmic sperm injection – injeção intracitoplasmática de espermatozóides
HE-TU-MT	high energy transurethral microwave therapy – terapia transuretral com micro-ondas de alta energia		
		id	identify – identificar
		IDDM	insulin-dependent diabetes mellitus – diabetes melito insulino-dependente
Hg	hemoglobin – hemoglobina		
Hgb	hemoglobin – hemoglobina		
histopath	histopathology – histopatologia	IFA	immunofluorescent antibody – anticorpo imunofluorescente
HSS	Department of Health and Human Services – Departamento de Saúde e Serviços Humanos		
		IgA	immunoglobulin A – imunoglobulina A
HHV	human herpes virus – vírus do herpes humano	IgE	immunoglobulin E – imunoglobulina E

Abreviaturas médicas

IgF	immunoglobulin F – imunoglobulina F	LDH	lactate dehydrogenase – lactato deidrogenase
IgG	immunoglobulin G – imunoglobulina G	leuk	leukocyte – leucócito
IgM	immunoglobulin M – imunoglobulina M	LFT	liver function test – teste de função hepática
IL	interleukin – interleucina	LH	luteinizing hormone – hormônio luteinizante
im	intramuscular – intramuscular	LHRH	LH-releasing hormone – hormônio de liberação do LH
incl	include, including, included – inclui, incluindo, incluído(a)	LMW	low molecular weight – baixo peso molecular
INH	isoniazid – isoniazida	LMX	topical lidocaine cream – lidocaína tópica em creme
IPSS	international prostate symptom score – escore internacional de sintomas da próstata	LS	lumbosacral – lombossacro(a)
		LUTS	lower urinary tract symptoms – sintomas do trato urinário inferior
IU	international units – unidades internacionais	lytes	electrolytes – eletrólitos
IUI	intrauterine insemination – inseminação intra-uterina	M	male – homem
iv	intravenosa – intravenoso(a)	Mag 3	technetium-99m mercaptoacetyl triglycerine – ^{99m}Tc mecarptoacetiltriglicerina
IVC	inferior vena cava – veia cava inferior	MAO	monoamine oxidase – monoamino oxidase
IVP	intravenous pyelogram – pielograma intravenoso	max	maximum/maximal – máximo(a)
JJ	double J stent – *stent* em duplo J	MCDK	multicystic dysplastic kidney – rim displásico multicístico
K	potassium – potássio	mcg	microgram – micrograma
kg	kilogram – quilograma	med(s)	medication(s) – medicamento(s)
KOH	potassium hydroxide – hidróxido de potássio	MEN	multiple endocrine neoplasias – neoplasias endócrinas múltiplas
KUB	abdominal X-ray – kidneys, ureter, bladder – raio X abdominal – rins, ureter, bexiga	mEq	milliequivalent – milequivalente
L	liter; left – litro; esquerdo(a)	MESNA	sodium 2-mercaptoethane sulfate – 2-mercaptoetano sulfato sódico
lab(s)	laboratory tests – testes laboratoriais		
lat	lateral – lateral		

mets	metástases – metástases	NaCl	sodium chloride – cloreto de sódio
Mg	magnesium – magnésio		
mg	milligram – miligrama	NCI	National Cancer Institute – Instituto Nacional do Câncer
MI	myocardial infarction – infarto do miocárdio		
		Nd Yag	neodymium-yttrium aluminum garnet – neodímio-ítrio-alumínio-granada
MIBG	metaiodobenzylguanidine – metaiodobenzilguanidina		
MIF	mullerian inhibiting factor – fator de inibição mülleriana	neg	negative – negativo(a)
		ng	nanogram – nanograma
min	minute(s) – minuto(s)	ng%	nanogram percent – porcentagem em nanograma
mL	milliliter – mililitro		
mm	millimeter – milímetro	NGU	nongonoccocal urethritis – uretrite não-gonocócica
mo	month(s) – mês(meses)		
MRI	magnetic resonance imaging – imagem de ressonância magnética	NH_3	ammonia – amônia
		NIADDK	National Institute of Arthritis, Diabetes, Digestive and Kidney Diseases – Instituto Nacional de Artrite, Diabetes, Doenças Digestivas e Renais
MS	multiple sclerosis – esclerose múltipla		
MSH	melanocyte-stimulating hormone – hormônio de estimulação do melanócito		
		HIH	National Institutes of Health – Institutos Nacionais de Saúde
MTOPS	medical therapy of prostate symptoms study – estudo do tratamento médico dos sintomas da próstata		
		nL	nanoliter – nanolitro
		nl	normal – normal(is)
		nM	nanomol – nanomol
mtx	methotrexate – metotrexato	N-myc	a protooncogene – um protooncogene
mult	multiple – múltiplo(a)		
MVAC	methotrexate, vinblastine, doxorubicin, cisplatin – metotrexato, vinblastina, doxorrubicina, cisplatina	noc	nocturia – nictúria
		NSAID	nonsteroidal anti-inflammatory drug – droga anti-inflamatória não-esteróide
N/A	not applicable – não aplicável		
Na	sodium – sódio	N/V	nausea, vomiting – náusea, vômitos
NAAT	nucleic acid amplification test – teste de amplificação do ácido nucléico		
		OAB	overactive bladder – bexiga hiperativa
		occ	occasional – ocasional(is)

Abreviaturas médicas

OEIS	omphalocele, exstrophy of the cloaca, impeyorade anus, spinal abnormalities – onfalocele, extrofia da cloaca, ânus imperfurado, anormalidades da espinha	Phos	phosphorous – fosforoso
		PKD	polycystic kidney disease – doença do rim policístico
		pm	post meridiem – período da tarde; após o meio-dia
org(s)	organism(s) – organismos	pmol	picomol – picomol
PA	posteroanterior – póstero-anterior	po	per os – pela boca; oralmente
PABA	paraminobenzoic acid – ácido paraminobenzóico	po_2	partial pressure of oxygen – pressão parcial de oxigênio
Pathophys:	pathophysiology – fisiopatologia	polys	polymorphonuclear cells – células polimorfonucleares
PBO	placebo – placebo	pos	positive – positivo(a)
PCB	polychlorinated biphenyl – bifenil policloretado	postop	post-operative – pós-operatório
pco_2	partial pressure of carbon dioxide – pressão parcial do dióxido de carbono	POTABA	para-aminobenzoic acid – ácido para-aminobenzóico
		PPD	tuberculin skin test – teste cutâneo de tuberculina
PCR	polymerase chain reaction – reação em cadeia de polimerase	PSA	prostate-specific antigen – antígeno prostático específico
PDE	phosphodiesterase – fospodiesterase	PST	potassium sensitivity test – teste de sensibilidade ao potássio
PDE-5	phosphodiesterase type 5 – fosfodiesterase tipo 5	pt(s)	patient(s) – paciente(s)
PEB	chemotherapy regimen consisting of cisplatin, etoposide and bleomycin – esquema quimioterápico que consiste em cisplatina, etoposida e bleomicina	PTH	parathyroid hormone – hormônio paratireóide
		PV sling	pubovaginal sling – alça pubovaginal
		PVR	postvoid residual – pós-micção residual
pedi	pediatric – pediátrico(s)	q	quaque – cada, a cada, todos
Pg	prostaglandin – prostaglandina	qam	quaque ante meridiem – a cada manhã
pg	picogram – picograma		
pH	pondus hydrogenii (potential hydrogen) – hidrogênio potencial	qd	quaque die – todos os dias, diariamente
pheo	pheochromocytoma – feocromocitoma(s)	qhs	quaque hora somni – toda noite (ao se deitar)

qid	quarter in die – quatro vezes ao dia	RRPX	radical retropubic prostatectomy – prostatectomia retropúbica radical
QT	time interval measured from beginning of QRS complex to end of T wave. Represents total duration of ventricular systole – intervalo de tempo avaliado a partir do começo do complexo QRS até o fim da onda T. Representa a duração total da sístole ventricular	RTA	renal tubular acidosis – acidose renal tubular
		rx	treatment/treated/therapy – tratamento(s)/tratado(s)/terapia(s)
		rxn	reaction – reação
		s/p	status post – estado depois de; *status* após
		SBP	systolic blood pressure – pressão arterial sistólica
QTc	QT interval corrected for heart rate – intervalo QT corrigido para a taxa cardíaca	sec	second – segundo(s)
		sens	sensitivity – sensibilidade
R	right – direito	serol	serology – sorologia
r/o	rule out – descarte; exclua	si	signs – sinais
RA	rheumatoid arthritis – artrite reumatóide	sl	sublingual – sublingual
		SLE	systemic lupus erythematosus – lúpus eritematoso sistêmico
rbc	red blood cells – glóbulos vermelhos; hemácias; eritrócitos	sm	smooth – liso
RCC	renal cell carcinoma – carcinoma de células renais	SMOS	Smith-Lemli-Opitz syndrome – síndrome de Smith-Lemli-Opitz
RET	rearranged during transfection gene – reagrupado(a) após transfecção de gene	specif	specificity – especificidade
		SR	slow release – liberação lenta
		SS	sickle cell disease – doença da célula falciforme
RF	retroperitoneal fibrosis – fibrose retroperitoneal	staph	staphylococcus – estafilococo
RIA	radioimmunoassay – radioimunoensaio	STD(s)	sexually transmitted disease – doença(s) sexualmente transmissível(eis)
RNA	ribonucleic acid – ácido ribonucléico	stim	estimulate – estímulo
RPLND	retroperitoneal lymph node dissection – lonfonodectomia retroperitoneal	STS	serologic test for syphilis – teste sorológico para sífilis
RPR	rapid plasma reagin (test for syphilis) – reagina plasmática rápida (teste para sífilis)	SUI	stress urinary incontinence – incontinência urinária por estresse

Abreviaturas médicas

SWOG	southwestern oncology group – grupo de oncologia do sudoeste	Tm	trimethoprim – trimetoprima
sx	symptoms – sintomas	Tm/S	trimethoprim/sulfa – trimetoprima/sulfametoxazol
sxic	symptomatic – sintomático	TNF	tumor necrosis factor – fator de necrose tumoral
syn	syndrome – síndrome		
t	translocation – translocação	TNG	nitroglycerine – nitroglicerina
Ta	T1a – superficial bladder cancer confined to mucosa	TNM	tumor, nodes, metastases – tumor, nódulos, metástases
	T1a – câncer superficial da bexiga confinado à mucosa	TPN	total parenteral nutrition – nutrição parenteral total
tab	tablet – comprimido	TRUS	transrectal ultrasound – ultrassonografia transretal
TAH	total abdominal hysterectomy – histerectomia abdominal total		
		tsp	teaspoon(s) – colher(es) de chá
Tb	T1b – superficial bladder cancer with invasion into muscle mucosae	TUNA	transurethral needle ablation – ablação transuretral com agulha
		TUR	transurethral resection – ressecção transuretral
	T1b – câncer superficial da bexiga com invasão da mucosa muscular	TURBT	transurethral resection bladder tumor – ressecção transuretral de tumor da bexiga
TB	tuberculosis – tuberculose		
TBI	total body irradiation – irradiação corporal total	TURP	transurethral resection of the prostate – ressecção transuretral da próstata
TCA	trichloroaceti acid – ácido tricloroacético	U	units – unidades
		UA	urinalysis – urinálise
TCC	transitional cell carcicona – carcinoma de células transicionais	UDT	undescend testis – testículo(s) não-descido(s)
TCCA	transitional cell carcinoma of the bladder – carcinoma de células transicionais da bexiga	UG	urogenital – urogenital
		UPJ	ureteropelvic junction – junção ureteropélvica
TGF	tumor growth factor – fator de crescimento tumoral	UPJO	UPJ obstruction – obstrução da UPJ
TUMT	transurethral microwave therapy – terapia transuretral com micro-ondas	US	ultrasound – ultrassom, ultrassonografia
tid	ter in die – três vezes ao dia	UTI	urinary tract infection – infecção do trato urinário
tis	carcinoma in situ of the bladder – carcinoma *in situ* da bexiga		

UVJ	ureterovesical junction – junção ureterovesical	w/u	work up – exame minucioso
VA	veterans' administration – administração dos veteranos	WAGR	Wilms' tumor, aniridia, genitourinary abnormalities or gonadoblastoma and mental retardation – tumor de Wilms, aniridia, anormalidades genitu-rinárias ou gonadoblastoma e retardo mental
VAC	chemotherapy regimen consisting of vinblastine, adriamycin and cisplatin – esquema quimioterápico que consiste em vinblatina, adriamicina e cisplatina		
		wbc	white blood cells – células sanguíneas brancas; leucócitos
VATER	vertebral, anal, cardiac, tracheoesophageal, fistula, renal anomalies – anomalias vertebrais, anais, cardíacas, traqueoesofágicas, fistulares, renais	wk	week(s) – semana(s)
		wt	weight – peso
		XGP	xanthogranulomatous pyelonephritis – pielonefrite xantogranulomatosa
VCUG	voiding cystourethrogram – cistouretrograma miccional		
VDRL	Venereal Disease Research Laboratory (serologic test for syphilis) – Laboratório de Pesquisa de Doença Venérea (teste sorológico para sífilis)	XRT	radiation therapy – radioterapia
		yr	year(s) – ano(s)
		μmg	microgram – micrograma
		?	question – pergunta
VHL	Von Hippel Lindau – Von Hippel-Lindau	<	less than – menos de
VIP	vasoactive intestinal peptide – peptídio vasoativo intestinal	<<	much less than – muito menos de
VLPP	Valsalva leak point pressure – ponto de pressão de vazamento de Valsalva	>	more than – mais de
		>>	much more than – muito mais de
VMA	vanillylmandelic acid – ácido vanililmandélico	±	with or without – com ou sem
vol	volume – volume	↑	increased – aumentado(a)
vs	versus – versus	↓	decreased – diminuído(a)
VUR	vesicoureteral reflux – refluxo vesicoureteral		
VVF	vesicovaginal fistula – fístula vesicovaginal		

Abreviaturas médicas

Abreviaturas dos *Journals*

A J Roentgenol	American Journal of Roentgenology
ACS	American Cancer Society
Acta Pediatr	Acta Paedatrica
Acta Pediatr Scan	Acta Paediatrica Scandinavica
Acta Trop	Acta Tropica
Acta Urol Belg	Acta Urologica Belgica
Adv Anat Pathol	Advances in Anatomy & Pathology
Adv Int Med	Advances in Internal Medicine
Adv Nephrol Necker Hosp	Advances in Nephrology from the Necker Hospital
Adv Ped	Advances in Pediatrics
Adv Urol	Advances in Urology
AJR	American Journal of Radiology
Am Fam Phys	American Family Physician
Am J Anat	American Journal of Anatomy
Am J Clin Dermatol	American Journal of Clinical Dermatology
Am J Clin Nutr	American Journal of Clinical Nutrition
Am J Clin Path	American Journal of Clinical Pathology
Am J Dis Child	American Journal of Diseases of Childhood
Am J Em Med	American Journal of Emergency Medicine
Am J Fam Phys	American Journal of Family Physician
Am J Hum Genet	American Journal of Human Genetics
Am J Kidney	American Journal of Kidney
Am J Kidney Dis	American Journal of Kidney Disease
Am J Med	American Journal of Medicine
Am J Med Genet	American Journal of Medical Genetics
Am J Nephrol	American Journal of Nephrology
Am J Obgyn	American Journal of Obstetrics and Gynecology

Am J Pathol	American Journal of Pathology
Am J Pub Hlth	American Journal of Public Health
Am J Radiol	American Journal of Radiology
Am J Roentgenol	American Journal of Roentgenology
Am J Surg	American Journal of Surgery
Am J Surg Path	American Journal of Surgical Pathology
Am J Trop Med Hyg	American Journal of Tropical Medicine and Hygiene
Am Rev Resp Dis	American Review of Respiratory Disease
Am Surg	American Surgeon
Ann Cancer Stat Rev	Annual Cancer Statistics Review
Ann EM	Annals of Emergency Medicine
Ann Epidemiol	Annals of Epidemiology
Ann IM	Annals of Internal Medicine
Ann NY Acad Sci	Annals of the New York Academy of Sciences
Ann Paeditr Fenn	Annals Paediatriae Fenniae
Ann Rev Genet	Annual Review of Genetics
Ann Soc Belg Med Trop	Annales de Societe Belge de Medicine Tropicale
Ann Surg	Annals of Surgery
Ann Trop Med Parasitol	Annals of Tropical Medicine and Parasitology
Antimicrob Agents Chemother	Antimicrobial Agents and Chemotherapy
Antiviral Res	Antiviral Research
Arch Androl	Archives of Andrology
Arch Derm	Archives of Dermatology
Arch Dis Child	Archives of Diseases of Childhood
Arch Gen Psych	Archives of General Psychiatry
Arch IM	Archives of Internal Medicine
Arch Klin Chir	Archiv der Klinischen Chirurgie
Arch Pathol	Archives of Pathology
Arch Pathol Lab Med	Archives of Pathology and Laboratory Medicine
Arthritis Rheum	Arthritis and Rheumatism
Atlas Urol Clin North Am	Atlas of Urologic Clinics of North America

AUA Update	American Urological Association Update Series
Aud Dig	Audio Digest
Aus NZ J Obstet Gynecol	The Australian and New Zealand Journal of Obstetrics and Gynaecology
Aust NZ J Med	The Australian and New Zealand Journal of Medicine
Aust NZ J Surg	Australia New Zealand Journal of Surgery
Behav Res Ther	Behaviour Research and Therapy
Biochem Biophys Res Commun	Biochemical & Biophysical Research Communications
Biochem Pharmacol	Biochemical Pharmacology
BJU	British Journal of Urology
BJU Int	British Journal of Urology International
BMC Nephrol	BioMed Central Nephrology
BMJ	British Medical Journal
Br J Dermatol	British Journal of Dermatology
Br J Hosp Med	British Journal of Hospital Medicine
Br J Ophthalmol	British Journal of Ophthalmology
Br J Pathol	British Journal of Pathology
Br J Radiol	British Journal of Radiology
Br J Surg	British Journal of Surgery
Br J Vener Dis	British Journal of Venereal Disease
Bull Rheum Dis	Bulletin of Rheumatic Disease
Bull WHO	Bulletin of the World Health Organization
CA Cancer J Clin	CA: A Cancer Journal for Clinicians
Can J Surg	Canadian Journal of Surgery
Can Med Assoc J	Canadian Medical Association Journal
Cancer Causes Control	Cancer Causes and Control
Cancer Genet Cytogenet	Cancer Genetics and Cytogenetics
Cancer Res	Cancer Research
Cellular Molec Life Sci	Cellular and Molecular Life Sciences
Chir Pediatr	Chirurgie Pediatrique
Clin Infect Dis	Clinical Infectious Disease

Clin Nephrol	Clinical Nephrology
Clin Obstet Gynecol	Clinical Obstetrics and Gynecology
Clin Oncol	Clinical Oncology
Clin Ped	Clinical Pediatrics
Clin Radiol	Clinical Radiology
Curr Opin Oncol	Current Opinions in Oncology
Curr Opin Rheum	Current Opinions in Rheumatology
Curr Opin Urol	Current Opinions in Urology
Derm	Dermatology
Derm Clin	Dermatology Clinics
Derm Surg	Dermatologic Surgery
Dermatol Online Journal	Dermatology Online Journal
Diab Care	Diabetes Care
Diagn Cytopathol	Diagnostic Cytopathology
Dialogues Pediatr Urol	Dialogues in Pediatric Urology
Emerg Med Clin N Am	Emergency Medicine Clinics of North America
Endocrin	Endocrinology
Endocrinol Metab Clin North Am	Endocrinology and Metabolism Clinics of North America
Epidem	Epidemiology
Epidemiol Rev	Epidemiologic Review
Eur J Endocrinol	European Journal of Endocrinology
Eur J Obstet Gynecol Reprod Biol	European Journal of Obstetrics and Gynecology and Reproductive Biology
Eur J Pediatr	European Journal of Pediatrics
Eur J Pediatr Surg	European Journal of Pediatric Surgery
Eur J Radiol	European Journal of Radiology
Eur J Surg Oncol	European Journal of Surgical Oncology
Eur Urol	European Urology
Fertil Steril	Fertility and Sterility
Fogarty Int Center Proc	Fogarty International Center Proceedings
Fortschr Roentgenstr	Fortschritte auf dem Gebiete der Roentgenstrahlen

GE	Gastroenterology
Gen Clin Pathol	General Clinical Pathology
Genes Chromosom Cancer	Genes, Chromosomes and Cancer
Genitourin Med	Genitourinary Medicine
Gerontol Clin	Gerontology Clinics
GU Med	Genitourinary Medicine
Hematol Oncol Clin North Am	Hematology & Oncology Clinics of North America
Histochem J	Histochemical Journal
Histopath	Histopathology
Hum Genet	Human Genetics
Hum Mut	Human Mutation
Hum Pathol	Human Pathology
Hum Reprod	Human Reproduction
Inf Dis Clin N Am	Infectious Disease Clinics of North America
Infect Urol	Infections in Urology
Int J Androl	International Journal of Andrology
Int J Antimicrobial Agents	International Journal of Antimicrobial Agents
Int J Cancer	International Journal of Cancer
Int J Clin Pract	International Journal of Clinical Practice
Int J Derm	International Journal of Dermatology
Int J Dermatol	International Journal of Dermatology
Int J Gynaecol Obstet	International Journal of Gynecology and Obstetrics
Int J Impot Res	International Journal of Impotence Research
Int J Urol	International Journal of Urology
Int Surg	International Surgery
Int Urol Nephrol	International Urology and Nephrology
J Acad Dermatol	Journal of the Academy of Dermatology
J Am Acad Derm	Journal of the American Academy of Dermatology

J Am Ger Soc	Journal of the American Geriatric Association
J Am Soc Nephrol	Journal of the American Society of Nephrology
J Androl	Journal of Andrology
J Antimicrob Chemo	Journal of Antimicrobial Chemotherapy
J Bone Joint Surg	Journal of Bone and Joint Surgery
J Clin Endocrinol Metab	Journal of Clinical Endocrinology and Metabolism
J Clin Invest	The Journal of Clinical Investigation
J Clin Neuropthalmol	Journal of Clinical Neuropthalmology
J Clin Oncol	Journal of Clinical Oncology
J Clin Pathol	Journal of Clinical Pathology
J Computed Assisted Tomography	Journal of Computed Assisted Tomography
J Computed Tomography	Journal of Computed Tomography
J Contin Ed Urol	Journal of Continuing Education in Urology
J d'Urologie	Journal d'Urologie
J Derm Surg Onc	Journal of Dermatologic Surgery and Oncology
J Dermatol	Journal of Dermatology
J Endocrinol	Journal of Endocrinology
J Endourol	Journal of Endourology
J Gynecol Surg	Journal of Gynecologic Surgery
J Infect Dis	Journal of Infectious Disease
J Invest Derm	Journal of Investigative Dermatology
J Leukoc Biol	Journal of Leukocyte Biology
J Med Genet	Journal of Medical Genetics
J Musculoskel Pain	Journal of Musculoskeletal Pain
J Natl Cancer Inst	Journal of National Cancer Institute
J Natl Med Assoc	Journal of the National Medical Association
J NCI	Journal of the National Cancer Institute
J Neurosurg	Journal of Neurosurgery
J Nucl Med	Journal of Nuclear Medicine
J Ocul Pharmacol	Journal of Ocular Pharmacology

J Pathol	Journal of Pathology
J Pediatr & Adolescent Gynecol	Journal of Pediatric and Adolescent Gynecology
J Pediatr Hematol Oncol	Journal of Pediatric Hematology and Oncology
J Pediatr Nephrol	Journal of Pediatric Nephrology
J Pediatr Surg	Journal of Pediatric Surgery
J Peds	Journal of Pediatrics
J Reprod Med	Journal of Reproductive Medicine
J Spinal Cord Med	Journal of Spinal Cord Medicine
J Trauma	Journal of Trauma
J Ultrasound Med	Journal of Ultrasound Medicine
J Urol	Journal of Urology
Jama	Journal of the American Medical Association
JCI	Journal of Clinical Investigation
Johns Hopkins Med J	Johns Hopkins Medical Journal
JPGM	Journal of Postgraduate Medicine
Kidney Int	Kidney International
Klin Paediatr	Klinische Paediatrie
Mayo Clin Proc	Mayo Clinic Proceedings
Med	Medicine
Med Grand Rounds	Medical Grand Rounds
Med Let	Medical Letter
Med Pediatr Oncol	Medical and Pediatric Oncology
Miner Electrol Metab	Mineral & Electrolyte Metabolism
Minerva Chir	Minerva Chirurgica
Mmwr	CDC Morbidity and Mortality Weekly Review
Mod Concepts Cardiovasc Dis	Modern Concepts in Cardiovascular Disease
Mod Pathol	Modern Pathology
Mol Cell Biol	Molecular Cell Biology
Mol Cell Prob	Molecular and Cellular Probes

Nat Med J India	National Medical Journal of India
Nature Genet	Nature Genetics
NCI	National Cancer Institutes
NCI Monograph	National Cancer Institute Monograph
Nejm	New England Journal of Medicine
Nephrol Dial Transplant	Nephrology, Dialysis, Transplantation
Neurourol Urodynam	Neurourology and Urodynamics
NY State Med J	New York State Medical Journal
NZ Med J	The New Zealand Medical Journal
Obgyn	Obstetrics and Gynecology
Ped Infect Dis J	Pediatric Infectious Disease Journal
Ped Nephrol	Pediatric Nephrology
Pediatr Clin North Am	Pediatric Clinics of North America
Pediatr Dermatol	Pediatric Dermatology
Pediatr Kidney Dis	Pediatric Kidney Diseases
Pediatr Med Chir	Pediatric Medecine and Chirurgie
Pediatr Med Clin	Pediatric Medical Clinics
Pediatr Radiol	Pediatric Radiology
Pediatr Surg Int	Pediatric Surgery International
Pediatr Urol	Pediatric Urology
Peds	Pediatrics
Postgrad Med	Postgraduate Medicine
Prenat Diagn	Prenatal Diagnosis
Pro Natl Acad Sci USA	Proceedings of the National Academy of Sciences of the U.S.A.
Proc Am Ass Cancer Res	Proceedings of the American Association of Cancer Research
Proc Am Soc Clin Oncol	Proceedings of the American Society of Clinical Oncologists
Proc Eur Dial Transplant Assoc	Proceedings of the European Dialysis & Transplant Association
Proc Natl Acad Sci	Proceedings of the National Academy of Science
Proc R Soc Med	Proceedings of the Royal Society of Medicine

R Coll Radiol	Clinical Oncology
Rad Med	Radiation Medicine
Radiol Clin North Am	Radiology Clinics of North America
Radiother & Oncol	Radiation Therapy and Oncology
Rehab Lit	Rehabilitation Literature
Rev Inf Dis	Review in Infectious Disease
S Afr Med	South African Medicine
S Afr Med J	South African Medical Journal
Scan J Infect Dis	Scandinavian Journal of Infectious Disease
Scan J Urol	Scandinavian Journal of Urology
Scan J Urol Nephrol	Scandinavian Journal of Urology and Nephrology
Semin Med	Seminars in Medicine
Semin Nephrol	Seminars in Nephrology
Semin Oncol	Seminars in Oncology
Semin Pediatr Surg	Seminars in Pediatric Surgery
Semin Roentgenol	Seminars in Roentgenology
Semin Urol	Seminars in Urology
Semin Urol Oncol	Seminars in Urologic Oncology
Semin Vasc Surg	Seminars in Vascular Surgery
Sex Transm Dis	Sexually Transmitted Disease
Sex Transm Infect	Sexually Transmitted Infections
Southern Med J	Southern Medical Journal
Stain Technol	Stain Technology
Surg Gynecol Obstet	Surgery, Gynecology and Obstetrics
Surg Laparosc Endosc	Surgical Laparoscopy Endoscopy and Percutaneous Techniques
Tech Urol	Techniques in Urology
Tex Med	Texas Medicine
Tex Rep Biol Med	Texas Reports on Biology and Medicine
Tokai J Exp Clin Med	Tokai Journal of Experimental & Clinical Medicine
Trans R Soc Trop Med Hyg	Transactions of the Royal Society of Tropical Medicine and Hygiene

Trop Dis Bull	Tropical Disease Bulletin
Trop Med Parasitol	Tropical Medicine and Parasitology
Urol Clin North Am	Urologic Clinics of North America
Urol Cutan Rev	Urologic and Cutaneous Review
Urol Int	Urology International
Urol Radiol	Urologic Radiology
Virchow Arch (A)	Virchow Archive
Virchows Arch Path Anat	Virchows Archiv in Pathologie & Anatomie
West African J Med	West African Journal of Medicine
West J Med	Western Journal of Medicine
World J Urol	World Journal of Urology

Nota

Empreendemos todos os esforços para resumir diversas referências de forma concisa e com precisão. Contudo, o leitor sabe que os tempos e os conhecimentos médicos mudam, que a transcrição ou o erro compreensivo sempre é possível, e que os detalhes cruciais são omitidos em qualquer tempo (como uma extração abrangente), já que isso é feito em um espaço limitado. A principal finalidade dessa compilação é citar a literatura especializada em diversos aspectos de questões controversas; assim, costuma ser difícil saber onde está a "verdade". Nós não podemos, portanto, garantir que cada informação descrita aqui é totalmente precisa ou completa. O leitor deverá confirmar se as recomendações citadas ainda são lógicas e razoáveis, pela leitura dos artigos originais e pela avaliação de outras fontes, incluindo consultores da região e literatura recente, antes de aplicá-las.

Os medicamentos e os dispositivos clínicos descritos aqui podem ter uma disponibilidade restrita controlada pelo FDA (departamento do governo norte-americano que testa, controla e inspeciona alimentos e remédios) para uso somente em pesquisas ou ensaios clínicos. As informações apresentadas sobre medicamentos foram obtidas de fontes de referência, dados recém-publicados e testes farmacêuticos. As pesquisas, as experiências clínicas e os regulamentos governamentais modificam com freqüência o padrão aceito nessa área. Ao considerar o uso de qualquer medicamento em um quadro clínico, o clínico ou o leitor fica responsável pela determinação do *status* do medicamento pelo FDA, leitura da bula e prescrição das recomendações mais atuais sobre dose, precauções e contra-indicações, bem como pelo estabelecimento do uso apropriado do produto. Isso é importante, sobretudo, no caso de medicamentos recentes ou raramente utilizados.

SEÇÃO I
Urologia Adulta

Capítulo 1
Doenças da Suprarrenal

1.1 Síndrome de Cushing

Am J Fam Phys 2000;62:5; J Clin Endocrinol Metab 2003;88(12):5593; Nejm 1995;332:791

Causa: Uma condição que resulta de exposição a longo termo a glicocorticóides em excesso. A causa mais comum é a administração terapêutica de glicocorticóides exógenos. A doença de Cushing é causada pela secreção excessiva do hormônio adrenocorticotrópico (ACTH) por um tumor pituitário, geralmente um adenoma (Mayo Clin Proc 1986;61:49). Tumores pituitários na doença de Cushing comumente são microadenomas (10 mm ou menos de diâmetro). A doença de Cushing é responsável por 2/3 dos casos de síndrome de Cushing (Nejm 1995;332:791). Outras causas menos comuns incluem a produção ectópica de ACTH pelas células em grão de aveia ou outro (ovário, pâncreas, carcinóide) câncer.

Fisiopatologia: Os glicocorticóides causam dissolução do tecido conjuntivo; têm efeito antivitamina D; causam proteólise muscular, inibição de linfócito/monócito (Nejm 1975;292:236), aumento de secreção ácida/ secreção de pepsina, aumento da gliconeogênese, diminuição da captação de glicose. A aldosterona e os androgênios também são elevados quando o ACTH é o mecanismo.

Sx: Fraqueza muscular, diminuição da libido, obesidade/aumento de peso; retardo do crescimento em crianças que se machucam facilmente, hemianopsia bilateral com prejuízo do campo visual central; paralisia do nervo craniano III ocorre em até 25% dos pts com microadenoma pituitário (J Clin Neurophthalmol 1985;5:185).

Si: Impotência, distúrbio menstrual, acne, fraqueza muscular, equimoses, face de lua cheia, corcunda, estrias abdominais, gordura troncular, osteoporose e fraturas, número aumentado e gravidade das infecções, úlceras pépticas, DM, resistência à insulina não-cetótica, psicoses, virilização, HT (47% em crianças, mais comum em pts > 40 yr), edema.

Crs: Excelente prognóstico, a menos que haja câncer ou ACTH ectópico (geralmente câncer) (Nejm 1971;285:243).

Cmplc: Infecção oportunística ou bacteriana devido à interferência com produção de citocina.

Lab:

Chem: Cortisol sérico, nível normal 10-25 μmg% am, caindo para < 7 μmg% pm; após 1 mg de dexametasona às 11 pm, cortisol às 8 am normal, se < 5; se > 10, r/o Cushing (100% sens, 90% specif [Ann IM 1990;112:738]); falso-pos com fenitoína (Dilantin) (Aud Dig 1983;30:18). Se indeterminado, 0,5 mg de dexametasona q 6 hr x 48 hr e medição de cortisol; ou obtenha cortisol urinário livre 24 hr (6% falso-neg, menos falso-pos [Aud Dig 1983;30:18]) e/ou cortisol urinário x 3 ≥ 100 μgm/24 hr.

Se acima de testes abnl, obtenha teste em alta dose para diferenciar a causa (cortisol do período basal às 8 am, 8 mg de dexametasona às 11 pm, então cortisol às 8 am). Em pts com Cushing pituitário, diferentemente de tumor suprarrenal ou tipos que produzem ACTH ectópico, diminua o valor para < 50% do valor basal (92% sens, 100% specif [Ann IM 1986;104:180], 68% sens em crianças (Nejm 1994; 330:1295 para vários testes sens e specif).

CRH combinado stim teste com teste de supressão de dexametasona: 0,5 mg de dexametasona q 6 hr por 2 dias (8 doses), 2 hr após última administração de dexametasona, 1 μg/kg de CRH admin iv – cortisol plasmático obtido 15 min após injeção do CRH.

Cortisol plasmático > 1,4 µg/L (40 nmol/L) é pos para síndrome de Cushing (J Endocrinol Metab 1998;83:349) – quase 100% sens e specif para síndrome de Cushing (Endocrinol Metab Clin North Am 1997;26:62).

Raio X: (Ann IM 1988;109:547,613)

CT: Devido a pequenos adenomas, taxa 60% falso-neg.

MRI realçada com gadolínio: Há 71% sens (52% sens em crianças), 87% specif; mas 10% dos pacientes adultos terão lesão (Ann IM 1994; 120:817).

Rx: 1º.: microadenomectomia transesfenoidal cirúrgica, 90% bem-sucedida (Nejm 1984;310:889) vs 76% (Ann IM 1988;109:487); adrenalectomia bilateral. 2º.: irradiação da pituitária, 83% bem-sucedida em pts nos quais a cirurgia não obteve sucesso (Nejm 1997;336:172). 3º.: aminoglutetimida, mitotano, metirapona, trilostano (Med Let 1985;27:87); bromocriptina; cetoconazol para efeito síntese antiesteróide (Nejm 1987;317:812).

1.2 Síndrome de Conn

Nejm 1994;331:250

Causa: Hiperplasia suprarrenal bilateral ou adenoma suprarrenal unilateral com secreção de aldosterona.

Epidemiologia: Aproximadamente 1% dos pts hipertensos (Ann IM 1970;72:9).

Fisiopatologia: Produção aumentada de aldosterona causa retenção de Na^+ e perda de K, levando à hipervolemia de 2-3 L; HT; perda de H^+, causando alcalose metabólica. Há um fator prévio "de estimulação da pituitária pela aldosterona?" (Nejm 1984;311:120).

Sx: Fadiga, fraqueza, tetania.

Si: HT; si de Trousseau, devidos à alcalose; pequeno edema, diferentemente de causas secundárias de aldosterona aumentada; miopatia proximal.

Cmplc: R/o síndrome de Liddle, um efeito semelhante à aldosterona causado por defeito tubular renal autossômico dominantemente congênito (Nejm 1994;330:178). Síndrome de Bartter e ingestão de alcaçuz (Nejm 1991;325:1223), ambas causadoras de hiperaldosteronismo normotenso pela resistência da angiotensina periférica e/ou indução de prostaglandina (Ann IM 1977;281:369); Nejm 1973;289:1022); rx com NSAIDS, principalmente indometacina (Ann IM 1977;87:281). Causas secundárias de hiperaldosteronismo. Adenoma unilateral raro ou câncer da suprarrenal (Ann IM 1984;101:316).

Lab:

Chem: Níveis elevados de aldosterona; Na^+ elevado; K^+ < 3,7 mEq/L suspeito; HCO_3 elevado; níveis baixos de renina, mas elevados em tipos secundários de hiperaldosteronismo. Obtenha amostra de veia suprarrenal para aldosterona lateralizada e níveis de cortisol.

Teste de infusão de solução salina: 2 L de NaCl iv durante 4 hr reduz a aldosterona sérica para < 10 ng% em normais (Ann IM 1984;100:300).

Teste de captopril: 25 mg po x 1 reduz os níveis de aldosterona sérica para < 50% em 2 hr em normais (Ann IM 1984;100:300), mas não na presença de Conn.

Raio X: CT ou MRI são usadas para diferenciar adenoma de hiperplasia bilateral. Sens e specif relatadas em CT para detecção de adenoma variam amplamente, oscilando de 71-100% sens e 22-100%, respectivamente. Massas alongadas suprarrenais na hiperplasia suprarrenal bilateral são significativamente maiores do que em adenoma produtor de aldosterona ou controles normais (AJR 2003;181:843).

Rx: Espironolactona 100 mg qid; ciproeptadina (Nejm 1981;305:181)? Adrenalectomia cirúrgica na presença de lesão unilateral, embora HT persista em 45% dos pts submetidos a rx para síndrome de Conn (Nat Med J India 1999;12[5]:214).

1.3 Doença de Addison (Insuficiência Suprarrenal Primária)

J Clin Endocrinol Metab 2001;86(7) 2909

Causa: Pode ser agrupada em 3 categorias: (1) disgênese suprarrenal; (2) destruição suprarrenal; e (3) deterioração da esteroidogênese. A disgênese suprarrenal inclui hipoplasia suprarrenal congênita, mutações do fator-1 esteroidogênico e ausência de resposta ao ACTH. A destruição suprarrenal inclui síndrome poliglandular autoimune, adrenoleucodistrofia, hemorragia suprarrenal, mets adrenais, infecções e amiloidose. A deterioração da esteroidogênese inclui CAH, distúrbios mitocondriais, síndrome de Smith-Lemli-Opitz (SMOS) e deficiência de enzima no metabolismo do colesterol.

Epidemiologia: Prevalência de 120 por milhão (Postgrad Med 1997;73:286). Pico de incidência: 20-40 yr. Associada com HLA-B8 e DR 3/4 e, desse modo, com anemia perniciosa, miastenia grave, anticorpo das células das ilhotas no IDDM, mixedema, vitiligo, alopecia, insuficiência gonadal primária.

Fisiopatologia: Para obter os sx, 80% da glândula deve ser destruída. ACTH e MSH similares, portanto, pigmentação aumentada; tanto os mineralocorticóides quanto os glicocorticóides produzem si/sx.

Sx: Perda da sensação de bem-estar, N/V, diarréia, anseio por sal, fraqueza muscular, dor abdominal, alterações comportamentais, HA, sudorese, depressão, dor muscular e nas articulações.

Si: Hipotensão, hipotensão postural, perda de peso, pigmentação aumentada, principalmente de cicatrizes, dobras, mucosa bucal e leito ungueal, assoc vitiligo e/ou bócio.

Crs: Cerca de 40% dos pts desenvolvem outra insuficiência glandular (principalmente das gônadas e da tiróide).

Cmplc: R/o hipoaldosteronismo hiporeninênico com hipercalcemia e acidose metabólica devidos à síntese diminuída de prostaglandina (Nejm

1986;314:1015,1041), observados no AODM e na doença renal primária. Adrenoleucodistrofia em meninos, uma anormalidade do metabolismo do ácido graxo relacionada ao sexo (Nejm 1990;322: 13). Candidíase autoimune à poliendocrinopatia/distrofia ectodérmica (Nejm 1990;322:1829): 80% dos pts hipoparatireóideos, 70% hipoadrenais, 60% das mulheres são hipogonadais comparadas com 15% dos homens; por volta dos 20 yr, 100% têm infecções significativas por *Candida*.

Lab: Renina plasmática (supina) elevada e/ou aumento nos níveis noturnos de ACTH, respostas baixas ao cortisol estimulado por ACTH. Na ocasião das crises, normal ou hiponatrêmica, hipercalêmica, hipoglicêmica. Eosinofilia, linfocitose (J Clin Endocrinol Metab 2001;86[7]:2909).

Teste de cosintropina de reserva suprarrenal: Obtenha cortisol sanguíneo em jejum, administre 250 µmg de cosintropina (análogo do ACTH) iv e repita cortisol 40 min mais tarde (ou admin im e 60 min mais tarde); o normal é aumentar de 6 µmg% para > 20 µmg%, se a reserva suprarrenal for adequada (Nejm 1976;295:30).

Rx: Glicocorticóides como cortisol 25-30 mg po qd no am, para copiar picos matinais iniciais; esteróides equivalentes, a fim de diminuir componente mineralocorticóide: hidrocortisona 20 mg, prednisona 5 mg, metilprednisolona 4 mg, dexametasona 0,75 mg.

Mineralocorticóide, por exemplo fludrocortisona 100-300 µgm qd; ajuste a dose pelo nível de renina, que deve ser normal, se substituição for adequada; pode causar HT supina significativa, ao longo dos anos (Nejm 1979;301:68). Androgênios podem ajudar a restabelecer a sensação de bem-estar, principalmente em mulheres, mas use-os com cautela.

Na supressão suprarrenal induzida por esteróide (Nejm 1997; 337:1285), baixa diminuição de esteróides (Nejm 1976;295:30) para permitir recuperação do eixo pituitário-adrenal, diminuição do nível fisiológico de 20 mg de hidrocortisona ou outro esteróide equivalente qam, então diminua q 4 wk para 10 mg qd, aumentando depois 2,5 mg; quando o cortisol plasmático às 8 am antes dos comprimidos for > 10 μmg%, pare e espere que a função suprarrenal do período basal esteja ok; deve-se usar ainda 50 mg de hidrocortisona ou equivalente bid para doenças menores e 100 mg tid para doenças importantes. Quando o teste de cosintropina for normal, não há mais necessidade de tal suplementação (Nejm 1976;295:30).

1.4 Feocromocitoma (PHEO)

Causa: Tumor secretor de catecolamina originário das células de cromafina – a glândula suprarrenal é responsável por 85,9% dos pheo. Pode também se originar em locais extra-adrenais, mais comumente no órgão de Zuckerkandl (75% dos locais supra-adrenais (J Urol 1992;147:1).

Epidemiologia: Ocorre em 2 a 8 por milhão. Pico de incidência durante a quarta e a quinta décadas de vida, homem = mulher. Afeta 0,2% dos pts com HT documentada (Curr Opin Oncol 2004;17:13). Regra de dez: 10% malignos; 10% extra-adrenais; 10% familiares; e 10% infantis. Distúrbios familiares associados com pheo incluem: Von Hippel-Lindau (10-30%), paraganglioma hereditário (10-20%), neoplasia endócrina múltipla 2 (50%) e neurofibromatose (0,1-5%). Com síndromes familiares, os pheo tendem a ser benignos e bilaterais (Curr Opin Oncol 2004;17:13).

Fisiopatologia: Manifestações clínicas de pheo são relacionadas aos efeitos fisiológicos das aminas que eles produzem. Geralmente, as lesões produzem epinefrina e norepinefrina, mas outros produtos não usuais incluem dopamina, dopa e peptídeos produzidos pelas células amino-precursoras e descarboxilação (APUD) (Hum Pathol 1974;51:409; Robertson D. The adrenal medulla and adreno-medullary hormones. Em: Scott HW, ed. Surgery of the Adrenal Glands. Philadelphia: JB Lippincott; 1990). Outros hormônios que podem ser secretados pelos pheo incluem: neuropeptídeo Y, proteína relacionada ao PTH, calcitonina, ACTH, enolase neurônio-específica, interleucina-6 (IL-6), peptídeo vasoativo intestinal (VIP) e cromagrina A (Curr Opin Oncol 2004;17:13).

Sx: A tríade clássica dos sx consiste em HA episódica (72%), sudorese (69%) e palpitações (51%). Outros sx incluem: ansiedade, visão embaçada, polidipsia, desconforto torácico ou abdominal, calor, dispepsia, tontura, constipação, choque, parestesia ou dor no braço, convulsão, N/V.

Si: Palidez, rubor, poliúria, perda de peso, papiledema, hipotensão ortostática, distúrbios psiquiátricos, cardiomiopatia dilatada, acidente vascular cerebral, hiperidrose, taquicardia, tremor, fenômeno de Raynaud, massa palpável, efeitos de massa.

Crs: Pode ser agente causador subjacente em pts com doenças que podem resultar da produção excessiva de catecolamina, incluindo CVAs, encefalopatia, retinopatia, CHF, cardiomiopatia, aneurisma dissecante, ARDS, choque, insuficiência renal, azotemia, enterocolite isquêmica, megacólon (Campbell's Urology 2002:3507; Vaughan ED, Blumenfeld JD, Del Pizzo J, Schichman SJ, e Sosa RE. The Adrenals. Em: Walsh PC, Retik AB, Wein AJ, e Vaughan ED. Campbell's Urology). Philadelphia; 8th edition Saunders 2002.

Cmplc: Incluem cardiomiopatia induzida por catecolamina, CVA, MI, doença renovascular, insuficiência renal, enterocolite isquêmica.

Diffdx: Vários distúrbios podem causar si/sx similares, incl ansiedade, hipertireoidismo, menopausa, DM, disreflexia autonômica, toxemia gravídica, carcinoma adrenocortical, doença infecciosa aguda, neurofibromatose, hemicrânia, lesão intracraniana, doença cerebrovascular, taquicardia paroxística (Manger W, Gifford RW Jr. Pheochromocytoma. Em: Laragh JH, Brenner BM, eds. Hypertension: Pathophysiology, Diagnosis and Management. New York: Raven; 1990).

Lab: Diagnóstico baseado em quantidades excessivas de catecolaminas e seus metabólitos. Níveis elevados de catecolaminas (norepinefrina, epinefrina e dopamina) no sangue ou urina e metanefrina urinária elevada em 95-99% dos indivíduos afetados (Campbell's Urology 1998:2915). Concentrações plasmáticas de normetanefrina > 2,5 pmol/mL ou níveis de metanefrina > 1,4 pmol/mL indicam pheo com 100% de especificidade (Ann IM 2001;134:315). O teste de supressão de clonidina é útil para distinguir btn níveis elevados de norepinefrina plasmática causada pela liberação dos nervos simpáticos e aqueles produzidos pela liberação de um pheo (Arch IM 1992;152:1193). Clonidina 0,3 mg po administrada com nível de norepinefrina plasmática verificado antes e 3 hr após administração, indivíduos normais conseguem atingir até < 300 pg/cc, enquanto pts com pheo permanecem com nível elevado – 1000-2000 pg/cc (Ann IM 1995;123:101).

Síndrome	Gene, cromossomo
MEN-II	Oncogene RET, cromossomo 10q11
Von Hippel-Lindau (VHL)	Gene supressor de tumor VHL, cromossomo 3p25
Neurofibromatose do tipo 1	Neurofibromatose do gene tipo 1, cromossomo 17q11
Corpo carotídeo familiar	Gene paraganglioma, cromossomo 11q21-23

Ann IM 2001;134:315)

Raio X: CT tem boa sensibilidade (93-100%) para pheo suprarrenal e 90% de sensibilidade para pheo extra-adrenais. MRI superior para detecção de pheo extra-adrenal.

Rx: Remoção cirúrgica após preparação pré-operatória adequada. Hidrocloreto de fenoxibenzamina (dibenzilina), 20-30 mg inicialmente, aumentando 10-20 mg/d até que a pressão arterial esteja estável e a hipotensão postural, leve. Geralmente requer dose diária de 40-100 mg. Use propranolol quando houver arritmias cardíacas importantes, mas este só pode ser empregado quando se estabelece efetivamente o α-bloqueio. Dose: 20-40 mg po tid a qid. α-metilparatirosina (metirosina) reduz a síntese de catecolamina. É usada em pacientes com cardiomiopatia e resistência aos α-bloqueadores. A dose é de 0,5-1,0 g po 3-4 vezes ao dia. Efeitos colaterais incluem: cristalúria, sedação, diarréia, ansiedade e distúrbios psiquiátricos. Todos os pacientes devem ser hidratados adequadamente. Considerações anestésicas: indução com agente iv, tal como tiopental, seguida por isoflurano como agente inalatório. Evite propofol, cetamina, halotano, droperidol, morfina, e selecione os relaxantes musculoesqueléticos. Trate HT intraoperatória com fentolamina ou nitroprussiato de sódio. Rx cirúrgico consiste em adrenalectomia laparoscópica ou por abordagem transabdominal (incisão em divisa ou toracoabdominal). Para lesões metastáticas, emprega-se quimioterapia combinada (Ann IM 1988;109:267).

1.5 Carcinoma Adrenocortical

Epidemiologia: A incidência estimada é de 2 pacientes por milhão por ano (Bureau of Cancer Control, Depto. de Saúde do Estado de NY, 1962.) A prevalência total é ligeiramente mais alta em mulheres, e a maioria delas apresenta síndrome de Cushing. 62% dos tumores são funcionais e 38%, não-funcionais (J Urol 2003;169;5).

Fisiopatologia: A diferenciação entre tumores adrenocorticais benignos e malignos é difícil. Os critérios macroscópicos para predição de malignidade incluem: peso > 500 gm, superfície de corte excessivamente lobulada, áreas necrotizantes, e/ou calcificação e hemorragia intra-tumoral (J Endocrinol Metab 1997;82:1317; Am J Surg Path 1984;8:163). Critérios histológicos têm sido propostos, a fim de se saber a probabilidade de metástases ou recorrências de: (1) grau nuclear elevado; (2) taxa mitótica maior que 5/50 por hpf; (3) números mitóticos atípicos; (4) tumor eosinofílico de citoplasma celular; (5) arquitetura difusa presente em ≥ 33% dos tumores; (6) necrose; (7) invasão de estruturas venosas; (8) invasão de estruturas sinusoidais; e (9) invasão capsular. A presença de 4 ou mais critérios corrobora o diagnóstico de malignidade (Am J Surg Path 1984;8:163). O estadiamento dos sx depende do tamanho do tumor, invasão de órgão adjacente, mets dos linfonodos, e mets distantes.

Sx: Para tumores não-funcionais, a queixa mais comum é dor abdominal. Outras características clínicas incluem perda de peso, náusea, mialgia. Também podem estar presentes si/sx da síndrome de Cushing, feminilização e hiperaldosteronismo, se funcionante.

Si: Massa abdominal palpável, febre, anorexia, perda de peso.

Crs: Prognóstico ruim em adultos. Crianças com tumores adrenocorticais têm melhor prognóstico que adultos. A taxa total de sobrevivência 5 yr após o dx é de 15-47% em adultos (Am Surg 2000;66:73).

Lab: Varia, dependendo do fato de o tumor ser funcional ou não.

Raio X: A CT é o estudo diagnóstico de escolha para avaliação de massa suprarrenal. A taxa de detecção varia de 98% com resultados falso-pos (+) inferiores a 10% (BJU 1998;82:199). Aproximadamente 92% dos carcinomas adrenocorticais são > 6 cm (Surg Gynecol Obstet 1986;163:203). MRI superior à CT em alguns aspectos: permite a avaliação do trombo tumoral nos vasos sanguíneos e pode distinguir btn carcinomas adrenocorticais malignos primários, adenomas não-funcionantes, e pheo, mediante a comparação da intensidade de sinais de imagens T1 e T2 (Cancer Res 1990;118:113; Radiology 1987;163:123).

Rx: O tratamento primário é cirúrgico. Em pts com doença que impossibilita a ressecção, o uso de mitotano (o,p[1]-DDD) altera as funções mitocondriais, bloqueia a hidroxilação 11-B esteróide suprarrenal, e altera o metabolismo extra-adrenal de cortisol e androgênios. Os efeitos colaterais do mitotano são relacionados à dose e incluem fraqueza muscular, sonolência, confusão, letargia e HA (Cancer 1994;73:1533).

Capítulo 2
Doenças do Rim e Ureter

2.1 Pielonefrite Aguda

Am IM 1989;111:906

Causa: Bastonetes gram-negativos em 95% dos casos. Mais comumente, *E. coli* (principalmente cepas uropáticas) (Nejm 1985;313:44). Outros organismos responsáveis incluem *Klebsiella, Proteus, Enterobacter, Pseudomonas, Serratia, Citrobacter, Enterococcus faecalis* e *Staphylococcus aureus*. Pode ser por via ascendente ou hematógena.

Epidemiologia: Mulheres > homens. Incidência aumentada em pts com instrumentação urológica (Nejm 1974;291:215), anomalias congênitas do trato urinário, necrose papilar, doença da célula falciforme, DM, cateteres crônicos de demora. Pielonefrite aguda traz complicações a 1-2% das gestações, 20-40% dos casos precedidos por bacteriúria asx (Clin Obstet Gynecol 1984:27:17).

Fisiopatologia: Pode ser necessário aumento de resistência bacteriana para superar os fatores de resistência do hospedeiro. A maioria dos casos é provocada por bactérias retrógradas em ascensão da bexiga para a pelve renal e parênquima renal, através do ureter. VUR, aderências bacterianas especiais (*pili* = pêlos) e qualquer processo que interfere na peristalse ureteral normal (obstrução, endotoxinas bacterianas) podem facilitar a ascensão bacteriana. Pressão renal pélvica elevada devida à obstrução ou a refluxo aumenta a ascensão para os túbulos coletores. Pode haver uma predisposição a infecções da medula renal por causa da pressão osmótica aumentada, que causa inibição dos leucócitos, diminuição do fluxo sanguíneo e inibição NH_3 de complemento C4.

Sx: Febre, dor no flanco, frequência, urgência, disúria, hematúria, náusea.

Si: Sensibilidade de punção em CVA.

Crs: Febre e dor no flanco persistem durante vários dias após o início dos abx. Se os sx durarem mais de 72 hr, é indicada avaliação posterior de abscesso, anomalia do trato urinário, e/ou obstrução. Cerca de 10-30% dos pts com pielonefrite aguda têm recaída após rx de 14 d. Nesses pts, indica-se um curso de rx de 2 wk. Raramente, os pts precisam de 6 wk de abx (Inf Dis Clin N Am 1987;1:773; Antimicrob Agents Chemother 1984;25:626). Mulheres grávidas com febre > 38ºC, N/V intensos, doença recorrente do trato urinário, si de sepse, incluindo taquicardia, taquipnéia, rigor ou hipotensão, imunocomprometidas, com condições médicas significativas, tais como DM ou doença renal prévia, h/o de abuso de substâncias, trabalho de parto simultâneo, antes do termo, e não complacência devem ser hospitalizadas, tratadas com abx iv e hidratadas (Clin Obstet Gynecol 1998;41[3]:515).

Cmplc: Cicatriz renal, insuficiência renal, HT, pielonefrite crônica, pielonefrite enfisematosa. Crianças estão sob risco aumentado de cicatrizes com pielonefrite. O risco de trabalho de parto prematuro é de 6-50% em mulheres grávidas com pielonefrite (Clin Obstet Gynecol 1984;27:17).

Diffdx: Cistite, bacteriúria aumentada induzida por intercurso sexual (Nejm 1978;298:321), abscesso renal, nefrite intersticial aguda (Ann IM 1980;93:735), e cistite com VUR por causa de VCUG.

Abscesso perinéfrico: Localizado dentro da fáscia de Gerota – pode ser uma cmplc de pielonefrite ou ocorrer secundariamente à disseminação hematógena. Dois fatores diferenciam pielonefrite aguda e abscesso perinéfrico: (1) pts com pielonefrite não complicada com frequência tem sx < 5 d antes da hospitalização, enquanto aqueles com abscesso perinéfrico têm sx de maior duração; e (2) pts com pielonefrite frequentemente são afebris no período de 4 d de abx, enquanto aqueles com abscesso perinéfrico tendem a apresentar febre por períodos mais longos, a despeito dos abx (Med 1974;53:441). US renal ou CT ajudará a localizar abscesso perinéfrico (Urol Clin North Am 1982;9:219). Rx consiste de abx e drenagem, mediante abordagem via aberta ou drenagem percutânea (Med 1988;67:118).

Lab: UA (microscópica), c + s de jato urinário médio ou amostra de urina obtida com cateter. Cepas gram de urina sem pus demonstram ≥ 1 bactéria/campo com imersão em óleo. Em pt com sx, c + s de urina demonstrando > 10^2 CFU/mL é significativa. Testes de bactérias cobertas com Ab são tipicamente pos nos pts com pielonefrite. Esses testes podem ser neg no início da doença e quando o sistema imune humoral está completamente desenvolvido (como no infarto), e também podem ser pos na cistite (Peds 1979;63:467; Acta Pediatr Scan 1978;67:275).

Raio X: IVP: cerca de 20% dos IVPs demonstram aumento renal generalizado ou focal (Radiology 1976;118:65). Obstrução dos túbulos renais originária de edema parenquimal e vasoconstrição pode prejudicar a excreção com contraste e levar a um nefrograma diminuído e visualização tardia dos cálices (Radiology 1976;118:65). Dilatação do ureter e pelve renal na ausência de obstrução também pode ser observada (Clin Radiol 1978;30:59; Radiology 1976;118:65). Varredura com CT não é indicada rotineiramente, a menos que os sx não melhorem. Pode demonstrar formação de abscesso. Achados de CT helical sugestiva de pielonefrite aguda inclui defeitos de perfusão estriados ou em forma de cunha, perda da diferenciação corticomedular, aumento renal e filamentos perinéfricos.

Rx: Em infecção não-complicada, pode-se levar em consideração o rx de paciente não hospitalizado, incluindo fluoroquinolonas orais ou Tm/S, e aguardar os testes de sensibilidade durante 14 dias. Em infecções complicadas, o pt deve ser hospitalizado, hidratado e receber abx iv, ampicilina mais aminoglicosídeo, e esperar os testes de sensibilidade durante 14-21 d. Repita as culturas de urina 5-7 d após o início da terapia e 4-6 wk após o tratamento (Campbell's Urology, 1998;7[2]:533).

2.2 Pielonefrite Enfisematosa

Arch IM 2000;160(6):797

Causa: Infecção parenquimal necrotizante aguda e infecção perineal por organismos formadores de gás. *E. coli* é o organismo identificado com mais frequência, mas a infecção também pode ser associada com *Klebsiella pneumoniae, Proteus mirabilis, Pseudomonas aeruginosa, Aerobacter aerogenes, Citrobacter* e, raramente, levedura.

Epidemiologia: Aproximadamente 70-90% dos casos envolvem diabéticos (Am J Med 1987;83:149; Diab Care 1989;12:229). Pode também ocorrer em pts com obstrução do trato urinário assoc com cálculos ou necrose papilar e deterioração renal significativa. 10% de todos os casos são bilaterais (Urology 1985;25:293). Adultos > crianças; mulheres > homens.

Fisiopatologia: Não se conhece a patogênese exata, mas 4 fatores parecem estar envolvidos: (1) bactérias formadoras de gás; (2) glicose tecidual elevada; (3) perfusão tecidual deteriorada; e (4) resposta imune deficiente (J Urol 1994;151:125).

Sx: Febre, vômitos, dor no flanco, urgência, frequência, disúria.

Si: Sensibilidade de punção em CVA.

Crs: Parece ser cmplc de pielonefrite grave. Há uma taxa de mortalidade de 43% (J Contin Ed Urol 1979;18:9).

Cmplc: Pode ser preciso nefrectomia. Assoc com aumento de mortalidade.

Diffdx: Pielonefrite aguda – pode haver ar no sistema coletor com pielonefrite aguda e bactérias formadoras de gás; abscesso renal.

Lab: UA, c + s; CBC, lytes, BUN, creatinina, glicose.

Raio X: KUB: Gás intraparenquimal; pode aparecer como sombras de gás matizado sobre o rim ou uma coleção crescêntica de gás sobre o pólo superior do rim. O gás pode ser identificado como espaço perinéfrico ou retroperitônio. IVP não tem utilidade, uma vez que o rim afetado apresenta funcionamento ruim. US pode demonstrar ecos focais fortes que sugerem gás intraparenquimal (Am J Radiol 1979;132:656; 1979;132:395). Varredura com CT pode ser útil na localização de gás e na demonstração da extensão da infecção (Arch IM 2000;160[6]:797).

Rx: O rx inicial consiste na ressuscitação clara, antibióticos e alívio da obstrução, se presente (BMC Nephrol 2002;3:4). Se não houver melhora, indicam-se drenagem cirúrgica ou percutânea ou nefrectomia (J Urol 1997;157:1569).

2.3 Abscesso renal

Causa: Antes da era dos abx, 80% dos abscessos renais eram atribuídos à produção hematógena por *Staphylococcus* (Surg Gynecol Obstet 1930;51:654). Atualmente, os organismos gram-negativos são as causas mais comuns de abscessos adultos, geralmente via ascensão retrógrada.

Epidemiologia: DM (47%), cálculos renais (41%) e obstrução ureteral (20%) são os fatores predisponentes mais comuns para a formação de abscesso (Am J Em Med 1999;17[2]:192). Assoc btn VUR e abscesso renal raramente notada (J Urol 1973;109:1029).

Fisiopatologia: UTI complicada associada com estase, cálculos, malignidade, bexiga neurogênica e DM parecem predispor à formação de abscesso (Urology 1980;16:333). Comumente, a maioria é relacionada com infecção por ascensão de organismos assoc com obstrução tubular causada por infecções anteriores ou cálculos.

Sx: Febre, calafrios, mal-estar, urgência, frequência, disúria.

Si: Dor abdominal ou dor no flanco e perda de peso.

Crs: Frequentemente, há atraso no diagnóstico; tem sido relatado que apenas 15-25% dos pts são diagnosticados na época da internação (Urology 1980;16:333). Os fatores prognósticos que podem afetar a morbidade e a mortalidade incluem: idade mais avançada, letargia, e BUM aumentado, uma vez que são preditores de resultados ruins (Am J Em Med 1999;17[2]:192). Abscessos renais e perinéfricos causados por *staph aureus* respondem melhor aos antibióticos que abscessos gram-negativos (West J Med 1982;136:95).

O tamanho do abscesso afeta a probabilidade de resolução com antibióticos apenas. Fatores que predizem um resultado menos favorável com antibioticoterapia sem associação incluem: abscesso com diâmetro > 3-5 cm, envolvimento com mais de 1 organismo, presença de bacilos gram-negativos, duração do tratamento < 4 wk, e uso de aminoglicosídeo como único antibiótico (J Urol 1996;155:52; Clin Infect Dis 1996;231:592).

Cmplc: Sepse, perda da função renal.

Diffdx: Pielonefrite, tumor renal.

Lab: CBC demonstra leucocitose acentuada; culturas de sangue geralmente positivas. UA, c + s frequentemente pos, mas podem ser neg na presença de disseminação hematógena.

Raio X: Os achados dos raios X dependem da natureza e duração da infecção. Varredura com CT é o método mais preciso de estadiamento das infecções renais (Radiology 1994;192:297). CT e US permitem 82-90% de exatidão no dx de abscesso renal (Urol Clin North Am 1987;14:91). Inicialmente, a varredura com CT pode demonstrar áreas aumentadas e focais, arredondadas, de atenuação diminuída. Após vários dias, pode haver uma parede espessa e fibrótica ao redor do abscesso. O abscesso crônico revela obliteração dos tecidos lisos, espessamento da fáscia de Gerota, e baixa atenuação da massa parenquimal, circundada por uma parede inflamatória de atenuação ligeiramente mais alta que se torna maior com o contraste, devido à vascularidade aumentada da parede do abscesso (Urol Clin North Am 1983;9:185; Radiology 1979;13:171).

2.4 Tuberculose Renal e Ureteral

Causa: *Mycobacterium tuberculosis*, mets originárias de células sanguíneas. Infecção pulmonar prévia pode ocorrer muitos yr antes de doença renal/ureteral. Raramente, pode ser secundária à terapia com o bacilo Calmette-Guérin (BCG) (Urologia Internationalis 2004;72[3]:257).

Epidemiologia: Taxa de prevalência de 5% no mundo ocidental e de 1-3% na Nigéria (West African J Med 2001;20[4]:217). Taxa homens:mulheres = 2:1; a maioria dos pts tem 20-40 yr de idade, mas a incidência é aumentada entre pts com 45-55 yr e entre pts > 70 yr. Estudo de autópsia de TB pulmonar revelou focos renais não suspeitos, geralmente bilaterais, em 73% dos casos (Am Rev Resp Dis 1975;111:647). O local mais comum de envolvimento ureteral é o ureter distal na UVJ. TB renal é a forma mais comum de TB extrapulmonar entre caucasianos (West African J Med 2001;20[4]:217). Envolvimento ureteral presente em 50% dos pts com TB gu (Radiol Clin North Am 1995;33:691).

Fisiopatologia: Originária de células sanguíneas. As bactérias se estabelecem nos vasos sanguíneos, geralmente próximas aos glomérulos. Dependendo da quantidade do organismo infectante, virulência do organismo e resistência do hospedeiro, os tubérculos podem ser substituídos por tecido fibroso ou continuar a se multiplicar e coalescer, levando à necrose caseosa.

Sx: Dor no flanco, se houver obstrução.

Crs: Pode levar à estenose dos cálices, destruição dos cálices, UPJO, nefrite intersticial TB, formação de abscesso e estenoses ureterais, mais frequentemente múltiplas e localizadas no 1/3 distal do ureter (Radiol Clin North Am 1995;33:691).

Cmplc: Insuficiência renal (Tubercle 1990;71:5), HT (J Urol 1980;123:822).

Lab: UA, c + s com piúria estéril (tipicamente, > 20 wbc/hpf) comum, mas infecção superimposta está presente em 20% (Campbell's Urology 1998;7[24]:807). Pode ocorrer hematúria microscópica e hematúria macroscópica intermitente. Cultura da urina de espécimes de 3 manhãs para micobatérias indica dx em 80-90% dos casos (Principles and Practice of Infectious Disease 2000;5:2602). PPD: uma reação positiva indica que o paciente foi infectado, uma vez que o pt que não foi vacinado com BCG; mas não pode ser considerada indicação de TB ativa.

Raio X: KUB pode demonstrar calcificação em áreas do rim ou trato urinário inferior. IVP: Lesões renais podem aparecer como cálices distorcidos (ocluídos, destruídos, ou deformados). Raramente, o rim afetado pode não funcionar. Envolvimento uretérico, incluindo doença estenosante, pode ser identificado. CT tem mais sensibilidade na detecção de calcificações, TB dentro do sistema coletor, caracterizada por parede espessa, e fibrose na TC. Vários locais de hydro podem ser demonstrados na CT, dependendo da localização das estenoses (J Computed Assisted Tomography 1997;21[2]:254).

Rx: Antibióticos: rifampina durante 2 mo (450-600 mg/d), isoniazida (300 mg/d), pirazinamida (25 mg/kg de peso corporal/d), ± estreptomicina (1,0 mg, se > 50 kg de peso corporal/d), então rifampina (600-900 mg/d 2-3 vezes/wk) e isoniazida (600 mg/d 2-3 vezes/wk) durante 2-4 mo (Campbell's Urology 1998;7[24]:807). Pts devem ser acompanhados regularmente após quimioterapia nos mo 3, 6, 9, 12 com cultura de urina e IVP. Se presentes pequenas calcificações, então KUB anualmente para acompanhar o tamanho destas. Intervenção cirúrgica indicada para grandes calcificações, rim não funcionante com extensa calcificação, e doença estenosante (J Urol 1980;124:187; 1980;123:822).

2.5 Pielonefrite Xantogranulomatosa (XGP)

Causa: Infecção renal rara, grave e crônica, que resulta tipicamente em destruição difusa do tecido renal. Ocorre na presença de obstrução e infecção. *Proteus* é o organismo mais comum.

Epidemiologia: A maioria dos casos é unilateral. Encontrada em 0,4-1,4% dos pts com inflamação renal patologicamente elevada (BJU 1972;44:296; Am J Clin Path 1955;25:1043). Pico de incidência acontece na quinta e sexta décadas, mas também pode ocorrer em crianças (J Urol 1974;119:589; Eur J Pediatr Surg 2002;2[1]42), mulheres > homens, 15% com DM.

Fisiopatologia: Estima-se que começa com obstrução (cálculo ou papilas necrosadas), seguida de infecção que leva à destruição tecidual e deposição de material lipídico pelos histiócitos. Ocorre, então, um processo granulomatoso. Células xantomatosas: macrófagos carregados de lípides. Pode afetar apenas o rim ou progredir e envolver a gordura perinéfrica e o retroperitônio.

Sx: Sensibilidade no flanco, mal-estar, urgência, disúria.

Si: Febre, calafrios, dor no flanco, massa palpável no flanco, frequência.

Crs: É possível o tratamento com drenagem, mas a doença pode progredir, envolver todo o rim e requerer nefrectomia.

Cmplc: RCC, TCC (veja 2.19 e 2.22, respectivamente), e carcinoma de células escamosas da pelve que têm ocorrido com XGP (J Urol 1981;125:398; 1981:126:437; 1980;124:125).

Diffdx: Massa renal.

Lab: UA, c + s; CBC pode demonstrar anemia; disfunção hepática em até 50% dos pts (J Urol 1978;119:589).

Raio X: US: sem características ultrassonográficas específicas que possam distinguir XGP focal originária de tumores renais ou abscessos (J Ultrasound Med 2004;23[3]:409). A imagem com CT é a técnica de escolha e permite a determinação da extensão da doença – áreas preenchidas com líquido de baixa densidade, dentro do parênquima renal, e achados que indicam extensão perinéfrica são sugestivos de XGP (Scand J Urol Nephrol 2003;37[4]:342).

Rx: Se não for possível r/o malignidade, indica-se nefrectomia. Frequentemente, é realizada de modo aberto; no entanto, com doença limitada e em mãos hábeis, pode ser feita via abordagem laparoscópica manualmente assistida (J Endourol 2004;18[8]:770). Se primeiramente for tentada drenagem, deve-se estar atento e vigilante, uma vez que a condição pode continuar e se desenvolver em fístulas renais e cutâneas.

2.6 Malacoplasia

BJU 1999;84:464; Clin Infec Dis 1994;18:704; Am J Kidney Dis 1993;22:243

Causa: Não se conhece a etiologia exata. A condição parece estar relacionada à exterminação intracelular anormal pelos fagócitos, principalmente macrófagos. Localizada no trato gu (58% dos casos), bexiga (40%), próstata, rim (16%), ureter (11%), pelve renal (10%) e testículos. Pode ser observada em outros locais incl pele, vulva, vagina, glândula suprarrenal, cérebro, pulmões, vértebras, endométrio, pleura, músculos glúteos, amígdalas, conjuntiva, baço, articulação do quadril (J Urol 1981;125:139).

Epidemiologia: Taxa homem-mulher = 4:1. Pico de incidência acontece após 50 yr de idade (BJU 1982;54:181). A maioria dos pts (80-90%) tem UTI persistente, e *E. coli* é o organismo identificado com mais frequência (70%) (J Pathol 1983;140:275; J Urol 1981;125:139). Alguns pts (40%) têm doença sistêmica intercorrente, carcinoma, AIDS ou doença autoimune (Urol Radiol 1990;12:157). Envolvimento renal bilateral em 64% dos pts com doença renal.

Fisiopatologia: Considera-se que seja relacionada com lisossomos defeituosos e ajuntamento microtubular anormal. Pode refletir alterações no cGMP e nos níveis de AMP (BJU 1999;84:464). DX patognomônico de malacoplasia consiste em inclusões introcitoplasmáticas/extracitoplasmáticas e corpos de Michaelis-Gutman. Cristais de fosfato de cálcio e ferro são os componentes mais comuns dos corpos de Michaelis-Gutman. Dx confirmado por histopatologia.

Sx: Bexiga (frequência, urgência, disúria), próstata (sintomas miccionais obstrutivos) e renais (dor no flanco, N/V, dor abdominal).

Si: Próstata (firme, aumentada, PSA elevado), renais (febre, massa palpável), testículos (massa intratesticular palpável); 70% das malacoplasias são flutuantes (Am J Clin Paht 1967;47:135).

Crs: Se não for tratada, pode progredir para massa firme, semelhante ao fungo; caso se localize no ureter, pode levar à obstrução e perda da função renal.

Cmplc: Mortalidade pode exceder 50% (J Urol 198;125:139). Envolvimento renal bilateral é uniformemente fatal (J Urol 1992;147:115).

Diffdx: Rins (nefrite intersticial megalocística, pielonefrite xantogranulomatosa, linfoma, amiloidose, pielonefrite, glomerulonefrite, vasculite, trombose da veia renal); bexiga (câncer da bexiga); próstata (câncer da próstata); ureter (ureterite cística).

Lab: UA: hematúria, piúria, bacteriúria. Cultura de urina. CBC: presença de anemia em 82% dos casos, wbc elevadas em 60% (Am J Kidney Dis 193;22:243). PSA aumentado pode estar presente com envolvimento prostático.

Raio X:

Doença renal: US demonstra massas irregulares múltiplas, aumento renal, ecogenicidade distorcida (J Urol 1992;147:115; Br J Radiol 1985;58:175; 1984;57:751). CT demonstra pequena intensificação, falta de excreção, aumento renal, massas sólidas heterogêneas múltiplas levemente aumentadas (J Urol 1992;147:115; Am J Nephrol 1990;10:416; Radiology 1980;136:33).

Bexiga: CT demonstra espessamento circunferencial da parede da bexiga, lóbulos múltiplos, massas de grande volume (J Computed Assisted Tomography 1985;9:119; 1983;7:541).

Testículos: US demonstra massa testicular que não pode ser distinguida de neoplasma (J Urol 1998;159:508).

Rx: O esteio do rx é a administração de abx a longo prazo. Quinolonas são eficazes em 80-90% dos pts. Outros agentes, tais como Tm/S, que ajudam na exterminação intracelular das bactérias, podem ser usados. Em estudos selecionados, vitamina C e betanecol podem ser úteis para controlar a doença, mediante aumento da taxa de cAMP, que melhora a função dos macrófagos (J Urol 1979;122:703; Nejm 1977;279:1413). Biópsia renal-percutânea pode ser útil no estabelecimento do diagnóstico (Br J Radiol 1998;71:1083). Para doença unilateral, a nefrectomia proporciona taxa de até 90% de cura (Arch IM 1996;156:577): testículos – orquiectomia e antibióticos; próstata – confirme a doença com biópsia da próstata, trate com antibióticos e vitamina C durante até 6 meses. Se o PSA estiver elevado, espere que diminua com rx eficaz; bexiga – TUR da lesão, além de antibióticos; ureter – relatado rx bem-sucedido com uso de stent e antibióticos (BJU Int 1987:59:485).

Em pts imunocomprometidos com malacoplasia, d/c ou diminuição da terapia imunossupressora, sempre que possível.

2.7 Coccidioidomicose

Nejm 1995;532:1077

Causa: *Coccidioides immitis*

Epidemiologia: Micélios fúngicos em estágio contagioso, transmitidos pelo ar (inalação); disseminação de endoesporos pelo corpo (Nejm 1979;301:358).

Sudoeste americano: Pior na estação chuvosa, principalmente quando há exposição à poeira na primavera e fim do outono. Prevalência aumentada em pts com DM, uso de esteróides, AIDS, imunocomprometidos.

Fisiopatologia: Estudos pós-morte: envolvimento do rim em 35-60%, suprarrenal em 16-32%, próstata em 6% (J Urol 1988;140:370) naqueles com doença disseminada. Cistite coccidioidal rara. Próstata é um dos locais gu mais comuns, infecção escrotal pode ocorrer.

Sx: Aqueles da doença disseminada.

Si: Próstata flutuante ou endurecida, tumefação escrotal, epidídimo endurado, seios com secreções.

Crs: Envolvimento gu constitui manifestação de doença de múltiplos órgãos.

Lab: C + x de seios com secreções; bx tecidual: corante Schiff ácido periódico ou metenamina-prata, a fim de identificar esférula coccidioidal; secreções prostáticas frequentemente pos, se houver envolvimento da próstata (Ann IM 1976:85:34); c + s da urina pode ser pos. Serol: título de ab comp-fix > 1/16 sugere doença ativa disseminada. Pos em 14/15 (Nejm 1970;283:326), diminuindo com rx bem-sucedido. Contraimunoeletroforese tem taxa de 8% falso-neg (Ann IM 1976;85:740). Teste cutâneo: 20-25% falso-neg (Am Rev Resp Dis 1988;138:1081); indica doença atual ou passada.

Raio X: Se houver envolvimento renal, achados radiológicos podem ser similares à TB, com calcificações e cálices distorcidos.

Rx: Lesões isoladas, tais como as do epidídimo, podem ser tratadas com excisão apenas; no caso de doença sistêmica, anfotericina B iv (dose total = 500-2.500 mg).

2.8 Histoplasmose

Causa: *Histoplasma capsulatum*.

Epidemiologia: Morcego e pássaros vetores, via esporos transmitidos pelo ar. Médio-Oeste e sul dos Estados Unidos.

Pathopys: Trato gu pode estar envolvido na infecção disseminada; suprarrenal afetada em 82%, rim em 18%, próstata em 6% (Am J Med 1959;27:278). Úlceras penianas e do epidídimo podem ocorrer com doença disseminada. Transmissão conjugal.

Sx: Sintomas obstrutivos miccionais.

Si: Aqueles da doença disseminada; com envolvimento do epidídimo, pode ser endurecida ou flutuante.

Lab: c + s do escarro, lavagens gástricas ou abscesso podem ser pos; bx tecidual pode revelar organismo com metenamina-prata. Com doença disseminada, esfregaços de sangue periférico podem revelar levedura intraleucocitária por brotamento (Jama 1985;253:3148).

Hem: Anemia, trombocitopenia, cultura da medula e corante pos (todos apenas com doença disseminada).

Serol: (Ann IM 1982;97:680). Título de ab comp-fix pos em 96% dos pacientes com doença ativa, disseminada. Título de ab de imunodifusão pos em 87%, RIA para ag pos na urina (90%) e sangue (50%), na doença disseminada (Nejm 1986;314:83) e mais acurado que títulos de ab (Ann IM 1991;115:936).

Testes cutâneos: Muitos, falso-pos e neg, interferindo com os testes sorológicos (Am Rev Resp Dis 1964;90:927).

Rx: Anfotericina B sistêmica: 1/2 mg/kg de peso corporal, iv x 2/wk, até um total de 35-40 mg/kg de peso corporal como tratamento inicial (Ann IM 1971;75:511); use profilaticamente, se houver hx, e inicie os esteróides (Nejm 1969;280:2060), ou se pt tiver AIDS e o tratamento visar à cura (Ann IM 1989;111:655). Cetoconazol 400 mg qd x 6 mo cura 85% (Ann IM 1985;103:861) ou itraconazol (Sporanox) 200 mg po bid previne recaída em pts com AIDS (Ann IM 1993;118:610).

2.9 Aspergilose

Causa: Infecção fúngica com *Aspergillus fumigatus, A. flavus, A. niger. Aspergilli* encontrados no solo, vegetação em decomposição, tintas, agentes químicos, frascos de medicamentos, refrigeradores, excreções de pássaros.

Sistemas de ar-condicionado contaminados, salas de cirurgia, líquido para diálise e poeira de construção também são fontes potenciais de infecção.

Epidemiologia: Vem depois da *Candida* como bactéria oportunística em pts com malignidade, DM, imunossupressão. Verificada naqueles que usam abusivamente drogas iv e com AIDS. Envolvimento do rim em 13% dos casos (Med 1970;49:147).

Sx: Dor no flanco, sensibilidade, calafrios.

Si: Febre, hematúria.

Lab: Cx fúngica da urina ou bx tecidual. Fungos demonstrados com metenamina-prata ou corante Schiff ácido periódico. Amplificação de PCR ajuda a detectar *Aspergillus* no sangue e urina (Mol Cell Prob 1993;7:121).

Raio X: IVP pode demonstrar defeitos de enchimento no sistema coletor ou ureter.

Rx: Anfotericina B iv ou itraconazol. Rx endourológico indicado, quando houver suspeita de obstrução do trato superior por bezoar. Infecções refratárias controladas cirurgicamente – em casos selecionados, pode-se realizar cirurgia moderada de néfron; outros casos requerem nefrectomia (Campbell's Urology 1998;787).

2.10 Criptococose

Causa: No trato gu, *Cryptococcus neoformans*.

Epidemiologia: Fungo ubíquo. Transportada pelo ar, pássaros (pombos) prováveis vetores, cresce em adubos orgânicos de pássaros. Mundial. Incidência aumentada em pts imunocomprometidos e com AIDS.

Fisiopatologia: Pode afetar a glândula suprarrenal, rim, próstata, pênis. Naqueles com AIDS, a próstata é o reservatório de criptococos após rx de meningite criptocócica (Ann IM 1989;111:125).

Si: Abscesso renal: hematúria, piúria, proteinúria. Abscesso prostático: retenção urinária, dificuldades miccionais. Pênis: pode ter massa exofítica (J Infect Dis 1988;158:897).

Crs: Prognóstico ruim com envolvimento renal.

Lab: C + s urinária: com infecções renais, apenas 40% pos em cx de urina (J Urol 1973;109:695). Bx tecidual para cx e corante.

Rx: Envolvimento renal: anfotericina iv, diagnóstico ruim. Próstata: fluconazol 200-600 mg/d (Ann IM 1991;115:285), dose e extensão do rx não bem definidas. Peniano: Bx excisional, anfotericina B (1 gm) e 5-FC (100 mg/kg de wt corporal durante 6 wk).

2.11 Blastomicose

Nejm 1986;314:529

Causa: *Blastomyces dermatidis.*

Epidemiologia: Transmitida pelo ar por serragem de madeira apodrecida. Grandes Lagos e sudeste dos Estados Unidos.

Fisiopatologia: Envolvimento gu em 15-30% pts com doença sistêmica (J Urol 1983;130:160; 1975;113:650; 1969;102:754). Epidídimo afetado em 91%, próstata em 73%, rim em 9%, prepúcio em 9% (J Urol 1975;113:650). Também pode afetar a suprarrenal.

Sx: Frequência, hesitação, retenção urinária.

Si: Enduração epididimal, nictúria, próstata grande flutuante.

Crs: Blastomicose gu é uma manifestação de doença sistêmica.

Lab:

> *Teste cutâneo*: Pos in < 40% dos casos provados (Am Rev Resp Dis 1988;138:1081; Nejm 1986;314:529).
>
> *Serol:* CF ab (+) em apenas 10% (Nejm 1974;290:540); imunodifusão (+) em 28% de verdadeiros (+); imunoensaio de enzima (+) em 77%.
>
> *Tecido:* Forma-se levedura com corante fúngico "broad-neck" em tecido infectado.

Raio X: Cxray (+), se houver envolvimento pulmonar.

Rx: Blastomicose gu requer anfotericina B sistêmica em doses de 1-3 mg (J Urol 1983;130:160; 1975;113:650). Cetoconazol (400 mg/d) tem sido eficaz em infecções cutâneas e prostáticas (J Urol 1983;130:160).

2.12 Fibrose Retroperitoneal (RF)

Causa: As causas propostas incluem: hemorragia retroperitoneal, vazamento urinário, traumatismo, inflamação perianeurismal, XRT, cirurgia, doença inflamatória intestinal, doença do colágeno, necrose gordurosa, malignidade, infecções, induzida pela metissergida-(Sansert) (BMJ 1988;296:240; Can J Surg 1984;17:111; Surgery 1977;81:250) e raramente associada com tiroidite de Reidel (BMJ 1988;296:240; Can J Surg 1984:27:111; Surgery 1977;81:250).

Epidemiologia: Incidência é de 1 em 200.000 (J Urol 1996;156:1403). Taxa homem:mulher 2:1 a 3:1, pico de incidência btn 40 e 60 yr (J Urol 1979;122:1). Incomum na infância. Classificada em 2 grupos: idiopática (2/3 dos casos) e secundária. RF associada com câncer, drogas, produtos químicos, infecções, doenças inflamatórias, sangramento retroperitoneal ou radioterapia.

Fisiopatologia: Em casos de aneurismas abdominais aórticos, a RF é considerada secundária à reação de hipersensibilidade ao escape de antígenos das placas ateromatosas para o retroperitônio (BMJ 1988;297:240). O processo fibroso envolve o ureter e tende a arrastar o terço médio do ureter medialmente. Patologicamente, a fibrose aparece como um infiltrado inflamatório contendo macrófagos, linfócitos, células plasmáticas e eosinófilos occ (J Urol 2002;168[2]:550). Na maioria dos casos, o espessamento fibroso retroperitoneal está localizado btn a última vértebra lombar e a primeira vértebra sacra, na região da bifurcação da aorta.

Sx: Mal-estar, dor lombar, anorexia, astenia.

Si: Febre baixa, edema, anemia, edema dos membros inferiores, varicocele, hidrocele (U Urol 1979;122:1).

Crs: Se não tratada, pode-se perder a função renal; 1/3 dos pts tem rim não-funcionante à apresentação. Há relatos de regressão espontânea (Minerva Chir 1997;52:1123).

Cmplc: Insuficiência renal.

Diffdx: Adenopatia maligna, linfoma, amiloidose, hematoma retroperitoneal, carcinoma cervical, carcinoma pancreático, sarcoma, mieloma múltiplo. Há relatos de incidência maligna em até 7,9% dos casos que lembram clinicamente a fibrose idiopática retroperitoneal (Surgery 1977;81:250; J Urol 1970;103:46).

Lab: ESR elevada em 94% (J Urol 1979;122:1); eletrólitos séricos, BUN, níveis de creatinina.

Raio X: CT ou MRI ajuda a estabelecer o diagnóstico e a determinar a extensão da doença (Urol Radiol 1982;4:95).

Rx: Varia com a etiologia. Deve-se fazer biópsia para excluir malignidade. Se relacionada a Sansert, a condição regredirá com a d/c do medicamento. Respostas favoráveis a tratamentos diferentes, incluindo corticosteróides, tamoxifeno, azatioprina, metotrexato, ciclofosfamida, penicilamina, usados sozinhos ou em associação, com ou sem o uso concomitante de stent em duplo J (Acta Urol Belg 1997;65:3). Rx cirúrgico consiste em ureterólise bilateral, mesmo na presença de doença unilateral. Correção cirúrgica é assoc com taxa de sucesso de 90%, a longo prazo, e pode ser realizada laparoscopicamente com menos morbidade (Rev Hosp Clin 2000;55:2).

2.13 Adenoma Renal

Causa: Neoplasma benigno < 3 cm, de possível origem epitelial tubular distal (Semin Urol 1990;8:31).

Epidemiologia: Tumor realmente benigno (J Urol 1970;103:31) versus maligno (Atlas of Tumor Pathology, 2ª. série, fascículo 12. Washington, DC: Armed Forces Institutes of Pathology; 1975). Considerado RCC até prova em contrário (Urol Clin North Am 1993;20:193).

Fisiopatologia: Histopática: Células basofílicas ou acidofílicas uniformes sem atividade mitótica ou atipia celular (Campbell's Urology 1998;7[3]:2283).

Sx: Asx.

Si: Achado incidental; hematúria pode se desenvolver, se houver erosão do sistema coletor ou vasos adjacentes.

Diffdx: RCC.

Raio X:

CT: Aparência similar à do carcinoma de células renais, exceto pela ausência de calcificação.

Angio: Não tem fístulas AV ou coleções venosas observados no carcinoma de células renais.

Rx: Excisão cirúrgica?, nefrectomia parcial?, tendência à multicentricidade.

2.14 Oncocitoma Renal

Causa: Neoplasma renal benigno.

Epidemiologia: Não se conhece a incidência exata. Aproximadamente 3-7% de massas renais sólidas previamente classificadas como RCC agora são consideradas oncocitomas renais (Urol Clin North Am 1993;20:355). Homens > mulheres. Massas podem variar em tamanho e podem ser grandes (média: 6 cm de diâmetro). É geralmente unifocal e, frequentemente, um achado incidental.

Fisiopatologia: Caracterizado por padrão histológico de células eosinofílicas grandes com citoplasma granular e forma poligonal. Núcleos são de grau baixo e mitoses são raras. Considera-se que o tumor se origine dos túbulos renais distais (ducto coletor) (Virchows Arch 1987;52:375).

Sx: Asx, mas raramente pode ser a causa de dor.

Si: Hematúria e massa no flanco.

Crs: Lesões benignas.

Diffdx: RCC.

Lab: Rotineiramente, não indicados.

Raio X: Cicatriz central característica pode ser identificada na CT e MRI e, algumas vezes, na US. Achado de angiograma renal típico é de padrão em raio de roda ou estrelado, raramente assoc com coleção venosa ou fístula arteriovenosa (Urol Radiol 1998;2:229). Imagem angiográfica típica não é sempre identificada, e não há achados típicos de varredura com CT ou varredura com radionuclídeos específicos para distinguir com segurança oncocitoma e carcinoma de células renais.

Rx: Influenciado por: (1) ausência de estudo de raio X confiável para diferenciar RCC e oncocitoma; e (2) presença de células malignas e células de oncocitomas no mesmo tumor. Para pts relativamente jovens, saudáveis, com tumores < 4 cm, bem encapsulado, segundo a CT, e confinado a um pólo do rim, podem ser consideradas exploração renal e nefrectomia parcial. Em idosos e pacientes de alto risco, pode ser indicada observação rigorosa.

2.15 Angiomiolipoma Renal (Hamartoma)

Causa: Tumor renal benigno.

Epidemiologia: Pode ocorrer como fenômeno isolado ou como parte de síndrome assoc com esclerose tuberosa. Approx 80% dos angiolipomas ocorrem em indivíduos com esclerose tuberosa (J Urol 2002;168:1315). Prevalência de esclerose tuberosa situa-se btn 1 em 5.000 e 1 em 15.000 indivíduos (Adv Nephrol Necker Hosp 1994;23:43). Frequentemente, bilateral e grande. Presença de angiomiolipomas esporádicos em mulheres de meia-idade, como tumor solitário (BJU Int 1999;83:215).

Fisiopatologia: Três componentes histológicos principais: vasos sanguíneos, adipócitos e músculo liso.

Sx: Frequentemente asx. Se for grande, pode causar desconforto local e sx gi pela compressão do duodeno e estômago. Dor súbita e aumentada pode estar relacionada com sangramento espontâneo.

Si: Hipotensão pode ser secundária a sangramento dentro da lesão.

Crs: Propensão a hemorragias.

Cmplc: Hemorragia aguda.

Diffdx: Massas renais malignas e benignas.

Lab: Hgb e hct, se houver dor intensa/hipotensão.

Raio X: CT é a modalidade de imagem preferida (Am J Radiol 1988;151: 497). Presença de gordura dentro da lesão é característica de angiomiolipoma.

Rx: Controverso. Deve-se fazer triagem de pts com angiomiolipoma para esclerose tuberosa. Caso se confirme esclerose tuberosa, é necessário exame fundoscópico, bem como exames radiológicos posteriores (Ann NY Acad Sci 1991;615:1). Indicações para intervenção incluem: suspeita de malignidade, hemorragia espontânea causadora de sx significativos, dor, hematúria, e risco de ruptura ou outras complicações. Indicações para tratamento de angiomiolipomas assintomáticos são controversas e é preciso levar em conta vários fatores, incluindo tamanho das lesões, comorbidade, esclerose tuberosa, reserva renal, planos de gravidez, ocupação e atividade do pt, confiança e adesão do pt ao rx (J Urol 2002;168:1315). Embolização seletiva ou cirurgia renal moderada é o tratamento preferido; no entanto, com lesões maiores, a embolização é menos bem-sucedida e é necessária excisão cirúrgica. Se houver sangramento agudo, a embolização é o tratamento inicial.

2.16 Lipoma Renal

J Urol 1971; 100:503

Causa: Provavelmente, origina-se das células adiposas com cápsula renal ou parênquima.

Epidemiologia: Rara; notada em mulheres de meia-idade.

Fisiopatologia: Potencial maligno sugerido, mas não provado; confinado dentro da cápsula renal.

Sx: Dor no flanco.

Si: Massa renal grande, ± hematúria.

Raio X: Massa renal gordurosa confinada dentro da cápsula.

Rx: Excisão cirúrgica, geralmente via nefrectomia.

2.17 Tumores de Células Justaglomerulares do Rim

Causa: Neoplasma benigno originário de células justaglomerulares.

Epidemiologia: Reconhecimento aumentado desses tumores. Dois terços ocorrem em mulheres jovens nos seus anos reprodutivos; média de idade: 21 yr (J Pediatr Nephrol 1993;7:404). Taxa mulher-homem de 1:7:1 (J Urol 1989;142:1560). Tamanho médio: 2,5 cm, a maioria ≤ 5 cm (J Urol 1985;134:334).

Fisiopatologia: O mecanismo justaglomerular consiste em 3 componentes: células mesangiais, mácula densa e células granulares que contêm renina. A marca da veracidade dos tumores de células justaglomerulares são as células com grânulos secretórios contendo renina e que, pelo método de Bowie, tem coloração azul-escura a púrpura (Stain Technol 1966;41:291).

Sx: Visão embaçada, HA, nictúria.

Si: HT acentuada (BP diastólica média = 142) (Arch IM 1972;130:682; Ann IM 1971;75:725), fadiga fácil, noctúria.

Crs: Em 50% dos casos, HT não se resolve com a retirada do tumor (Obgyn 201;98[5, parte 2]:943).

Cmplc: Retinopatia hipertensa (Am J Med 1967;43:963) e cmplc relacionadas à HT.

Diffdx: RCC (Arch IM 1975;135:859), cisto renal (Am J Med 1976;61:579), tumor de Wilms (Lancet 1992;1:1180), pheo (J Peds 1976;89:950), hemangiopericitoma (Urology 1982;20:191), estenose da artéria renal.

Lab: Renina plasmática periférica elevada. Hipocalemia frequentemente presente (J Urol 1989;142:1560; 1985;134:334). Esteróides da excreção de urina de 24 hr geralmente não são elevados, mas elevação leve acima do VMA urinário normal e catecolaminas urinárias tem sido relatada (Cancer 1984;53:516). Os níveis de renina da veia renal podem ser úteis na lateralização do lado do tumor (J Urol 1985;134:334). Amostragem da veia renal segmentar pode revelar taxas aumentadas não aparentes com amostragem da veia renal principal (J Peds 1979;94:247;Nephron 1978;21:235; Am J Med 1973;21:325; Am J Med 1973;55:86).

Raio X: A angiografia da artéria renal revela massa hipovascular e elimina estenose da artéria renal. CT demonstra tumor, mas não pode distingui-lo de outros tumores renais (J Urol 1989;142:1560).

Rx: Excisão cirúrgica: nefrectomia parcial ou total, dependendo do tamanho e localização da lesão.

2.18 Pólipo Fibroepitelial

Causa: Neoplasma benigno. Pode ser congênito (Radiology 1979;130:73) ou secundário à infecção/irritação crônicas (Urology 1994;44:582; 1980;16:355).

Epidemiologia: A maioria dos casos (80%) ocorre em garotos; 70% no lado esquerdo; 62% na UPJ; o restante é distribuído em ordem de frequência na uretra posterior, distal, e ureter médio (J Urol 1986;136:476). É responsável por 0,5-4% de hidroureteronefrose em crianças (J Urol 1997;158:569). Pode ocorrer em qualquer idade; taxa homem:mulher = 3:2 (BJU 1980;52:253). Comprimento geralmente é de 20-50 mm, mas pode atingir 135 mm (BJU 1988;61:461). O neoplasma benigno mais comum do ureter.

Fisiopatologia: Patologia: parte central do tecido mesodérmico coberta por epitélio normal, podendo ser cilíndrica ou séssil com várias ramificações.

Sx: Dor no flanco, frequência, disúria.

Si: Hematúria, hidronefrose.

Cmplc: Raramente assoc com TCC (Urology 1994;44:582; J Urol 1976;115:651). Pode ocorrer em assoc com cálculos (J Urol 1989; 142:1563).

Lab: Citologia urinária para r/o a presença de TCC.

Raio X: IVP demonstra defeito de enchimento filiforme móvel, liso, vivamente demarcado. TC ureteroscópica útil para identificar tumores ureterais (sens 81%, specif 100%). Identificação de pedículo é útil principalmente para distinguir pólipo fibroepitelial e carcinoma uretral (J Urol 2000;163:42). Uretrografia retrógrada também demonstrará um defeito de enchimento intraluminal.

Rx: TUR endoscópica para pólipos uretrais. Ureteroscopia e bx para confirmar dx. Pólipos ureterais podem ser removidos por endoscopia, se pedículo for identificável; menos comumente, é indicada excisão aberta. Não têm sido notadas recorrências com excisão completa.

2.19 Carcinoma de Células Renais (RCC)

Nejm 1996;335:865; Semin Oncol 2000;27(a):160; Curr Opin Urol 2000;12(3):260

Causa: Neoplasma do parênquima renal.

Epidemiologia: A cada ano, o dx de RCC em > 30.000 americanos resulta em 12.000 mortes, approx 3% das mortes em adultos nos Estados Unidos (Semin Oncol 2000;37:115). É responsável por 2% de todos os cânceres; é o 7º principal tipo de câncer. Taxa homem:mulher = 2:1. Brancos = negros. Ocorre predominantemente na 7ª e 8ª décadas de vida. A incidência aumenta conforme a taxa de sobrevivência. Cerca de 25-40% dos casos são detectados incidentalmente. Um terço dos casos mostra mets na apresentação, e estima-se que 50% deles, ressectados para se atingir a cura, reapareçam durante o curso da doença (Semin Oncol 1989, 16[suppl]:3). Locais comuns de mets: pulmão, ossos, fígado, suprarrenal, cérebro.

Fisiopatologia: RCC é responsável por 80-85% dos tumores renais malignos. Fatores de risco: tabagismo, obesidade, HT, rx para HT, terapia de não oposição aos estrogênios, exposição ocupacional a produtos derivados do petróleo, metais pesados e asbestos (Int J Cancer

1995;61:192; 1986;77:351; J NCI 1984;72:275). RCC hereditário é frequentemente múltiplo e bilateral, pode se apresentar cedo em vez de esporádico, é encontrado com igual frequência em ambos os sexos (Med 1989;68:1; Nejm 1979;301:592). RCC hereditário em adultos inclui assoc de Von Hippel-Lindau, VHL (3p26), esclerose tuberosa (9q34, 16p13), Ca papilar renal hereditário (7q34), leiomioma RCC hereditário (pq42-43), oncocitoma renal hereditário (cromossomo desconhecido), translocação do cromossomo 3 para os cromossomos 2,6,8 ou 11, câncer retocólico tipo 2 (2p16,3p31) e carcinoma da medula renal (11p). Cinco tipos histopatológicos de RCC identificados:

Carcinoma de células claras (*75-85% dos tumores*): Assoc com deleção de um ou ambas as cópias do cromossomo p, origina-se do epitélio tubular proximal (Cancer Res 1991;51:1544).

Cromofílico (*papilar*) (*14% dos tumores*): Geralmente, tumores pequenos; frequentemente, multifocais e bilaterais. Assoc com monossomia Y, trissomia 7 e 17 (Genes Chromosom Cancer 1991;3:249; Cancer 1976;38:2469).

Cromofóbico (*4%*): A maior parte se origina de células intercaladas do ducto coletor; excelente prognóstico; assoc com alguns cromossomos hipodiplóides e múltiplas perdas cromossômicas, mas não 3p (Am J Surg Path 1995;19:1245; Genes Chromossom Cancer 1992;4:267).

Oncocítico (*2-3%*): Tipicamente, um neoplasma renal benigno, embora haja raros relatos de recorrência e mets (J Urol 1993;150:295).

Tumor do ducto coletor (*ducto de Bellini*): Raro, clinicamente agressivo (Hum Pathol 1990;21:449).

O sistema de Fuhrman é o mais largamente usado e prediz a classificação do RCC. A classificação de Fuhrman consiste em uma escala de I-IV, em que o grau I tem o melhor prognóstico e o grau IV, o pior. O sistema de Fuhrman avalia o tamanho e a forma do núcleo como um todo, o número e o tamanho dos nucléolos e a aglutinação de cromatina.

Síndromes paraneoplásicas presentes em < 5% dos pts, incluindo eritrocitose, disfunção hepática (síndrome de Stauffer) e amiloidose (Semin Oncol 1983;10:390).

Sistema de classificação: Robson é o mais frequentemente usado nos Estados Unidos. TNM também é usado. Robson (J Urol 1963;89:37).

I	Pequeno, confinado à cápsula, distorção mínima dos cálices
II	Grande, confinado à cápsula, distorção dos cálices
II	Ext para gordura perineal ou suprarrenal ipsilat dentro da fáscia de Gerota
IIIa	Envolvimento da veia renal
IIIa	Envolvimento da veia renal e veia cava
IIIa	Envolvimento da veia cava, acima do diafragma
IIIb	Nódulo simples ipsilat envolvido
IIIb	Nódulos multirregionais, contralaterais ou bilaterais envolvidos
IIIb	Nódulos regionais fixos
IIIb	Nódulos justa-regionais envolvidos
IIIc	Combinação de IIIa e IIIb
IVa	Disseminação para órgãos contíguos, exceto suprarrenal ipsilat
IVb	Metástases distantes

Sistema de Estadiamento TNM: T descreve o tamanho do tumor e a disseminação para tecidos próximos; N indica se o câncer se espalhou para linfonodos próximos ao rim e, em caso positivo, quantos foram envolvidos; M indica se o câncer se disseminou ou não para órgãos distantes.

T Tx:	Tumor primário não pode ser avaliado
T0:	Sem evidência de tumor primário
T1a:	Tumor tem 4 cm de diâmetro ou é menor e confinado ao rim
T1b:	Tumor tem > 4 cm < 7 cm e é confinado ao rim
T2:	Tumor tem > 7 cm, mas não é confinado ao rim
T3a:	Tumor se espalhou para a glândula suprarrenal ou para o tecido gorduroso ao redor do rim, mas não além da fáscia de Gerota
T3b:	Tumor se espalhou para a veia renal e/ou veia cava
T3c:	Tumor dentro da veia cava, no nível do tórax, ou invasão da parede da veia cava
T4:	Tumor se espalhou além da fáscia de Gerota
N Nx:	Linfonodos regionais não podem ser avaliados
N0:	Sem mets dos linfonodos regionais
N1:	Mets para um linfonodo regional
N2:	Mets para mais de um linfonodo regional
M Mx:	Presença de mets distantes que não podem ser avaliadas
M0:	Sem mets distantes
M1:	Presença de mets distantes, incluindo mets de linfonodos não regionais e/ou outros órgãos

Sx: Dor abdominal (40%), mal-estar (Semin Oncol 1983;10:390).

Si: Flanco palpável ou massa abdominal (30-40%), hematúria (50-60%), febre, suores noturnos, perda de peso, varicocele de início novo.

Cmplc: Locais comuns das mets incluem pulmão, ossos, fígado e glândula suprarrenal.

Diffdx: Cisto renal, adenoma renal, oncocitoma.

Lab: CBC, lytes, BUN e creatinina, glicose, fosfatase alcalina.

Raio X: Raio X do tórax para r/o mets pulmonares. Tumores ≤ 3 cm: sens da urografia, US e CT são 67, 79 e 94%, respectivamente (Radiology 1988;166:637). CT para o estadiamento tem 90% de precisão (Am J Roentgenol 1987;148:59). MIR com gadolínio superior à CT na avaliação da veia cava inferior, quando se suspeita de envolvimento do tumor; também é útil em pts com alergia a meios de contraste ou insuficiência renal (Radiology 1991;180:85). Varredura óssea para r/o mets ósseas, se fosfatase alcalina for elevada.

Rx: Rx cirúrgico é o principal rx para RCC; comumente, envolve retirada do rim e da fáscia de Gerota circundante, linfonodos circundantes e, na presença de tumor do pólo superior, da glândula suprarrenal ipsilateral. Cirurgia moderada de néfron (nefrectomia parcial) é indicada em pts com rim único, tumores bilaterais e em pts selecionados, nos quais o rim contralateral é ameaçado pela assoc de processo mórbido, tais como HT e DM. Taxa de recorrência local com nefrectomia parcial é de 4-10% (Urology 1994;43:160; J Urol 1994;152:39; 1993;150:319; 1992;148:24; 1990;144:852; 1989;141:835). Nefrectomia parcial também deve ser considerada em pts com lesões polares pequenas (< 4 cm) com rim contralateral normal. Rx sistêmico para doença avançada: rx hormonal e quimioterapia têm pouco a nenhum efeito no RCC (Semin Oncol 1995;22:42). Modificadores da resposta biológica produzem melhores resultados e incluem α-interferon (resposta objetiva de até 30% em pacientes selecionados) (J Clin Oncol 1991;9:832) e interleucina-2, com taxas de resposta de 13,5-18,6%, que variam segundo o método de administração (J Urol 1999;161:381). Terapia de associação e vacinas para o tumor também avaliadas. Sobrevivência varia conforme o estágio do tumor, oscilando de 43% em 5 yr para Tc3 a 95% em 5 yr para doença T1.

2.20 Sarcomas Renais

Causa: Neoplasma renal maligno.

Epidemiologia: Ocorre em 1-3% de tumores renais malignos; há aumento de incidência com a idade (Am Surg 1995;61:456; Tokai J Exp Clin Med 1982;7:365), taxa mulher:homem = 1:4:1 (BJU 1971;43:546), 40-60 yr de idade, raramente bilateral.

Fisiopatologia: Leiomiossarcoma responde por 60% dos sarcomas renais. A maioria se origina da cápsula renal ou do tecido pericapsular, mas pode ser proveniente de fibras musculares na pelve renal ou na parede dos vasos renais (BJU 1971;43:546). Outras lesões incluem lipossarcoma (19% dos sarcomas renais) e osteossarcoma (muito raro).

Sx: Dor no flanco, sx gi.

Si: Dor no flanco, ± hematúria, perda de peso.

Crs: Prognóstico ruim. Mets do leiomiossarcoma para os pulmões, ossos, fígado, mesentério (J Urol 1973;100:974).

Diffdx: Outros tumores renais, incluindo RCC.

Lab: UA pode demonstrar hematúria.

Raio X:

CT: Com leiomiossarcoma, o tumor tende a se deslocar e comprimir o rim; densidade gordurosa verificada com lipossarcoma e ossos pode ser vista no osteossarcoma.

Angio: Tumor hipovascular sem fístulas arteriovenosas (Radiology 1987;162:353).

Rx: Leiomiossarcoma: nefrectomia radical; recorrências locais e distais comuns e precoces (BJU 1991;68:659). Alguma resposta com doença avançada, metastática, ou não ressectável, aos esquemas baseados na ifosfamida (J Clin Oncol 1993;12:230; 1989;7:1208). Sarcoma osteogênico e lipossarcoma são mais bem tratados com nefrectomia radical.

2.21 Tumores Renais Secundários

Causa: Lesões metastáticas.

Epidemiologia: O rim, frequentemente, é o local de metástases originárias tanto de malignidades sólidas (J Urol 1971;105:492) quanto de hematológicas, mais comumente linfoma e linfoblastoma. Mais comumente identificados após a morte.

Sx: Com frequência, são asx, mas podem causar dor no flanco.

Si: Hematúria.

Raio X:

CT: (J Computed Assisted Tomography 1983;7:245). Frequentemente, é um achado incidental na CT. Bx guiada por CT é útil na determinação de RCC desconhecido ou incerto e para r/o a presença de RCC.

Angio: Mets para o rim com frequência são circulares e hipovasculares, com falta da neovascularidade frequentemente observada com RCC.

Rx: Como na malignidade primária.

2.22 Carcinoma de Células Transicionais (TCC) da Pelve Renal e Ureter

Causa: Neoplasma maligno.

Epidemiologia: Tumores pélvicos renais respondem por 10% dos tumores renais. TCC é responsável por 90% dos tumores do trato superior (J Urol 1980;123:357). Tumores ureterais: taxa homem:mulher = 3:1, brancos:negros = 2:1 (Ann Cancer Stat Rev 1987). Pico de incidência dos 50 aos 70 yr (J Urol 989;142:280). Incidência aumentada com nefropatia endêmica dos Bálcãs (J Urol 1975;114:585) e tabagismo. Outras causas possíveis incl analgésicos, consumo de café, ciclofosfamida, carcinógenos ocupacionais, inflamação secundária a cálculos e UTIs, síndromes cancerosas familiares (Arch Pathol Lab Med 1993;117:1156; BJU 1993;72:177; Cancer Res 1992;52:254; 1989;49:1045; Int J Cancer 1989;44:965; J Urol 1987;137:1226; Kidney Int 1986;30:81).

Fisiopatologia: Tumores ureterais: mais comuns no ureter distal (73%) (J Urol 1980:123:357).

Si: Hematúria macroscópica ou microscópica em 75% (J Urol 1981;135:25; 1970;103:590), hidronefrose, se a lesão for obstrutiva.

Sx: Dor no flanco (30%).

Crs: TCC ocorre no trato superior em 2-4% dos pts com câncer da bexiga (J Urol 1989;41:1311) e em até 13% em câncer da bexiga relacionado a riscos ocupacionais (J Urol 1988;140:745). 30-75% dos pacientes com TCC do trato superior têm, ao mesmo tempo, tumor da bexiga (J Urol 1989;142:280; Cancer 1988;62:2016; BJU 1988;61:198). Mets de TCC podem ocorrer por extensão direta e disseminação hematógena ou linfática (Urology 1985;25:310).

O grau e o estágio do tumor são as variáveis mais importantes do prognóstico. Tumor de grau baixo: média de sobrevivência de 67 mo; tumor de grau avançado: 14 mo. Estágio baixo: média de sobrevivência de 97 mo. Estágio avançado: média de sobrevivência de 13 mo (Cancer 1988;62:2016).

Superexpressão do p53 parece estar relacionada com a progressão da doença, proliferação aumentada do tumor e sobrevivência do paciente com TCC da pelve renal e ureter (Int J Urol 2000;7[12]:457).

A despeito de novas modalidades de diagnóstico e tratamentos, a taxa de sobrevivência do câncer ureteral não conseguiu melhorar dos anos 1970 aos 1980 (Urol Int 1997;58:13).

Estadiamento TNM (Spiessl B, Beahrs OH, Hermanek P, et al. Renal pelvis and ureter. Em: Spiessl B, Beahrs OH, Hermanek P, et al., eds. UICC TNM Atlas Illustrated Guide to the TNM/p TNM Classification of Malignant Tumours. Berlim:Springer-Verlag, 1989:260).

T Tis:	Carcinoma *in situ*
Ta:	Epitelial confinado, geralmente uma lesão papilar
T1:	Tumor invade a lâmina própria

T2:	Tumor invade o músculo próprio
T3:	Invasão do tecido peripélvico/periureteral ou parênquima renal
T4:	Envolvimento dos órgãos contíguos
N N0:	Sem envolvimento nodular
N1:	Apenas um nódulo pos ≤ 2 cm
N2:	Um nódulo pos ≥ 2 cm a ≤ 5 cm ou nódulos mult pos < 5 cm
N3:	Nódulos pos > 5 cm
M M0:	Sem mets hematógenas ou distantes
M1:	Mets hematógenas ou distantes

Lab: UA pode demonstrar hematúria microscópica. Citologia urinária imprecisa com tumores de grau baixo. Sensibilidade de erosão da pelve renal e especificidade para diagnóstico citológico foram de 89% e 97% no TCC de grau avançado e 100% e 78% no TCC de grau baixo; o valor preditivo positivo do TCC de grau avançado foi de 93%, mas de apenas 43% no TCC de grau baixo (Am J Clin Path 2002;117[3]:444).

Raio X: IVP: 50-75% dos pts têm defeito de enchimento (J Urol 1981;135:25). Diffdx de defeito de enchimento: gás sobre os intestinos, vaso atravessado, coágulo sanguíneo, cálculo, papila renal necrosada, bola de fungos, pólipo fibroepitelial, malacoplasia, TB. Exames retrógrados: visualizam o sistema coletor, se IVP for inadequado; 75% de precisão no estabelecimento do diagnóstico de TCC dos tratos superiores (J Urol 1981;135:25). Bx por escova: 91% sens, 88% specif, 89% precisão (Am J Radiol 1989;153:313). CT é útil no dx e estadiamento; massa de tecido macio, HU média = 46, com variação 10-70 (Urol Clin North Am 1984;11;567). Cysto: r/o TCC da bexiga. Uteroscopia é útil no dx, permite bx.

Rx:

Tumor da pelve renal: Nefroureterectomia, incluindo manguito ao redor da bexiga.

Tumores ureterais proximais e ureterais médios: Se forem de grau e estágio baixos: ressecção segmentar e reaproximação; se multifocais ou moderadamente a difíceis de diferenciar: indica-se, então, nefroureterectomia com manguito ao redor da bexiga.

Tumores ureterais distais: Baixo grau sem lesões multifocais: ureterectomia distal e reimplantação ureteral; grau avançado, multifocal: provavelmente, o melhor rx seja nefroureterectomia com manguito ao redor da bexiga.

Taxas de sobrevivência de 5 yr para nefroureterectomia mais manguito ao redor da bexiga: Tis, Ta, T1, 91%; T2, 43%; T3 ou T4, N1 ou N2, 23%; e N3 ou M1, 0% (Cancer 1975, 35:1626).

Para aqueles pts com TCC do ureter e pelve renal ressectado, localmente avançado, a adição simultânea de cisplatina à radioterapia adjuvante pode melhorar o resultado (J Urol 2004;172:1271).

2.23 Urolitíase

Causa: O evento principal na formação de cálculo é a supersaturação. Os tipos mais comuns de cálculos incluem: oxalato de cálcio (70-80%), cistina (1-5%), ácido úrico (5-10%), fosfato de cálcio (5-10%) e estruvita (5-10%). Cálculos raros incluem urato de amônia, triantereno e indinavir.

Epidemiologia: Prevalência de 2-3%. Recorrência rara de aproximadamente 10% em 1 yr e 50% em 10 yr para cálculos de oxalato de cálcio (Ann IM 1989;111:1006). Pico de incidência dos cálculos ocorre em pts nos seus 20 a 40 yr (Miner Electrol Metab 1987;13:257). Taxa homem:mulher = 3:1 (Urol Clin North Am 1997;24:97). Prevalência mais elevada em áreas montanhosas, desertas e tropicais durante o verão (J Urol 1956;75:209). Causas de formação de cálculos incluem o seguinte:

Distúrbios hereditários: acidose tubular renal familiar (RTA), cistinúria, xantinúria, deficiência de glicose 6-fosfato, deficiência de hipoxantina-guanina fosforribosil transferase, superatividade do fosforribosilpirofosfato, oxalúria, deidroxiadenineúria.

Excessos dietéticos: ingestão de vitamina C, oxalato, purinas, cálcio

Estilo de vida sedentário ou imobilização

Induzida por tiazida

UTIs com organismos de clivagem da uréia (por exemplo, *Proteus*)

Distúrbios mieloproliferativos

Distúrbios gastrintestinais

Desidratação

Distúrbios hipercalcêmicos: hiperparatireoidismo, sarcoidose, histoplasmose, lepra, hipertireoidismo, secundários aos glicocorticóides, malignidade, tuberculose, coccidiomicose, silicose, pheo.

Fisiopatologia: O evento principal é a super-saturação da urina, seguida por cristalização, que depende do pH urinário, temperatura e concentração dos principais íons urinários. Uma vez que acontece a cristalização, devem ocorrer agregação e retenção para a formação de um cálculo. A urina possui constituintes que podem promover ou inibir a formação de cálculos. Os inibidores da formação de cálculos incluem: citrato, Mg, nefrocalcina, mucoproteína de Tamm-Horsfall. Abnl anatômicas, tais como rim medular esponjoso, UPJO e UVJ, podem predispor à retenção de cristais.

Sx: Dor no flanco, náusea, cólica renal ou ureteral.

Si: Incapacidade de os pts se sentirem confortáveis, hematúria, piúria, hidronefrose, vômitos, frequência urinária, sensibilidade no flanco/abdominal. Febre não comumente presente, a menos que haja UTI.

Crs: Maioria dos cálculos < 4-5 mm será expelida espontaneamente. Cálculos ureterais com obstrução > 6 mm raramente são expelidos espontaneamente. Pode levar até 1 mo para que pequenos cálculos sejam expelidos. Rx indicado se o pt tiver anúria, dor incontrolável com medicamentos orais, cálculo muito grande para ser expelido espontaneamente, e na presença de UTI.

Cmplc: Obstrução prolongada pode conduzir à perda da função renal; há UTIs recorrentes, se o cálculo estiver infeccionado.

Diffdx: Tumor urotelial, coágulo sanguíneo.

Lab: Primeira formação de cálculos: Ca^{2+} em série x 3, K^+ sérico, CO_2, e Cl^-. Urina para pH e c + s, e checagem para verificação de cristais. Cálculos recorrentes ou doença calculosa metabolicamente ativa (novos cálculos ou cálculos que estão aumentando de tamanho): Faça a checagem de Ca^{2+} sérico x 3, K^+ sérico, CO_2, CL^-, Phos e PTH. Também, coleções de urina de 24 h para testes com respeito a Ca^{2+}, oxalato, Mg^{2+}, citrato, Na^+, creatinina e ácido úrico, em recipientes apropriados.

Rx: Prevenção de cálculos: recomendações dietéticas incluem ingestão limitada de proteína (max 1 gm/kg/dia) e de cálcio (100 mEq/dia), e aumento na produção urinária para mais de 2 litros por dia (com exceção de leite, líquidos contendo oxalato mínimo). Recomenda-se baixo consumo de farelo de oxalato (15 gm/dia). Suplementação farmacológica de magnésio e/ou citrato é benéfica, em baixas doses. Em dietas que contêm oxalato excessivamente alto, diminua a ingestão de oxalato; pacientes com hipercalciúria absortiva do tipo 2 devem restringir a ingestão oral de cálcio (J Urol 1996;155[2]:432). Abnl do rx presentes nos testes de urina de 24 hr. Se o Ca^{2+} sérico for elevado, verifique o PTH; se estiver alto, avalie o hiperparatireoidismo. A terapia de primeira linha para pacientes com cistinúria e cálculos de cistina consiste em hidratação, modificações na dieta visando à redução das concentrações de cistina urinária e aumento da solubilidade de cistina urinária. Como terapia de primeira linha, limite a ingestão de sódio para < 2 gm/dia e alcalinize a urina. Terapia medicamentosa inclui

D-penicilamina e α-mercaptopropionilglicina. Captopril tem se provado útil em pts que não obtiveram sucesso com terapia médica padrão e é a droga de escolha em pacientes cistinúricos com hipertensão.

Com cálculos agudos, o rx varia com status clínico do pt, além do tamanho e da localização do cálculo. Se pt for asx, ou a dor controlada com drogas orais, ou o cálculo pequeno, o rx consiste em hidratação, medicamento oral para dor e observação. Se a dor do pt for pouco controlada e/ou o cálculo for grande, o rx varia segundo o tamanho e a localização do cálculo. Se houver obstrução e UTI, indicam-se abx e descompressão; tanto a nefrostomia via ureteral com stent quanto a percutânea são indicadas em primeiro lugar, seguidas pelo rx do cálculo.

Cálculos renais: ESWL é o rx de primeira linha ideal, exceto para cálculos coraliformes, que normalmente precisam de terapia de associação. ESWL é o tratamento de escolha em pts cistinúricos com cálculos < 1,5 cm; cálculos maiores são mais bem tratados com litotripsia intracorporal com dispositivos, tais como Lithoclast ou laser de hólmio.

Cálculos ureterais: cálculos ureterais distais podem ser tratados endoscopicamente. Cálculos da uretra proximal podem ser rx com ESWL ou endoscopia.

Raramente se faz cirurgia aberta para remoção de cálculo (pielolitotomia ou ureterolitotomia) nesse estágio. Cálculos de ácido úrico podem ser rx com medicamentos. Se o paciente tiver sx, pode ser colocado um stent JJ de demora, até que o cálculo se dissolva.

Veja a Tabela 2.1 para rx de várias abnls da urina de 24 hr.

Ações de vários agentes de rx são as seguintes:

Tiazidas: Ajem no túbulo distal, inibindo a reabsorção de Na e o aumento da reabsorção de Ca^{2+}, independentemente. São eficazes apenas na dieta com restrição de Na. Efeitos colaterais incluem:

fadiga, impotência, fraqueza muscular, hipocalemia, hiperuricemia, hiperuricosúria, alcalose metabólica.

Fosfato de sódio celulósico: Resina trocadora de íons não absorvível. Liga-se ao Ca^{2+}, prevenindo absorção intestinal. Pode se ligar ao Mg^{2+}; assim, é possível que seja preciso que esteja cheio. Pela ligação ao Ca^{2+}, pode aumentar a quantidade de oxalato disponível para absorção intestinal.

Ortofosfato: Reduz os níveis de 1,25 diidroxivitamina D sérica e diminui a excreção urinária de Ca^{2+}. Também estimula a excreção de pirofosfato e citrato. Efeitos colaterais incl diarréia e calcificação de tecidos moles.

Alopurinol: Diminui os níveis de ácido úrico séricos e urinários. Efeitos colaterais incluem erupção cutânea e elevações reversíveis em testes de função hepática. Se ocorrer erupção cutânea, d/c o medicamento imediatamente, uma vez que a condição pode progredir para síndrome de Stevens-Johnson.

Piridoxina: Pode diminuir a produção de oxalato por meio da intensificação da conversão de glioxilato em glicina.

D-penicilamina e tiopronina: Agentes de ligação com a cistina. Efeitos colaterais incluem proteinúria com síndrome nefrótica, febre, erupção cutânea, trombocitopenia, artralgia, perturbações gi. Há necessidade de suplemento com vitamina B_6.

Captopril: Parece se ligar à cistina e também tem efeito no túbulo renal, reduzindo o nível de cistina urinária (J Urol 1995;154:164; Am J Kidney 1993;21:504).

Tabela 2.1 Urolitíase

	Hipercalciúria	Hiperuricosúria	Hiperoxalúria	Cistinúria	Hipocitratúria	Hipomagnesúria
Definição	> 4 mg/kg peso corporal/24 hr > 300 mg/24 hr para homens, > 275 mg/24 h para mulheres	> 600-700 mg/urina 24 h	> 40-50 mg/urina 24 h	> 400 mg/urina 24 h	< 300-320 mg; urina/24 hr; se < 50 mg, é RTA	< 50 mg/urina 24 h
Tipo	Absortiva (I e II): Ca^{2+} sérico normal, PTH baixo; Ca^{2+} tipo II, urina normal em jejum Vazamento renal: $Ca^{2+/-}$ sérico normal, PTH elevado, Ca^{2+} aumentado na urina de pts em jejum Reabsortiva: Ca^{2+} sérico normal, PTH elevado, Ca^{2+} alto, na urina de pt em jejum	70% dietética, 30% superprodução; hiperuricosúria pode iniciar a formação de cálculos pela diátese gotosa epitáxica: urina ácida (pH < 5,5) ± hiperuricosúria. Superprodução pode ser devida a dz mieloproliferativa, dz de armazenamento de glicogênio, malignidade, diarréia	5 causas: superindulgência, excesso de vitamina C, produção endógena, hiperoxalúria primária, dz intestinal inflamatória	Solubilidade da cistina é dependente do pH. Aumento da solubilidade com pH 7,5	Citrato é um inibidor de cálculos; diminuição da taxa de excreção de citrato por acidose metabólica, hipocalemia, infecções	Magnésio é um inibidor da cristalização do cálcio

Diffdx	Diff tipos I e II: Ca^{2+} baixo, oxalato, Na^+ na dieta por 1 wk; observe urina de 24 hr; se Ca^{2+} urinário for > 200 = tipo 1, se < 200 = tipo II Diff tipo II de vazamento renal: Urina de 2 hr para Ca^{2+} após 14-16 hr, jejum durante a noite inteira: Ca^{2+} > 30 mg = vazamento renal	45-60 mg/d: dietética 45-400 mg/d: endógena 80-400 mg/d: doença intestinal inflamatória			
Prevenção	Tipo absortivo I: fosfato de celulose + gluconato de magnésio 1-1,5 gm bid e dieta com pouco oxalato ou tiazidas e hidroclorotiazida (50 mg bid) e KCI. Tipo absortivo II: restrição dietética para 600 mg/ dia de Ca^{2+} e dieta com pouco oxalato ± tiazidas ou fosfato de sódio ou fosfato de potássio (500 mg tid ou qid). Vazamento urinário: tiazidas	Cálculos hiperuricosúricos de oxalato de cálcio: alopurinol 300 mg/d, restrição de Na^+ (150 mEq/d), ou citrato de potássio 60 mEq/d em 3 doses. Diátese gotosa: alcalinize a urina com bicarbonato de sódio ou citrato de potássio para manter pH 7. Dieta com pouca metionina	Hiperoxalúria primária: 800-1.000 mg de piridoxina em doses divididas, e/ ou gluconato de magnésio 500 mg bid; entérica: cálcio 0,15-1 gm qid ou colestiramina 8-16 gm/d, em doses divididas	Alcalinize urina para pH 7,5 com citrato de potássio 30-60 mEq/d em doses divididas; D-penicilinase 2 gm em 4 doses divididas; inicie com 250 mg/d, aumente gradualmente, ou tiopronina 800 mg/d em 3 doses divididas, com estômago vazio. Titrato de tiopronina para manter cistina urinária < 400 mg/d. Captopril em casos isolados	Citrato de potássio 60-120 mEq/d em doses divididas, ou fosfato de potássio e fosfato de sódio	Gluconato de magnésio 500 mg po bid, óxido de magnésio, ou hidróxido de magnésio

2.24 Traumatismo Renal

Urol Clin North Am 1989;16:187

Causa: Traumatismo abrupto por acidentes com veículos automotivos, quedas, contato físico direto com objetos externos. Traumatismo penetrante originário de ferimentos com faca, armas de fogo e outros objetos.

Epidemiologia: Abnl renais preexistentes (UPJO) tornam a lesão renal mais provável após traumatismo. Desaceleração súbita H/O assoc com risco aumentado de traumatismo renal. Traumatismo abrupto responde por 90% das lesões renais. Presença de lesão renal é de aproximadamente 10% dos traumatismos abdominais.

Fisiopatologia: Traumatismo renal abrupto resulta de forças que excedem o poder flexível do parênquima renal. A desaceleração ou as lesões por esmagamento pode(m) empurrar o rim contra a caixa torácica, as vértebras, ou um objeto sólido. A desaceleração súbita pode estirar a artéria renal e causar laceração da íntima, levando à dissecção subintimal. Em crianças com UPJOs, a desaceleração e as lesões por hiper-extensão podem levar à disrupção da UPJ.

Classificação: Menor (70%): lacerações renais superficiais, contusões renais, hematomas subcapsulares pequenos. Maior: laceração parenquimal profunda para dentro do sistema coletor, lesões do pedículo renovascular, rins despedaçados.

Sx: Hipotensão, dor abdominal.

Si: Hematoma no flanco ou hematúria (o grau de hematúria não prediz o grau da lesão renal).

Crs: Traumatismo renal menor não necessita de intervenção cirúrgica. Rins despedaçados podem causar sangramento com risco de morte. Lesões do pedículo renal precisam de identificação imediata e rx para salvar a função renal. Em traumatismo renal maior, se abrupto, o rx depende do ferimento e outras lesões assoc; trauma renal maior penetrante requer rx cirúrgico.

Cmplc: Rim de choque (rim comprimido por um processo subcapsular ou perinéfrico, tal como um hematoma, que causa isquemia renal), provocando HT renovascular, infecção e sangramento.

Lab: UA, c + s, CBC, eletrólitos, BUN, creatinina.

Raio X: Imagens dos rins indicadas com todos os traumatismos penetrantes ao flanco, costas ou abdome. Em pts adultos com traumatismo abrupto, é indicado o imageamento renal para detecção de hematúria macroscópica ou microscópica, se assoc com choque. CT fornece taxa maior de sens e specif, comparada ao IVP, na detecção e caracterização da lesão renal (J Urol 1991;146:274; 1982;128:456).

Rx: Cuidados rotineiros nos casos de traumatismo devem ser administrados – os ABCs (*airway, breathing, circulation* – via aérea, respiração, circulação). O rx varia conforme o grau da lesão. Traumatismo menor: observação e repouso no leito até que a urina se torne clara e os sinais vitais estejam estáveis. Traumatismo maior: indica-se cirurgia, se houver sangramento incontrolável, lesão renovascular, parênquima não-viável, vazamento urinário importante. Com exploração cirúrgica, há uma taxa de nefrectomia de 18% para traumatismo renal maior (J Trauma 1982;22:285). Traumatismo renal deve ser explorado por meio de incisão mediana e vasos renais expostos e controlados com alças dos vasos antes da abertura da fáscia de Gerota. O tecido desvitalizado é desbridado, as lacerações no sistema coletor são fechadas, e as lesões vasculares importantes são reparadas.

2.25 Lesão Ureteral

Causa: Traumatismo externo ou iatrogênico: lesão ureteral iatrogênica pode ocorrer com procedimentos ginecológicos (histerectomia, ooforectomia, suspensão do colo da bexiga), procedimentos cirúrgicos gerais (colectomia, apendicectomia, cirurgia vascular), cirurgia de desvio aorto-ilíaco, cirurgia urológica (ureterolitotomia, procedimentos laparoscópicos pélvicos).

Epidemiologia: Ocorre lesão iatrogênica mais comumente na borda pélvica, onde o ureter cruza a artéria ilíaca e onde ele se dirige posteriormente ao ligamento largo do útero e aos vasos ovarianos, em mulheres.

Fisiopatologia: Classificação: (1) mecanismo (abrupto versus penetrante); (2) nível da lesão (ureter proximal, médio, distal); (3) o momento da lesão até o reconhecimento; (4) presença de lesões assoc (Urol Clin North Am 1989;16:237).

Sx: Dor abdominal e/ou dor no flanco.

Si: Febre, íleo, descarga vaginal aquosa, aumento de creatinina.

Crs: É preciso rx. Importante manter suspeita em alto nível.

Cmplc: Se não diagnosticada imediatamente, pode levar a: (1) urinoma e necessidade de drenagem percutânea; (2) rim não-funcionante ou hidronefrótico (Urol Clin North Am 1977;4:17); (3) estenose ureteral.

Lab: BUN e creatinina, UA, c + s.

Raio X: IVP frequentemente não diagnóstico, mas a urografia intraoperatória excretora (*one-shot*) mostra-se útil, se não tiver havido procedimento anterior. CT também pode ser útil na detecção de lesões ureterais. McAninch JW, Santuai RA. Genitourinary trauma. (Walsh PC, Retik AB, Vaughan ED: Campbell's Urology, 8ª. edição. Philadelphia: Saunders 3715-3721, Capítulo 105. 2002).

Rx: Varia segundo o grau da lesão e de sua data. Com lesão menor, pode-se usar stent JJ. Se o defeito ureteral for grande, necessitará de exploração e reparo. Com sutura de ligadura iatrogênica, pode-se tentar a remoção laparoscópica da sutura e a colocação de stent JJ. Se for usada sutura absorvível, pode-se colocar stent JJ até que a sutura seja absorvida. Se não se conseguir realizar reaproximação primária, pode-se pensar na substituição ureteral ileal, transureterostomia ou autotransplante.

2.26 Ureter Cincuncaval (Retrocaval)

Causa: Anormalidade embriológica relacionada à persistência de veia subcardinal e falha de desenvolvimento do sistema supracardinal. Virtualmente, envolve sempre o lado direito; foi relatado apenas 1 caso de ureter retrocaval esquerdo em pts com sítio inverso (AJR 1990;155:545). O ureter direito se desvia medialmente atrás da veia cava inferior, cruza na frente dela em direção medial a lateral, e continua distalmente para a bexiga.

Epidemiologia: Incidência de 1 em 1.000 cadáveres (J Urol 1951;65:212). Taxa homem:mulher = 2.8:1. Geralmente, aparece na terceira ou quarta década de vida (BJU 1976;48:183).

Fisiopatologia: Dois tipos clínicos. Tipo 1: mais comum; assoc com hidronefrose, uma deformidade do ureter em forma de anzol, no nível da obstrução. Tipo II: ureter passa atrás da veia cava inferior em um nível mais alto, e pode haver ou não torcedura ureteral e hidronefrose.

Sx: Asx ou pode apresentar sx de obstrução: dor no flanco, N/V.

Si: Hidronefrose na US renal.

Raio X: IVP: pode não visualizar o ureter atrás da área de obstrução. US renal pode demonstrar hidronefrose e ureter proximal dilatado, se houver obstrução. Ureteropielografia retrógrada demonstra curva em S do ureter, geralmente no nível L3-L4 e segmento ureteral retrocaval, mas requer cistoscopia (BVU 1976;48:183). CT pode ajudar a estabelecer dx e evitar procedimento retrógrado (J Computed Assisted Tomography 1986;10:1078).

Rx: Na presença de obstrução, o rx cirúrgico envolve transecção ureteral e reaproximação ântero-lateral da veia cava inferior.

2.27 Cisto Renal

Causa: O cisto renal simples não está conectado com nenhuma parte do néfron, mas pode se originar inicialmente de uma porção do néfron.

Epidemiologia: Pode se apresentar a qualquer tempo, desde logo após o nascimento até a velhice. A incidência aumenta com a idade: 20% por volta dos 40 yr e 33% por volta dos 60 yr (BJU 1981;54:12).

Fisiopatologia: Pode ser simples ou múltiplo, unilateral ou bilateral. Varia em tamanho de < 1 cm a > 10 cm; a maioria mede < 2 cm (Clin Radiol 1983;140:207).

Sx: Normalmente asx, ocasionalmente pode causar dor.

Si: Massa abdominal, hematúria, HT.

Crs: Não requer rx e tampouco acompanhamento, se for um cisto renal simples.

Cmplc: Pode sangrar, tornar-se infeccionado e causar HT ou obstrução.

Diffdx: RCC cístico.

Lab: Não indicados, rotineiramente, mas UA para c + s, se houver suspeita de infecção.

Raio X: Os critérios da US para a identificação de cisto simples incluem: (1) ausência de ecos internos; (2) margens rigorosamente definidas, finas e distintas; (3) boa transmissão das ondas sonoras através do cisto com intensificação atrás dele; (4) formato esférico ou oval (Goldman SM, Hartman DS. The simple renal cysts. Em: Pollack HM, ed. Clinical Urography. Philadelphia: Saunders; 1990:1603). Os critérios da CT para cisto simples incluem: (1) paredes e margens bem nítidas, distintas e lisas; (2) formato esférico ou oval; (3) conteúdo homogêneo: densidade de − 10 a + 20 unidades Hounsfield, sem intensificação com contraste intravenoso. A classificação dos cistos renais, segundo Bosniak, são as seguintes: Tipo I: simples, benigno, preenche os critérios sonográficos ou de CT para cistos simples. Tipo II: lesões císticas benignas que são minimamente complicadas, tais como septações, pequenas calcificações, infecção ou alta densidade. Tipo III: lesões mais complicadas com características ao raio X observadas em malignidades (lesões com calcificações mais extensas). Tipo IV: tumores císticos malignos (Radiology 1986;158:1).

Rx: Cistos simples asx não necessitam de rx. Se for benigno, o cisto simples causa dor, obstrução, ou HT; pode-se tirar a cobertura do cisto, abri-lo percutaneamente, aspirar o líquido nele contido e possivelmente injetar um agente esclerosante; faça ressecção percutânea e marsupialização intrarrenal ou remova a cobertura do cisto laparoscopicamente, tanto por abordagem transperitoneal quanto retroperitoneal (J Urol 1992;148:1835; J Endourol 1990;4:61).

2.28 Doença Autossômica Dominante do Rim Policístico (ADPKD)

JPGM 2004;50(3):222

Causa: Dois genes da doença autossômica dominante do rim policístico foram identificados: PDK1 e PKD 2. O PKD 1 está localizado no 16p13.3 e o PKD 2, no 4q13-23 (Genomics 1993;18:467). O PKD 1 atua em 90-95% dos casos e o PKD 2, em 5% deles (Nature Genet 1993;5:539). O terceiro gene, PKD 3, é desconhecido. Parece ser o resultado de hiperplasia de células epiteliais tubulares (Kidney Int 1987;5:539).

Epidemiologia: Prevalência de 1:800 (Cellular Molec Life Sci 1999;56[7-8]:567). Na Europa e Estados Unidos, responde por 9-10% dos pts que recebem hemodiálise crônica (Proc Eur Dial Transplant Assoc 1978;15:36). Identificada mais comumente aos 30-50 yr de idade, mas também pode ser detectada em recém-nascidos. Insuficiência renal é vista raramente antes dos 40 yr de idade. Homens têm mais envolvimento renal que mulheres, manifestando HT e insuficiência renal mais cedo que elas (Adv Int Med 1993;38:409).

Fisiopatologia: Microcistos e macrocistos são derivados do néfron inteiro. Abnls assoc: cistos do fígado, pâncreas, baço e pulmões, aneurismas (o círculo de Willis). Aneurismas saculados estão presentes em 10-40%. Cerca de 9% dos pts morrerão por causa de sangramento subaracnóide (Stroke 1990;21:291; Pediatr Urol 1984;7:4; J Neurosurg

1983;58:48), divertículos colônicos e prolapso da válvula mitral. Expansão de cistos renais mediados pelo fator de crescimento epidérmico (EGF) e pts com ADPKD são responsivos ao estímulo proliferativo do EGF (Nejm 2004;350:151). Considera-se que a HT esteja relacionada à renina – cistos renais distendem os túbulos renais, resultando em isquemia das porções distais do parênquima renal e estimulando a liberação de renina.

Si: Rins aumentados palpáveis, HT (até 80%) (Nephron 1988;49:177), proteinúria, hematúria microscópica e macroscópica em 50% dos pts (Am J Kidney Dis 1992;140; Nephron 1988;49:177); HT portal derivada de cistos aumentados é rara (Nejm 1958;259:904), urolitíase (20-30%).

Sx: Dor no flanco, dor abdominal, cólica renal secundária a coágulos ou cálculos.

Crs: Considera-se que pts com PKD 2 têm início clínico mais tardio e progressão mais lenta da doença e, assim, uma expectativa de vida mais longa (Lancet 1999;353:103). Cerca de 50% dos pts com ADPKD atingem a dz de estágio renal terminal por volta dos 60 yr de idade (Kidney Int 1992;41:1311). APDKD detectada no pré-natal associada com mortalidade de 43% por volta de 1 yr de idade (J Med Genet 1998;35[1]:13).

Cmplc: Incidência de RCC não é mais alta em pts com doença autossômica dominante do rim policístico que na população em geral. Cerca de 50-70% dos pts terão dores nas costas, no flanco ou abdominal, refratárias aos medicamentos para a dor (J Am Soc Nephrol 1992;2:1161).

Diffdx: R/o outra doença renal cística (Ann IM 1978;88:176). Cistos renais múltiplos: benignos, cistos de retenção comum. MCDK: compatível com a vida, se for unilateral; a maioria não é hereditária; assoc com atresia ureteral; o tipo mais comum de doença cística renal; assoc com pequena a nenhuma função renal e tipicamente complicado, com o passar do tempo; incidência aumentada de VUR contralateral.

Nefrolitíase juvenil/doença medular cística (Clin Ped 1986;25:90; Birth Defects 1974;10:32). As duas condições são semelhantes anatômica e clinicamente, mas têm modos diferentes de transmissão e início clínico. A nefronoftise geralmente é autossômica recessiva e se manifesta entre 6 e 20 yr de idade; a doença cística medular é autossômica dominante e se apresenta após a terceira década. As duas são assoc com poliúria e polidipsia em > 80% dos casos (Clin Ped 1986;25:90; Dialogues Pediatr Urol 1984;7:3), como resultado de perda de sal. Insuficiência cardíaca ocorre 5-10 yr após a apresentação inicial. Presença de anemia. Rx como medida de suporte, e transplante.

Lab: Acompanhe BUN, creatinina e eletrólitos séricos; anemia frequentemente presente com insuficiência renal. Urina am e gravidade específica geralmente < 1,015. Proteinúria frequentemente presente.

Raio X: US abdominal: podem ser notados cistos renais, no fígado e no pâncreas. Na ausência de h/o familiar autossômico dominante de doença do rim policístico, pode-se fazer um dx presumível, se forem identificados cistos renais bilaterais e houver presença de 2 ou mais das seguintes condições: aumento renal bilateral; ≥ 3 cistos hepáticos; aneurisma da artéria cerebral; cisto solitário da aracnóide, glândula pineal, pâncreas, ou baço (Adv Int Med 1993;38:409). IVP: pode parecer semelhante à doença autossômica recessiva do rim policístico. Em adultos, IVP geralmente demonstra aumento renal bilateral, distorção dos cálices, e aparência de "queijo suíço" na fase do nefrograma. CT pode ajudar a detectar cistos em outros órgãos.

Rx: Histórico familiar completo. Monitore a BP e acompanhe a função renal. Trate HT, se estiver presente. Rx de suporte da insuficiência renal. Se houver infecção do trato superior, use abx solúveis em líquidos, tais como fluoroquinolonas ou Tm/S. A dor cística pode ser causada por não retirada da cobertura dos cistos, que proporciona alívio da dor em 80% em 1 yr e de 62% em 2 yr (J Am Soc Nephrol 1992;2:1219). Aspiração somente do cisto é associada com aumento do risco de recorrência.

2.29 Doença Autossômica Recessiva do Rim Policístico

Causa: Herdada de forma autossômica recessiva. Cromossomo 6p12 PKHD 1 gene (Hum Mut 2004;23[5]:487; Prenat Diagn 1988;8:215; Am J Hum Genet 1995;56:110).

Epidemiologia: Incidência de 1 em 20.000 nascimentos viáveis e estado de hospedeiro heterozigótico de aproximadamente 1 em 70 (Am J Med Genet 1998;76:137). É mais comum que a doença cística renal herdada se manifeste na infância.

Fisiopatologia: Cistos derivados principalmente dos dutos coletores. Dutos coletores dilatados, radialmente orientados, na trajetória. Quanto mais cedo se manifesta a dx, mais grave ela é. Frequentemente é associada com oligoidrâmnio e hipoplasia pulmonar. Também caracterizada por disgenesia biliar, resultando em fibrose hepática congênita e dilatação dos dutos intra-hepáticos biliares.

Crs: Até 50% dos recém-nascidos afetados morrerão dentro das primeiras horas a dias de vida. Daqueles que sobrevivem ao período neonatal, 50% estão vivos aos 10 yr de idade (J Peds 1989;115:867). Todos têm graus variáveis de fibrose hepática congênita.

Cmplc: Progressão para doença renal em estágio final ocorre em 20-45% dos casos dentro de 15 anos, mas uma parte dos pts mantém a função renal na idade adulta, em que predominam complc de doença hepática. Mortes neonatais são devidas principalmente à insuficiência respiratória causada por hipoplasia pulmonar secundária ao oligoidrâmnio.

Diffdx: ADPKD, doença glomerulocística renal esporádica, trombose da veia renal.

Lab: BUN e creatinina podem ser normais ao nascimento, mas se elevam no período pós-natal. Se houver problemas respiratórios, ABG.

Raio X: US renal demonstra rins aumentados, homogeneamente hiperecogênicos. Com perda da distinção corticomedular.

Rx: Obtenha hx familiar detalhado. Não há cura; rx inicial é medida de suporte. Trate HT com inibidores ACEI e bloqueadores do canal de cálcio (Ped Nephrol 2003;28:119).

2.30 Doença Cística Renal Adquirida

Causa: Parece ser uma característica da doença renal em estágio terminal, em vez de uma resposta à diálise. Alterações císticas podem ser causadas por obstrução tubular secundária à fibrose intersticial, deposição de oxalato de cálcio, proliferação do epitélio tubular renal, isquemia renal ou complacência alterada da membrana basal tubular (Am J Kidney Dis 1990;15:55; Virchows Arch Path Anat 1980;386:189; Kidney Int 1974;5:411). Alguns pensam que a depuração diminuída de poliaminas mitogênicas e a produção aumentada dos fatores renais do crescimento nos pts em hemodiálise e diálise peritoneal podem conduzir à formação de cistos (Am J Nephrol 1983;3:310; Lancet 1979;1:412).

Epidemiologia: Regressão dos cistos após transplante; se o transplante não for bem-sucedido e a diálise for recomeçada, os cistos retornam (Am J Nephrol 1983;3:310). Incidência é de 34-79% em pts em hemodiálise e parece aumentar com a duração da diálise (Nejm 1984;310:390; Clin Nephrol 1980;14:1). Cistos também são notados em pts sob diálise peritoneal há muito tempo e naqueles com insuficiência renal crônica que não fazem diálise (Nephron 1989;53:157; Am J Kidney Dis 1987;10:41; Lancet 1984:2:1482). Taxa homem:mulher = 2.9:1 (Arch Pathol Lab Med 1986;110:592). Pode ocorrer em crianças. Incidência mais elevada em pts com doença renal em estágio terminal secundária à nefroesclerose (Semin Urol 1989;7:228).

Fisiopatologia: Cistos aparecem principalmente no córtex, mas podem ocorrer na medula. Geralmente, afetam os 2 rins. Cistos derivados do epitélio tubular proximal com função secretora (Nephrol Dial Transplant 1992;7:61307). Cistos podem ser alinhados por epitélio cubóide simples, colunar simples ou hiperplásico com múltiplas camadas com projeções papilares (Urology 1981;17:260). Adenomas renais podem se originar das paredes de cistos hiperplásicos; é pouco claro se esses adenomas sofrem degeneração maligna.

Sx: Dor no flanco.

Si: Hematúria, que pode ser secundária à ruptura de um vaso esclerótico sem suporte na parede cística (Urology 1981;17:260). Se estiver infeccionado, o cisto pode causar febre e wbc elevadas.

Cmplc: RCC: Incidência de 20-25% (Am J Kidney Dis 1984;3:403). Incidência de RCC nesses pts geralmente é 3-6 x mais alta que na população em geral, e em negros pode ser até 10 vezes mais elevada (Med 1990;69:217). Cisto infeccionado.

Rx: Recomenda-se que pts em hemodiálise há > 3 anos se submetam à triagem com US e/ou CT. A frequência da triagem é controversa e varia segundo a presença/ausência de cistos e tamanho das massas sólidas. O risco de desenvolver RCC nos rins nativos não parece diminuir após transplante renal e d/c da diálise.

2.31 Hipertensão Renovascular

Nejm 1973;287:550

Causa: Aterosclerose das artérias renais, hiperplasia fibromuscular da artéria renal, coarctação da aorta, outras doenças renais intrínsecas.

Epidemiologia: Aproximadamente 0,2-4% dos hipertensos (Can Med Assoc J 1973;117:492). Início da HT antes dos 20 yr de idade ou após os 55 yr é sinal de possível HT renovascular.

Fisiopatologia: Fluxo diminuído para o aparelho renal justaglomerular causa produção de renina que conduz à angiotensina II (8-peptídeo), que provoca constrição arterial, a qual aumenta a aldosterona.

Sx: Comumente nenhum, a menos que haja HT grave: então, HA, sx de CHF, epistaxe. HT frequentemente difícil de controlar, necessitando de 3 ou mais anti-hipertensivos.

Si: Falta de coarctação coincidente dos pulsos radial e femoral; raramente é necessário checar pulsos radial e temporal no tipo proximal (Nejm 1973;288:899). Hemorragias e exsudatos nos fundos; 30% dos pts com essas condições têm HT renovascular (Nejm 1979;301:1273). Ruído abdominal presente em 60% (40% falso-neg), mas 28% dos pts hipertensos o têm; assim, a especif é ≤ 35% (65% falso-pos) (Nejm 1967;276:1175); outros achados de specif mais alta (90%); se restritos a ruídos contínuos, sens 40%, specif 99% (Jama 1995;274:1299).

Cmplc: Similares às da HT essencial.

Lab: (Ann IM 1992;117:845). Chem: Renina plasmática periférica (50-80% sens, 85% specif), com Na^{2+} urinário coincidente (Mod Concepts Cardiovasc Dis 1979;48:49) mais útil se for baixo, evitar w/u; ou se níveis de renina antes e após captopril po demonstrarem aumento superior a 12 μgm/L/hr; se creatinina for < 1,5 mg%, sens ≥ 75%, specif ≥ 90%. Ácido úrico elevado (Ann IM 1980;93:817). Hipocalemia; K urinário < 60 mEq/24 hr após 3 dias de dieta com Na 4 + gm (G. Aagaard, 1969).

Raio X: Varredura renal antes e após captopril 50 mg po demonstra fluxo diminuído no rim afetado, 90% sens/specif (Ann IM 1992;117:845; Jama 1992;268:3353). Cintilografia com captopril é de uso limitado em pts com insuficiência renal e em pts com estenose bilateral ou estenose de rim único funcionante (Semin Nephrol 2000;20:437). Cintilografia dúplice demonstrou alta sens (96,7%) e specif (98%) na detecção de estenose da artéria renal ≥ 50%, quando comparada com angiografia (Clin Nephrol 2000;53:333). CT espiral ou MRI são técnicas de imagem não invasivas que têm sens elevada (98% e 96%, respectivamente) e specif (94% e 74%, respectivamente) para detecção de estenose da artéria renal (Semin Vasc Surg 1998;9:172). Angiografia é o padrão ouro para detecção de estenose da artéria renal.

Rx: Angioplastia transluminal percutânea (Nejm 1997;336:459; 1983; 309:274). Fatores associados com a probabilidade reduzida de melhora da BP ou da função renal após rx bem-sucedido de estenose da artéria renal incluem: idade > 65 yr, sexo masculino, doença aterosclerótica grave, proteinúria > 1 gm/dia, função renal intensamente prejudicada (GFR < 40 mL/min), se HT abrupta ou piora da HT, duração da HT > 10 yr, DBP < 80 mmHg, SBP < 160 mmHg, não tabagismo, estenose da artéria renal < 70%. Na coarctação, trate previamente com propranolol para prevenir HT postop (Nejm 1985;312:1224).

Capítulo 3
Doenças da Bexiga

3.1 Cistite Bacteriana

Nejm 2003;349(3):259

Causa: Infecção bacteriana do trato urinário inferior; UTI não-complicada: UTI com trato urinário normal, funcional e estruturalmente. UTI complicada: pielonefrite e/ou anormalidade estrutural ou funcional que diminui a eficácia do rx com abx.

Epidemiologia: Mulheres > homens, exceto no período neonatal; prevalência em mulheres jovens é 30 x mais elevada que em homens; 71-73% das UTI recorrentes são causadas por nova infecção com organismos diferentes, em vez de recorrência com o mesmo organismo (Postgrad Med 1972;48:69). Cerca de 11% das mulheres relatam UTI em um determinado ano de sua existência (Ann Epidemiologiaiol 2000;10:509). 3-5% das mulheres têm infecção recorrente (Int J Antimicrobial Agents 2001;17:259). Cistite aguda responde por 3,6 milhões de consultas clínicas por mulheres entre 18-75 yr de idade.

Fisiopatologia: A maioria das bactérias entra no trato urinário a partir do reservatório fecal, via ascendente, da uretra para a bexiga; ocasionalmente, pode haver microrganismos renais, secundários à bacteremia; *E. coli* é responsável por 75-90% das cistites agudas não-complicadas e *staph saprophyticus*, por 5-15%, principalmente em mulheres mais jovens. *Enterococci* e bastonetes aeróbicos gram-negativos, em vez de *E. coli*, respondem pelo restante (Am J Med 2002;113[suppl 1A]:145). Fatores que afetam a virulência bacteriana e a adesão e colonização incluem: (1) cepas hemolíticas; (2) cepas produtoras de ag K (ag polissacarídeo em envelope ou capsular); (3) pelos (principalmente pelos do tipo 1 e pelos P) e fímbria; (4) alterações no número de sítios receptores vaginais epiteliais e uretrais para *E. coli* (J Urol 1977;117:472). Risco maior com cateteres, instrumentação, PVR aumentada. Os fatores de risco mais importantes para cistite aguda em mulheres jovens são h/o prévio de cistite e atividade sexual frequente ou recente (J Infect Dis 2000;182:1177).

Sx: Disúria, frequência, urgência.

Si: Incontinência com urgência, hematúria.

Crs: Aproximadamente 50-80% das mulheres bacteriúricas sem tratamento ou tratadas com placebo terão infecção evidente espontaneamente (Postgrad Med 1972;48:69). UTI induzida por cateter tem 2-4 x a mortalidade daquela não-induzida por cateter (Nejm 1982;307:637) e 1/3 se resolve sem tratamento, após remoção do cateter; 90% das infecções desaparecerão com dose simples ou rx de 10 d (Ann IM 1991;114:713).

Cmplc: R/o vaginite, herpes, pielonefrite, VUR em crianças, cistite intersticial, prostatite, STD, câncer da bexiga, superatividade da bexiga.

Lab:

Bact: C + s do jato médio urinário > 10^5 organismos, > 10^5 organismos em apenas 50% de mulheres verdadeiramente infectadas com sx; 10^2 é um critério melhor, na presença de sintomas (Ann IM 1993;119:454; Nejm 1982;307:463).

Urina: UA demonstra piúria, > 5-6 wbc/hpf (10% falso-neg, 50% falso-pos), com sx presentes (Nejm 1982;307:463); hematúria; testes mais precisos com *dipstick*, na presença de outro nitrato ou leuk est, 75% sens, 85% specif (Am J Clin Path 1991;65:582).

Raio X: Não é necessário na maior parte dos pts com infecções gu, incluindo a maioria das mulheres com UTI recorrente, exceto pts pedi, que devem se submeter à avaliação radiográfica. Pode ser indicado na suspeita de obstrução, se a UTI não melhorar com abx apropriados, com organismos pouco comuns, tais como TB, fungo, ou orgs de clivagem da uréia.

Rx: (Med Let 1981;23:69) Escolha a terapia visando a resultados de c + s. Frequentemente os abx usados incluem Tm/S, nitrofurantoína, fluoroquinolona, amoxicilina. UTI não-complicada é tratada durante 3 d; 7 d para mulheres com sx que duram > 7 d, UTI recente, idade > 65 anos, DM, ou gravidez. UTI complicada é tratada durante 10-21 d (Eur Urol 1987;[suppl 1]:26; Ann IM 1987;106:467). Esquemas de tratamento com dose simples são mais baratos e mais convenientes, mas taxas de falha e recorrência são mais elevadas (Arch IM 1992;152:1233; Ann IM 1988;108:350); 87% das pts têm erradicação da infecção (Clin Infect Dis 1999;29:745). Mulheres jovens com fatores complicadores não identificáveis são tratadas por 7 d com Tm/S, trimetoprima ou uma fluoroquinolona. Homens mais velhos com UTI são tratados como no caso de UTI complicada. Mulheres com UTI recorrente podem receber rx profilático com 1/2 tab qd de Tm/S de potência simples (40/200) (Nemj 1974;291:597) ou após o ato sexual; tem custo-eficácia em infecções > que 3 UTIs/yr. Anestésicos para bexiga: fenazopiridina 100-200 mg po tid durante 2 d; se cepas urinárias forem laranja escuro ou Uristat (Ortho-McNeil), 2 tabs po tid, durante 1-2 d. Mais de 90% das mulheres experimentam alívio dos sx dentro de 72 hr do início dos abx (Ann IM 1988;108:350). Terapias futuras: vacinas.

3.2 Cistite Enfisematosa

Causa: Cmplc de UTI resultante de formação de gás na parede da bexiga ou lúmen.

Epidemiologia: *E. coli* é o organismo mais comum (Urol Int 1994;52:176; Ann EM 1990;19:404). Outros organismos: *Proteus mirabilis, Nocardia, Candida, Enterobacter, Klebsiella, Streptococcus, Clostridium per-*

fringens (J Urol 1992;147:134; Ann EM 1990;19:404; Am J Radiol 1961;86:850), raramente organismos anaeróbicos.

Fisiopatologia: Fatores de risco incluem sexo feminino, velhice, debilidade com fatores que predispõem a glicosúria, principalmente originária de DM, estase urinária decorrente de obstrução do trato urinário inferior, ou disfunção da bexiga neurogênica, UTIs recorrentes, estado imunocomprometido ou terapia com esteróide (J Urol 1992;147:134; Radiographics 2002;22:543; Urol Clin North Am 13:605). Nível alto de glicose nos tecidos, junto com tecido deteriorado e resposta vascular, pode fornecer o ambiente para infecção enfisematosa (Urol Int 1994;52:176). O mecanismo da formação de gás é a fermentação da glicose a CO_2 por organismos que formam gás na bexiga (Br J Pathol 1995;49:334; BJU 1985;57:585). Assoc com fístula enterovesical, divertículo, doença de Crohn, carcinoma retal/sigmóide (Ann EM 1990;19:404).

Sx: Frequência, urgência, nictúria, disúria, sensibilidade suprapúbica.

Si: Pneumatúria.

Diffdx: Outras causas de gás intraluminal incluem: instrumentação recente do trato urinário, traumatismo, fístula vesicocólica e vesicovaginal (Southern Med J 1998;98:785; J Urol 1992;147:134; Radiographics 2002;22:543).

Raio X:

KUB: Traços radiolucentes ou bolhas de gás cobrindo a parede da bexiga; ar dentro do lúmen vesical com nível fluido de ar em posição ereta. US: espessamento da parede da bexiga com ar aparecendo como pequenos focos ecogênicos localizados dentro da parede da bexiga e, frequentemente, dentro do lúmen vesical, demonstrando sombra posterior acústica manchada e artefatos de reverberação; CT: gás dentro da parede da bexiga ou no lúmen; pode revelar outros processos intra-abdominais, tais como diverticulite

Cistoscopia: Bolhas de gás dentro de uma parede da bexiga áspera e eritematosa.

Rx: Abx, drenagem da bexiga, controle da glicose sanguínea. Geralmente, o prognóstico é bom (Scan J Urol Nephrol 1997;31:309).

3.3 Infecções do Trato Urinário por *Candida*

Causa: Infecção fúngica do trato urinário. *C. albicans* é o organismo mais comum (51%), *C. tropicalis* (25%), *C. parapsilosis* (12%), *Torulopsis glabrata* (9%), outras espécies (3%) (Rev Inf Dis 1989;11:379).

Epidemiologia: Relatou-se número crescente de UTIs por *Candida*, parcialmente como resultado do uso aumentado de abx de amplo espectro. Candidúria persistente em pt cirúrgico em estado crítico pode prognosticar infecção disseminada com mortalidade de 50% (J Trauma 1993;35:290).

Fisiopatologia: DM, administração de abx, terapia com esteróide, turbulência do jato urinário, anomalias congênitas do trato urinário, bexiga neurogênica, cateteres de demora e condutos ileais são fatores de risco para infecção por *Candida* (Rev Inf Dis 1982;4:1107). Pode envolver vagina, bexiga, genitália, rins, ureteres, próstata, epidídimo.

Sx: Disúria, dor no flanco, náusea.

Si: Frequência urinária, estrangúria, piúria, hematúria, pneumatúria, vômitos, oligúria, anúria.

Lab: Urina microscópica: fungos candidais com formas em botão ou pseudo-hifas. Cilindros urinários contendo fungos diagnosticam infecção renal. Cultura urinária é pos se > 10.000 em espécimes não cateterizadas ou com cateterismo simples. Culturas de sangue pos em pts com envolvimento renal (J Urol 1978;119:184). A PCR identifica *Candida* de maneira rápida e precisa; até 100% sens e specif (J Urol 1996;156:154). Não há testes sorológicos padronizados que possam ajudar a id envolvimento do trato superior ou infecções invasivas (Rev Inf Dis 1982;4:1107).

Raio X: US renal pode identificar material fúngico no sistema coletor, principalmente em pts pediátricos (Eur Urol 1985;11:188; Am J Radiol 1988;150:1331). CT mostra acreções como uma lesão com massas menos atenuadas que um cálculo.

RX: Retirada dos cateteres de demora ou linhas iv, melhoria nos parâmetros nutricionais, d/c abx de amplo espectro. Cistite por *Candida*: Irrigação da bexiga com anfotericina B (500 mg de anfotericina B em 1.000 mL de água ou D5W à taxa de 42 mL/hr [1 L/d]) é um procedimento bem-sucedido em 80-92% dos pts (Clin Infect Dis 1994;18:313; J Urol 1982;128:82). Sx de infecções localizadas da pelve renal e sistema coletor: dispositivo de nefrostomia percutânea com irrigação com esquemas posológicos similares ao usados na bexiga. Pode-se também remover percutaneamente material fúngico da pelve renal. Anfotericina B em dose baixa (10-24 mg/d por até 15 d) é usada em bebês com doença do trato superior localizada. Se a infecção persistir, então é indicado rx sistêmico (J Urol 1988;140:338). Rx sistêmico para infecção localizada: fluconazol (100 mg po bid durante 10 d) é tão eficaz quanto irrigações com anfotericina B (91,4% vs 94,2%, $p = 0,322$) no rx de infecções da bexiga (J Urol 1995;153:422A). Administração de 321-821 mg de anfotericina lipossomal iv por 7-17 d é útil.

Rx sistêmico para doença invasiva ou disseminada: O padrão ouro é anfotericina iv; a dose varia: 6 mg/kg de peso corporal usados para pts cirúrgicos em estado crítico (Ann Surg 1982;195:177). Triazóis (fluconazol e itraconazol) também podem ser usados. A comparação entre anfotericina B iv (0,5-0,6 mg/kg/d wt corporal) e fluconazol (400 mg/d) em rx de candidemia em pts não-neutropênicos demonstra sucesso semelhante (79% vs 70%, $p = 0,22$) (Nejm 1994;331:1325).

3.4 Tuberculose da Bexiga e Uretra

Causa: *Mycobaterium tuberculosis*; virtualmente, sempre secundária à TB renal.

Epidemiologia: Geralmente, começa em um ou nos dois orifícios ureterais ou ao redor deles.

Fisiopatologia: Tipicamente, começa como uma inflamação ao redor de um ou dos dois orifícios uretrais; podem aparecer granulações bolhosas, tornando difícil a localização dos orifícios uretrais. Se a doença persistir, pode espalhar-se para o músculo e, eventualmente, se transformar em fibrose.

Sx: Disúria.

Si: Urgência, frequência.

Cmplc: A fibrose pode levar à obstrução da UVJ ou ao VUR. Se houver envolvimento extenso da bexiga, pode tornar a capacidade desse órgão pequena. Raramente a doença extensa pode levar à formação de fístula no reto.

Diffdx: UTI, câncer da bexiga.

Lab: Os mesmos da Tb renal.

Rx: Quimioterapia, como na TB renal. Rx cirúrgico para obstrução da UVJ pode ser indicado. Em casos selecionados, com bexigas pequenas fibrosadas, pode ser necessário expandir a bexiga. Podem ser realizadas cistectomia e criação de uma nova bexiga (J Urol 1998;159:202).

3.5 Esquistossomíase

Causa: Infecção com o trematódeo parasítico, *Schistosoma hematobium*.

Epidemiologia: 180 milhões de pessoas estão sob risco de esquistossomíase urinária; 10-40 milhões terão uropatia obstrutiva ou outras sequelas (Bull WHO 1987;65:513; Pediatr Radiol 1986;16:225). A transmissão ocorre em todo o continente africano e no Extremo Oriente e Oriente

Médio. Cercarias nadadoras penetram na pele ou são ingeridas, transformam-se em esquistossômulos no sangue e tornam-se adultas nos vasos sanguíneos. Oviposição ocorre principalmente no trato urinário pélvico inferior (Am J Trop Med Hyg 1977;26:696,702). A bexiga é afetada com mais frequência, mas a doença não ataca o ureter distal e o rim (Trop Dis Bull 1989;86:R1-36).

Fisiopatologia: Há 5 estágios clínicos:

1. Prurido do nadador: penetração cercarial. Si/sx começam 3-18 hr após exposição; há erupção cutânea macular prurítica no local da penetração.

2. Esquistossomíase aguda: 3-9 wk após infecção, pode demorar 4 mo para se manifestar; febre de Katayma, início da oviposição.

3. Esquistossomíase ativa: ovos são depositados nos tecidos, bexiga transversa, ou reto, e excretadas na urina e fezes; pode estar associada com hematúria ou disúria terminal.

4. Crônica ativa: após alguns anos, a deposição e a excreção dos ovos ocorrem em magnitude mais baixa e os sx são menos notados. Pode-se desenvolver uropatia obstrutiva silenciosa, relacionada à fibrose da bexiga e ureteres; pode-se desenvolver também síndrome nefrótica causada por deposição do complexo imune nos glomérulos renais.

5. Crônica inativa: ovos viáveis deixam de ser detectados na urina ou tecidos: 40-60% dos pts com uropatia obstrutiva durante o estágio inativo da doença (Hum Pathol 1986;17:333).

    As lesões patológicas da esquistossomíase urinária resultam da resposta granulomatosa do hospedeiro contra os ovos dos esquistossomas, enquanto os vermes adultos causam pouco ou nenhum dano (Nature 1978;273:609; Hum Pathol 1986;7:333). As alterações patológicas incluem: hiperemia, placas arenosas, granulomas, pólipos, úlceras, nódulos, fibrose e calcificação da parede da bexiga.

Cmplc: Uropatia obstrutiva, urolitíase, insuficiência renal, síndrome de câncer bilharzial da bexiga. Geralmente, o câncer bilharzial da bexiga aparece aos 40-50 yr de idade, com carcinoma de células escamosas da bexiga (60-90%) e adenocarcinoma (5-15%) (Trans R Soc Trop Med Hyg 1990;84:551; 1986;80:1009; BJU 1987;59:59). Morbidade é assoc com a intensidade da infecção, conforme estimado pelas contagens de ovos urinários de *S. hematobium* (Trans R Soc Trop Med Hyg 1990;84:84; Ann Trop Med Parasitol 1985;36:145).

Lab: ECP (*eosinophil cationic protein* = proteína catiônica eosinofílica), uma avaliação indireta da eosinofilia, parece ser um marcador útil tanto de infecção por *S. hematobium* quanto da morbidade assoc da bexiga, refletindo o estado inflamatório da parede da bexiga (Am J Trop Med Hyg 2000;62[1]:19). Produção aumentada do fator-α de necrose tumoral, relativo ao do IL-10, é associada com o desenvolvimento de morbidade da parede da bexiga com infecção por *S. hematobium* (J Infect Dis 2004;190[11]:202). Ovos com terminações em espinha no sedimento urinário são indicativos de infecções ativas. Urina do meio-dia tem mais probabilidade de conter ovos (Tex Rep Biol Med 1956;44:40). Bx retal pode mostrar ovos: cepa de Ziehl-Neelson. Hem: eosinófilos aumentados. Urina: a excreção de proteína urinária iguala-se à excreção de ovos e picos à meia-noite (Kidney Int 1985;27:667).

Raio X: KUB: pode demonstrar calcificações dentro do trato urinário; bexiga calcificada; também calcificações das vesículas seminais, próstata, uretra prostática, ureteres distais. CT demonstra uropatia obstrutiva e lesões calcificadas no trato urinário e cólon (Br J Radiol 1990;63:357). VCUG identifica VUR, que ocorre em 25% dos ureteres infectados (Urology 1975;6:118).

Rx: Rx com metrifonado é a escolha em áreas endêmicas. Dose: 7,5-10 mg/kg wt corporal, 3 doses em intervalos de 14 d. Praziquantel é a droga preferida em consultórios médicos. Dose oral única de 40 mg/kg. Outros agentes incluem mesilato de hicantona, niridazol e oltipraz. F/u a intervalos de 3 mo a 1 yr, para assegurar cura ou diminuição da excreção dos ovos. Rx cirúrgico é indicado em uropatia obstrutiva, cálculos, câncer da bexiga.

3.6 Cistite Hemorrágica (HC)

Causa: Em crianças, pode ser secundária aos adenovírus dos tipos 11 e 21 (Am J Dis Child 1973;26:605). Em pts imunocomprometidos e pts submetidos a BMT, pode ser secundária ao vírus BK (um polioma-vírus). Outras causas: acroleína, o metabólito urotóxico da ciclofosfamida e ifosfamida, XRT da pelve e bexiga, e reação alérgica. Pode ser secundária a medicamentos, incluindo penicilina, NSAIDs, alopurinol, danazol, risperidona (J Urol 1998;160:159; 1990;143:1; BJU 1997;79:3).

Epidemiologia: HC relacionada à acroleína ocorre em 4-40% dos pts; a taxa de mortalidade é de até 75% (J Urol 1989;141:1063). Cerca de 5-11,5% dos pts rx com XRT pélvica têm complc da bexiga, incl HC (J Urol 1993;150:332; S Afr Med J 1986;70:727). HC após XRT pélvica ocorre 6 mo a 10 yr ou mais após rx (J Urol 1978;119:64). Bussulfam em doses elevadas parece ser um fator de risco para HC (Bone Marrow Transplant 2003;32[9]:903).

Fisiopatologia: HC relacionada à ciclofosfamida parece estar ligada ao dano da bexiga causado por acroleína. Edema induzido, úlceras, neovascularização, hemorragia e necrose (Biochem Pharmacol 1979;28:1945). O efeito pode ser relacionado à droga; relatou-se que uma dose cumulativa mínima de 2,8 gm causou HC (Lancet 1983;1:1213), e a incidência é mais alta com a administração iv, em oposição à administração oral (Cancer 1988;61:451).

Crs: Variável. Oscila de hemorragia autolimitada a hemorragia com risco de vida.

Cmplc: Câncer secundário da bexiga com terapia com ciclofosfamida e XRT pélvica.

Diffdx: R/o UTI bacteriana, malignidade.

Rx: Preventivo: hiper-hidratação com 5% de solução salina normal com dextrose à taxa de 250 mL/hr e furosemida, para manter a produção urinária > 150 mL/hr em pts que recebem ciclofosfamida para BMT, é assoc com 7% de incidência de HC e tem custo inferior ao do MESNA (Oncology 1999;57[4]:287). Rx: tem sido relatado que a ribavirina é bem-sucedida no rx de receptores pediátricos de BMT com HC (J Urol 1993;149:565; Bone Marrow Transplant 1991;7:247). Vírus BK: hiper-hidratação e, para casos refratários, vaporização a laser de tumores com pápulas (Eur Urol 1999;36:257) e vidarabina (Bone Marrow Transplantation 2000;25:319). Relacionada à acroleína e XRT: (1) irrigação contínua da bexiga; (2) alúmen intravesical, nitrato de prata, carboprost, trometamina e formalina; (3) terapia sistêmica com ácido aminocapróico-ε e polissulfato sódico de pentosan (J Urol 1986;136:813; 2005;173:103); (4) eletrocauterização; (5) laser neodímio-YAG; (6) dilatação hidrostática; (y) oxigênio hiperbárico (Urology 1986;27:271); (8) desvio urinário; e (9) embolização da artéria hipogástrica (J Urol 1999;161:1747; 1997;154:2301; J Urol 1993;150:332; 1990;143:1; Lancet 1995;346:803).

3.7 Cistite Intersticial (IC)

Causa: Não se conhece a causa exata. Etiologias propostas incluem infecções (Nejm 1994;331:1212), mastocitose da bexiga e ativação dos mastócitos (Urol Clin North Am 1994;21:41), defeito na permeabilidade da barreira epitelial dos glicosaminoglicanos da superfície da bexiga (GAG) (J Urol 1993;150:845), anormalidades urinárias que podem causar toxicidade (Urol Clin North Am 1994;21:153), alterações no sistema nervoso sensorial (Neuroscience 1991;48:187), e causas relacionadas ao sistema autoimune (Eur Urol 1980;6:10).

Epidemiologia: Relatada incidência de 500.000 a 1.000.000 de casos de IC nos Estados Unidos (Urology 1997;49[55A]:2), mas essa incidência pode ser, pelo menos, 20 vezes mais elevada (Clin Obstet Gynecol 2002;45[1]:242). Rara na infância. Média de idade do início = 40 yr;

25% dos pts têm < 25 yr (Urol Clin North Am 1994;2:1). Ocorre com mais frequência em mulheres (taxa mulheres:homens = 9:1). Incidência em comunidades judaicas (Neurourol Urodynam 1990;9:241) é de 100%. Até 50% das pessoas afetadas têm remissões espontâneas, provavelmente não-relacionadas ao rx, que duram de 1 a 80 mo (AUA Update 1999;2:10). Doenças assoc incluem: alergias, sintomas alérgicos, fibromialgia, vulvodinia, hemicrânias, endometriose, síndrome da fadiga crônica, incontinência, asma, lúpus sistêmico eritematoso, doença intestinal inflamatória e síndrome de Sjögren (Urology 1997;49:52; Urol Clin North Am 1994;21:20; J Musculoskel Pain 1993;1:295).

Fisiopatologia: Sem características histopatológicas patognomônicas de IC. Histopatologia é usada para r/o outras doenças possíveis, como carcinoma, cistite eosinofílica e cistite TB. Úlceras de Hunner visíveis durante hidrodistensão em 20% dos pts afetados (Urol Clin North Am 1994;21:20). Veja a definição de IC segundo Pesquisa do NIADDK (Tabela 3.1).

Sx: A maioria (93,6%) dos pts com IC clássica relata dor de intensidades diferentes. Dos pts com dor, 80,4%, 73,8%, 65,7% e 52,5% relataram dor no abdome inferior, uretra, região lombar e área vaginal, respectivamente (Urology 1997;49[suppl 5A]:64). Outros sx incl urgência, frequência, pressão pélvica, espasmo da bexiga, dispareunia, queimação, despertar à noite com dor, e dor que persiste por muitos dias após o ato sexual (Urol Clin North Am 1994;21:7). Muitos sx são agravados pelo ciclo menstrual, e 75% pts sentem que o ato sexual exacerba os sx.

Si: Urgência e frequência urinárias graves, micção de pelo menos 8 vezes/d, sensibilidade na base da bexiga durante exame pélvico, nictúria.

Crs: Não há certeza de cura para cistite intersticial. A gravidade e a frequência dos sx variam.

Cmplc: Pode ter efeitos adversos significativos na qualidade de vida.

Diffdx: Outras formas de cistite, DI, câncer da bexiga, disfunção miccional.

Lab: UA, c + s, citologia urinária.

Tabela 3.1 Definição de cistite intersticial segundo pesquisa do NIADDK

Critérios requeridos

- Glomérulos ou úlceras de Hunner ao exame cistoscópico
- Dor associada à bexiga ou urgência urinária
- Cistoscopia e hidrodistensão: Glomérulos em ≥ 3 quadrantes da bexiga e ≥ 10 por quadrante; bexiga distendida sob anestesia a 80-100 cm com H_2O durante 1-2 min, 1-2 vezes, para avaliação de glomérulos

Critérios de exclusão

- Capacidade da bexiga > 350 mL ou cistometria com o paciente acordado
- Ausência de necessidade intensa de urinar a 150 mL H_2O durante cistometria (taxa de enchimento: 30-100 mL/min)
- Presença de contrações fásicas involuntárias da bexiga durante cistometria
- Duração dos sintomas < 9 mo
- Ausência de nictúria
- Alívio sintomático com abx, anticolinérgicos, antiespasmódicos, antissépticos urinários
- Frequência diurna do pt acordado < 8 vezes/d
- Dx de cistite bacteriana ou prostatite dentro de 3 mo
- Cálculos vesicais ou ureterais inferiores
- Herpes genital ativa
- Câncer uterino, cervical, vaginal ou uretral
- Divertículo uretral
- Cistite química (ciclofosfamida), tuberculosa ou por radiação
- Tumores benignos ou malignos da bexiga
- Vaginite
- Idade < 18 yr

Fonte: NIADDK – National Institute of Arthritis, Diabetes, Digestive and Kidney Diseases.

Raio X: Rotineiramente, não é indicado.

Teste de sensibilidade intravesical ao potássio (PST) – baseado na teoria de que a maioria dos pts com IC tem defeitos uroteliais que permitem que os cátions penetrem a mucosa e, assim, despolarizem as fibras nervosas sensoriais e, subsequentemente, originem sx do trato urinário inferior. A maioria (80%) dos pts com IC é pos para PST, enquanto apenas 2% dos voluntários sadios são pos.

Outras eval: A avaliação urodinâmica é útil para medir a capacidade da bexiga e r/o DI. Cistoscopia sob anestesia com hidrodistensão da bexiga e bxs da bexiga podem ser realizadas para investigar a existência de glomérulos (> 10 glomérulos em 3 quadrantes da bexiga), usando técnica de hidrodistensão com enchimento duplo (Urol Clin North Am 1994;21:63) e úlceras de Hunner, e para avaliar a capacidade da bexiga. Hidrodistensão é também terapêutica.

Rx: Há várias terapias para controlar a IC. São muito importantes as terapias cujo alvo é o urotélio, principalmente nos pts com PST pos muito alto.

Terapia oral: Polissulfato sódico de pentosan 100 mg po tid. O alívio da dor requer rx de 2-4 mo e de até 1 yr. Aproximadamente metade (42%) de taxas de resposta em comparação com 18% com PBO. Podem ser add tricíclicos para melhorar a taxa de resposta (J Urol 2001;165[suppl 15]:67). Glicerofosfato sódico tem demonstrado ser benéfico na prevenção da exacerbação dos sx de IC relacionados aos alimentos, e 79% pts relataram diminuição da dor (Abstract in Urology 2001;57:119). Antagonista da hidroxizina (H-1): dose inicial de 25 mg po qhs, aumentando para 50 mg qhs e 25 mg qam. Os sx melhoram em 40-55% dos pts (Urology 1997;49:108). Amitriptilina – dose inicial de 10-25 mg qhs, podendo aumentar para 75-100 mg qhs. As taxas de sucesso de 64-90% em um f/u de 2-14 mo (Urol Clin North Am 1994;21:63; J Urol 1990;143:279). Alterações dietéticas – btn 51 e 62% dos pts com IC notam aumento nos sx com alimentos ácidos, drinques com carbonatos, bebidas alcoólicas e cafeína (Urol Clin North Am 1994;21:121).

Terapia intravesical: O DMSO é a principal terapia intravesical para IC (Urol Clin North Am 1994;21:73; Urology 1987;29:17); pode ser usado só ou em comb com esteróides, heparina, bicarbonato.

O rx varia de 1-2 instilações por wk durante 4-8 wk. Eficácia de 50-90%, taxa de recaída de 35-40%; apenas 50% desses pts relataram que respondem a novo rx com DMSO (Urology 1997;49 [suppl 5A]:105). Ácido hipocloroso: uma solução a 0,4% é administrada sob anestesia. A taxa média de sucesso é de 72% com duração média de resposta de 6 mo. É contraindicado na presença de VUR (Urology 1979;13:389). Outros possíveis agentes intravesicais incluem: capsaicina, nitrato de prata, lidocaína, doxorrubicina, ácido hialurônico, BCG, e cromolina sódica.

Terapias cirúrgicas: Cistoscopia e hidrodistensão – ambas são diagnósticas e terapêuticas. Podem melhorar os sx em 30-50% dos pts, mas a maioria dos pts terá piora inicial dos sx durante 2-3 wk após a hidrodistensão. A ressecção da parede da bexiga e a terapia a laser são apropriadas apenas para pts com lesões inflamatórias macroscópicas da parede da bexiga (placas de Hunner). A neuromodulação tem demonstrado taxas de sucesso inicial de até 73%. Cistectomia e desvio urinário podem ser realizados apenas como último recurso.

3.8 Cistite Eosinofílica

Urology 1995;46:729

Causa: As etiologias propostas incluem: alergia, tumor da bexiga, traumatismo da bexiga, infecções parasíticas e agentes quimioterápicos; pode ser causada por rxn ao antígeno-anticorpo, que leva à produção de várias imunoglobulinas, que causam ativação dos eosinófilos e iniciam o processo inflamatório. O anticorpo principal é o IgE, que, quando se liga ao antígeno, causa desgranulação dos mast celulares e ativação dos eosinófilos.

Epidemiologia: Taxa homem:mulher é de 1.3:1, com ligeira preponderância observada entre crianças (Eur Urol 2000;37:386). Fatores etiológicos assoc incluem TCC da bexiga, TUR da próstata, mitomicina C intravesical, medicamentos tramilast, infecção parasítica, enterite eosinofílica, UTI recorrente, VUR, teratoma ovariano, suturas, doença granulomatosa crônica, vários alimentos (Int J Clin Pract 2005;59[3]:356).

Fisiopatologia: Histologia demonstra inflamação transmural, predominantemente com eosinófilos, inflamação e edema mais intensos na lâmina própria; pode haver necrose muscular focal com graus variáveis de fibrose do músculo detrusor (Int Urol Nephrol 2001;33:341).

Sx: Urgência, disúria, sensibilidade suprapúbica.

Si: Hematúria; menos comumente, retenção urinária e nictúria.

Cmplc: Fibrose da parede da bexiga, levando à diminuição da complacência e capacidade da bexiga; se for severa, pode causar hidronefrose, ureterite eosinofílica, pieloureterite, VUR, coma urêmico, fístula enterovesical, hematúria grave e morte (Int J Clin Pract 2004;59[3]:356).

Diffdx: Carcinoma invasivo da bexiga (Scan J Urol Nephrol 1993;27:275-77), IC, cistite tbc, CIS. Em crianças, rabdomiossarcoma.

Lab: UA pode mostrar piúria, micro-hematúria e, ocasionalmente, eosinofilia. Soro: pode ser observada eosinofilia. Cistoscopia: lesões eritematosas, aveludadas e salientes da bexiga, ou mucosa edematosa da bexiga, com úlceras.

Raio X: VCUG pode demonstrar VUR, espessamento da parede da bexiga, e menor capacidade da bexiga. Bx da bexiga: infiltrado eosinofílico disperso por toda a lâmina própria e muscular (Arch Pathol Lab Med 1984;108:728).

Rx: TUR da lesão da bexiga. Alguns casos são autolimitados. Se for persistente ou recorrente, trata com abx orais, anti-histamínicos, esteróides (J Urol 1982;127:132). NSAIDs também são úteis (J Urol 1990;144:1464). Avaliação da alergia e retirada dos alérgenos potenciais.

3.9 Fístula Colovesical

Causa: Comunicação btn cólon e bexiga; pode resultar de doenças subjacentes, tais como doença diverticular, câncer do cólon, câncer da bexiga, radiação, doença de Crohn e apêndice lacerado.

Epidemiologia: Associada mais comumente com diverticulite (50%) (Surg Gynecol Obstet 1991;173:91).

Fisiopatologia: Comunicação btn intestino e bexiga. Fechamento espontâneo raro. É provável que fístulas no lado esquerdo da abóbada vesical sejam resultado de doença diverticular; é provável que as do lado direito sejam associadas com doença de Crohn.

Sx/Si: Frequência e urgência urinárias, disúria, pneumatúria, desconforto suprapúbico, sintomas gastrintestinais.

Lab: C + s urinárias podem demonstrar presença de várias espécies bacterianas.

Raio X: CT parece ter a sensibilidade mais elevada na identificação de fístula colovesical. Observou-se que CT D-3 forneceu visualização melhor e mais completa das relações anatômicas em comparação com CT (Int J Urol 2002;9[4]:230). Cistoscopia e cistograma são úteis na identificação do local da fístula (Surg Gynecol Obstet 1991;173:91).

Rx: Rx é baseado na doença intestinal subjacente e frequentemente envolve retirada do segmento intestinal afetado e fechamento da bexiga, que podem ser realizados de forma aberta ou laparoscópica (Surg Laparosc Endosc 1994;4:157).

3.10 Papiloma Invertido

Causa: Não se conhece. Benigno; pode ser resultado de inflamação crônica ou BOO (J Urol 1997;158:1500).

Epidemiologia: É responsável por 1-2% dos tumores da bexiga (J Urol 1988;140: 832). Mais comum no trígono e colo da bexiga; pode ocorrer na uretra prostática e ureter (J Urol 1990;143:802). Taxa homem:mulher de 3:1-7:1 (Pathology 1994;15:279), 6% multicêntrico (Cancer 1978; 42:708), 50-79 yr de idade (J Urol 1997;158:1500).

Fisiopatologia: Histopatologia: frondes capilares se projetam no estroma fibrovascular da bexiga com uma fina camada de urotélio cobrindo a lesão. Pode contar cistite cística (veja 3.13) ou metaplasia escamosa (veja 3.11). Se imunorreatividade para p53, pode ser suscetível à transformação maligna (BJU 1996;77:55).

Sx: Dor no flanco, sintomas do trato urinário inferior.

Si: Hematúria.

Crs: Raros casos de transformação maligna (Eur Urol 1988;14:333; J Urol 1998;140:832). Pode estar associado com TCC coexistente da bexiga (veja 3.14) ou h/o de TCC previamente tratado. A recorrência é rara.

Diffdx: Neoplasma da bexiga.

Lab: Citologia urinária para r/o células malignas.

Cistoscopia: Lesão aparece tipicamente como um pequeno nódulo saliente.

Rx: TUR de lesão da bexiga.

3.11 Metaplasia Escamosa da Bexiga

Causa: Lesão proliferativa.

Epidemiologia: Mais comum no colo da bexiga e trígono. Incidência aumentada em indivíduos com cateteres crônicos de demora por > 10 yr, 80% para > 10 yr e 42% para < 10 yr (J Urol 1977;118:967). Metaplasia ceratinizante é considerada pré-maligna. Mulheres > homens.

Fisiopatologia: Na ausência de atipia celular ou ceratinização acentuada, provavelmente é benigna; em mulheres, o envolvimento do trígono é uma variante normal, que ocorre sob influência hormonal (J Urol 1979;122:317; Am J Anat 1962;111:319).

Lab: Cistoscopia e bx da bexiga, se a lesão parecer suspeita.

Rx: Não é necessário. Indivíduos com cateter de Foley crônico de demora por > 5 yr necessitam de vigilância com relação à transformação maligna.

3.12 Adenoma Nefrogênico

Causa: Resposta metaplásica do urotélio a irritações traumáticas locais, tais como infecção do trato urinário, procedimentos abertos ou endourológicos, cálculos, quimioterapia intravesical/imunoterapia, ou radioterapia.

Epidemiologia: A maioria (87%) dos casos é associada com cirurgia, traumatismo, infecção ou cálculos (Urology 1987;29:237). Atinge tipicamente homens de qualquer idade. Manifesta-se longo tempo depois do ataque (J Urol 1989;142:1545). A maioria dos casos (72%) envolve a bexiga, 11% a pelve renal, e pode afetar, com menos frequência, a uretra prostática e o ureter (Urology 1987;29:237). As lesões variam de pequenas a > 7 cm (J Urol 1999;161:605). A incidência relatada de adenoma nefrogênico é de até 4,8% em receptores de transplante renal (J Urol 1996;156:41).

Fisiopatologia: Histopatologia: lembra os túbulos renais primitivos (J Urol 1999;161:605).

Sx: Disúria, frequência urinária, urgência.

Si: Hematúria.

Crs: Lesão benigna. Taxa elevada de recorrência em receptores de transplante renal. Não foram relatados sítios de adenoma nefrogênico extrarotelial ou metastático (J Urol 1985;57:427). Pode ocorrer com IC (Urology 1985;26:498).

Diffdx: Adenocarcinoma mesonéfrico, TCC, cistite.

Lab: Citologia urinária para r/o células malignas.

Cistoscopia: Pode parecer semelhante ao TCC músculo-invasivo (J Urol 1999;161:605) ou ser papilar ou exofítico (BJU 1999;84:169).

Rx: TUR da lesão. Cistectomia radical, se for identificada lesão maligna.

3.13 Cistite Glandular

Causa: Distúrbio proliferativo raro das glândulas produtoras de muco dentro da mucosa e submucosa do epitélio da bexiga (Urology 1998;51:112).

Epidemiologia: Incidência de 0,1-1,9% (J Urol 1971;105:671; 1968;100:462). Associada com UTIs crônicas, obstrução, cálculos. Outras etiologias possíveis: avitaminose, metabólitos tóxicos, desequilíbrio hormonal, associada a carcinógenos (Proc R Soc Med 1970;63:239), alterações humorais imunológicas (Br J Surg 1972;59:69). Incidência aumentada nos pts com lipomatose pélvica (J Urol 1993;110:397; Urology 1975;5;383). Ocorre em crianças (Urology 1990;36:364). Relatada com mais frequência em condições que causam inflamação crônica da bexiga.

Fisiopatologia: Pode envolver os cestos epiteliais de Brunn na presença de infecção crônica ou irritação, ou pode ser congênita, refletindo a origem parcial da bexiga derivada da cloaca embrionária (Hum Pathol 1997;28:1152). Aparência histológica: numerosas estruturas glandulares cobertas por células secretoras de muco.

Sx: Disúria, urgência, frequência.

Si: Hematúria, muco na urina.

Cmplc: Potencial maligno. Há uma coincidência de 10-42% com adenocarcinoma (J Urol 1991;145:364; 1972;105:568).

Diffdx: Ninhos de Von Brunn: urotélio normal na lâmina própria encontrado em 89% de bexigas normais, na autópsia (J Urol 1979;122:317). Cistite cística: similar aos ninhos de Von Brunn, mas o endotélio sofreu liquefação, presente em 60% de bexigas normais, na autópsia (J Urol 1979;122:317). Cistite folicular: resposta não neoplásica dos folículos linfóides submucosais à infecção bacteriana crônica.

Lab: C + s urinárias ± pos, UA ± piúria. Cistoscopia: frequentemente com lesões múltiplas, lobuladas ou papilares.

Rx: TUR para estabelecer o dx. Trate estimulando o processo da doença. Recomenda-se 1 y de f/u com cistoscopia, dada a incidência aumentada de adenocarcinoma coexistente (Urology 1998;51:112).

3.14 Câncer da Bexiga

Curr Opin Oncol 2005;17:275

Causa: Neoplasma. O TCC é responsável for 90% dos cânceres da bexiga. As malignidades identificadas menos comumente incluem: carcinoma de células escamosas, adenocarcinoma, carcinoma uracal e tumores não-uroteliais da bexiga, tais como carcinossarcoma, carcinoma de células fusiformes, sarcoma, leiomiossarcoma, rabdomiossarcoma, neurofibroma, feocromocitoma, linfomas e mets.

Epidemiologia: O local mais comum do câncer é o trato urinário. Taxa homem:mulher de 3:1. É a quarta malignidade mais comumente identificada nos Estados Unidos, com estimativa de 60.240 novos casos e 13.180 mortes em 2005 (CA Cancer J Clin 2005;55:10). A incidência de câncer da bexiga parece estar aumentando (Hematol Oncol Clin North Am 1992;6:1), mas as taxas de incidência de câncer avançado da bexiga e mortalidade por câncer da bexiga estão diminuindo (Ann Cancer Stat Rev 1987, Bethesda, Maryland: U.S. Dept. HHS).

Fisiopatologia: Fatores de risco: tabagismo (estima-se que seja um fator contribuinte em até 50% dos casos nos Estados Unidos (Cancer 2000;89:630), exposição ocupacional a produtos químicos (pessoas que trabalham com corante de anilina), dieta, uso abusivo de analgésicos, infecção crônica, infecção com esquistossomas, XRT pélvica e agentes citotóxicos (ciclofosfamida). Verifica-se perda do cromossomo 9q, com mais frequência, nos cânceres superficiais da bexiga; perda do 17q, 5q e 3p é mais comumente associada com câncer invasivo da bexiga (J Urol 1992;148:44). Câncer da bexiga é também associado a alterações genéticas que afetam o crescimento e a proliferação celulares, tais como tumor supressor do gene p53 (possivelmente, é encontrado no cromossomo 17p) e superexpressão do gene retinoblastoma (Rb).

Carcinoma de Células Escamosas: Associado à infecção crônica com *Schistosoma haematobium*. Outras causas incluem: irritação crônica por cálculos urinários, uso prolongado de cateteres de Foley de demora, UTI crônica ou divertículos da bexiga.

Adenocarcinoma: É o tipo mais comum de câncer em bexigas extróficas. Desenvolve-se em resposta à inflamação crônica e irritação (J Urol 1984;131:262; 1983;130:1180).

Carcinoma Uracal: Desenvolve-se fora da bexiga e invade a parede da bexiga, sob o epitélio normal (J Urol 1954;71:715).

Fatores Prognósticos: Tipo, grau e estágio do tumor.

Diffdx: Cistite cística, papiloma invertido, adenoma nefrogênico, metaplasia escamosa, pseudossarcoma, condiloma acuminado, UTI.

Sx: Um terço dos pts com câncer da bexiga terá sintomas de irritação urinária: urgência, frequência e disúria. Dor no flanco pode acompanhar obstrução ureteral. Dor nos ossos pode ser secundária a mets ósseas.

Si: Hematúria: macroscópica ou microscópica; se a lesão for grande, pode haver massa palpável ao exame retal ou bimanual; hidronefrose, se assoc com obstrução ureteral. Com doença avançada, pode haver perda de peso e edema das extremidades inferiores.

Lab: UA, c + s para r/o UTI, e checagem de hematúria. Citologia urinária: mais sensível em pts com tumores de grau elevado ou CIS. Taxa falso-neg de até 20%. Citologia falso-pos em 1-12% (Diagn Cytopathol 1989;5:117). Fosfatase sérica alcalina, se a lesão for invasiva. Vários marcadores urinários têm sido desenvolvidos para ser usados como possíveis diagnósticos ou ferramentas de triagem, mas poucos compartilham a especificidade da citologia urinária. Atualmente, análise por microssatélites, ImmunoCyt, NMP22, CYFRA21-1, LewisX, e FISH são marcadores mais promissores para vigilância (Eur Urol 2005;47:736).

Raio X: Avaliação do trato superior com IVP para r/o tumores do trato superior: 10% de probabilidade (Urol Clin North Am 1992;19:455). Raio

X do tórax para r/o mets pulmonares. CT do abdome/pelve em pts com doença músculo-invasiva. Varredura óssea indicada, se a fosfatase alcalina for elevada.

Outros Testes: Cistoscopia para identificar lesão(ões). Cistoscopia fluorescente com aplicação intravesical de agentes fotodinâmicos, ácido 5-aminolevulínico e aminolevulinato hexilester tem demonstrado sens de 76-97% e specif de 49-95% na detecção de câncer da bexiga (Curr Opin Urol 2004;14:265) em estudos preliminares e pode se provar útil, no futuro, para detecção e vigilância de câncer da bexiga.

Rx: Cistoscopia e TUR da(s) lesão(ões) para avaliação patológica e estadiamento. Se não for ressecável, então, faça bxs profundas. Rx é baseado no tipo e estágio do câncer e na condição médica geral do paciente.

Classificação do Câncer da Bexiga segundo TNM

T0	Sem evidência de tumor primário
Ta	Carcinoma papilar não-invasivo
Tis	Carcinoma *in situ*
T1	Tumor invade tecido conjuntivo subepitelial
T2	Tumor invade o músculo
T2a	Músculo superficial
T2b	Músculo profundo
T3	Tumor invade o tecido perivesical
T3a	Microscópico
T3b	Macroscópico
T4	Tumor invade órgãos adjacentes/estruturas pélvicas

(American Joint Committee on Cancer Staging. Hermanek P, Sobin LH, eds. UICC-International Union Against Cancer TNM Classification of Malignant Tumors. 4a. ed. Heidelberg, Alemanha: Springer-Verlag, 1987:135).

Carcinoma de Células Escamosas: Rx com cirurgia agressiva, se possível: cistectomia radical, BPLND ± uretrectomia (J Urol 1980;123:850).

Adenocarcinoma: Cistectomia radical e BPLND têm mais probabilidade de cura. Não responde bem à XRT e quimioterapia (J Urol 1989;141:17; Cancer 1989;64:2448).

Carcinoma Uracal: Rx de escolha é cistectomia radical com excisão em bloco do úraco. XRT e quimioterapia não têm se mostrado muito eficazes.

Carcinoma de Células Transicionais: O rx é baseado no grau e estágio do tumor. Aproximadamente 70% dos pts com Ca na bexiga inicialmente apresentam doença superficial que não invade a própria muscular. Em alguns (20-40%), a doença poderá ou não progredir para Ca músculo-invasivo (J Clin Oncol 2001;19:666).

CIS: Assoc com risco aumentado de doença invasiva. O rx mais eficaz consiste em BCG intravesical. Este agente produz resposta completa em 70-75% dos pts (Curr Opin Urol 2004;14:271). Outros agentes intravesicais incluem: mitomicina C, doxorrubicina, interferon, valrrubisina e tiotepa. Terapias de associação, tais como interferon mais BCG, podem se mostrar úteis no tratamento de pts refratários ao BCG, nos estudos de fases I e II (J Urol 2004;171[suppl]:72, abstract 274; J Clin Oncol 2003;121:698). Terapia fotodinâmica também está sob investigação por falhas no uso de BCG. Os indivíduos que não obtiveram sucesso usando a terapia com BCG também são candidatos à cistectomia radical. Aqueles que responderam ao BCG devem ser acompanhados com cistoscopias regulares e citologias urinárias.

Ta: Rx intravesical adjuvante (mais eficaz é o rx com BCG e manutenção do BCG), indicado para risco elevado de recorrência: tumores de grau elevado, tumores múltiplos, h/o de tumores recorrentes, persistência de CIS (J Urol 1988;139:283). Continue com cistoscopias e citologias, regularmente.

T1: Se houver qualquer sinal de tumor residual, considere nova ressecção. Aproximadamente 30% dos pts progredirão para tumor de estágio mais alto, principalmente tumores de grau elevado.

Considere rx intravesical (mais eficaz é BCG com manutenção de BCG) em tumores de grau elevado. Cistoscopia e citologias urinárias rotineiras. Fatores que podem predizer um grau mais alto de progressão e resultado pior incluem profundidade de invasão da lâmina própria (profundidade para a mucosa muscular), tumores multifocais e CIS concomitante (Pathology 2003;35:484; J Urol 2002;167:1573). Nos pts sob risco elevado, a cistectomia imediata é uma alternativa aceitável à terapia intravesical e à vigilância.

T2-T4 N0-N2: São mais bem tratados com cistectomia radical, BPLND e desvio urinário ou bexiga ortotópica. Em casos selecionados, pode-se considerar a preservação da bexiga (quimioterapia mais XRT), TUR ou cistectomia parcial. Mets para os linfonodos estão presentes em aproximadamente 25% dos pts que fazem cistectomia radical (J Urol 2004;172:85; BJU Int 2003;92:12). Dissecção de linfonodo pélvico bilateral extensivo é importante para avaliar corretamente o estado de pts com linfonodo e pode melhorar a sobrevivência (BJU Int 2004;93:64; Curr Opin Urol 2004;14:251). Alguns pts podem se beneficiar de quimioterapia adjuvante; o fenótipo p53 é o único marcador mais preditivo de resultado no câncer da bexiga. O papel da quimioterapia adjuvante em pts sob risco elevado de recorrência/mets após cistectomia radical não está bem definido.

TCCA metastático: Quimioterapia com MVAC: metotrexato, vinblastina, adriamicina e cisplatina têm sido a quimioterapia padrão para carcinoma urotelial metastático. Mais recentemente, a combinação de gencitabina e cisplastina tem sido usada com taxas de resposta semelhantes e menos toxicidade, e é o esquema de escolha em pts com boa função renal (J Urol 2005;174:14). Os taxanos também têm demonstrado atividade contra o câncer da bexiga, tanto como agente único como em estudos com associação de drogas.

Terapia paliativa: XRT para mets ósseas dolorosas; para sangramento da bexiga, alúmen intravesical 1-2% ou nitrato de prata 1% (J Urol

1985;133:956), formalina 2,5-4% (certifique-se de que não há refluxo) (J Urol 1989;141:809), radioterapia (até 59% dos pts com câncer avançado da bexiga têm resolução de hematúria com XRT) (R Coll Radiol 1994;6:11) ou embolização da artéria hipogástrica para sangramento intenso. Cistectomia paliativa e desvio urinário para pacientes com sintomas graves da bexiga.

Terapias futuras: Novas terapias, incluindo vacinas com DNA, portadores magneticamente identificados, microesferas bioadesivas e oligodesoxinucleotídeos contra sensibilidade estão sob investigação para tratamento do câncer da bexiga (Curr Opin Urol 2004;14[5]:287).

Prognóstico: Para TCC não-invasivo da bexiga tratado com TUR, há uma taxa de sobrevivência de 70%, em 5 yr (J Urol 1992;148:1413). Aproximadamente 10-15% desses pts necessitarão de rx mais agressivo. Quase todos os pts com mets morrem dentro de 1 yr (J Clin Oncol 1992;10:1066; Urology 1980;16:142). Cerca de 10-35% dos pts com envolvimento nodal regional limitado sobrevivem 5 yr após cistectomia radical e BPLND. 18-35% dos pts com doença T2 e T3a, por fim, morrerão de câncer.

3.15 Cálculos da Bexiga

Causa: Em adultos, comumente são associados com bacteriúria, obstrução intravesical e bexiga neuropática, e ocasionalmente podem se transformar em cálculos secundários que migram do trato urinário superior (Urology 2002;59:688). Também são identificados em bexigas aumentadas com intestino delgado ou grosso (10-50%) (J Urol 1988;160:1046; 1993;150:726). Causas dietéticas em crianças, em locais como Tailândia, Indonésia, África do Norte, Oriente Médio e Oriente Próximo (Urol Clin North Am 2000;27[2]:333).

Epidemiologia: Cálculos de ácido úrico são identificados em aproximadamente 50% dos pts com cálculos vesicais (Urology 1991;37:240). Cálculos de fosfato de cálcio também são notados. Geralmente, trata-se de um único cálculo, mas podem ser múltiplos, principalmente quando há divertículo vesical. Cálculos vesicais em crianças de áreas endêmicas são constituídos de urato de amônia/ou oxalato de cálcio.

Fisiopatologia: Dieta, urina ácida concentrada e obstrução da saída. Cálculos em crianças são relacionados a fosfato baixo, oxalato elevado e dieta ácida elevada (J Urol 1988;140:461; BJU 1976;48:617; Am J Clin Nutr 1974;27:877). Possíveis etiologias em bexigas aumentadas incluem: produção de muco, UTIs recorrentes, procedimentos no colo da bexiga e estoma da parede abdominal cateterizável.

Sx: Micção intermitente e dolorosa; dor intensa pode ocorrer no final da micção, uma vez que o cálculo comprime o colo da bexiga.

Si: Hematúria terminal, jato urinário interrompido relacionado à obstrução por cálculo.

Crs: O tamanho pode continuar a aumentar com o decorrer do tempo.

Cmplc: Retenção urinária, UTI recorrente.

Lab: UA, c + s.

Raio X: Se o cálculo contiver cálcio, pode ser identificado em radiografia simples do abdome/pelve. A radiografia simples não é um método confiável para a detecção de cálculos vesicais em pts com lesão da medula espinhal (J Spinal Cor Med 2004;27[5]:438). Dependendo do tamanho, o cálculo pode ser identificado na US como uma lesão hiperecóica, móvel e com sombras.

Outros Estudos: A cistoscopia confirma a presença e o tamanho do(s) cálculo(s).

Rx: Remoção endoscópica ou aberta do cálculo, dependendo do tamanho deste. Pode-se realizar, simultaneamente, cistolitotripsia suprapúbica ou transuretral (Urology 2004;64[4]:651). É importante tratar a causa subjacente, para prevenir recorrência. Pts com cateteres crônicos de demora, que estão sob risco aumentado de formação de cálculo, podem fazer uma irrigação de solução de ácido acético a 0,25-0,5%, 2-3 vezes/d.

3.16 Traumatismo da Bexiga

Causa: Traumatismo abrupto ou penetrante ao abdome inferior/pelve.

Epidemiologia: Em populações civis, o traumatismo abrupto é responsável por 67-86% de ruptura da bexiga e por 14-33% de traumatismo penetrante (J Urol 1984;132:254; Urol Clin North Am 1982;9:243). A maioria (90%) das lesões da bexiga por traumatismo abrupto é devida a acidentes com veículos automotores. Fraturas pélvicas são identificadas em 89-100% de rupturas extraperitoneais da bexiga.

Fisiopatologia: O tipo de ruptura da bexiga está relacionado ao volume da bexiga. A bexiga vazia é mais suscetível à ruptura extraperitoneal; a bexiga cheia é propensa à ruptura intraperitoneal por meio de pancada na sua abóbada. O risco de ruptura intraperitoneal aumenta com o consumo excessivo de álcool. Aproximadamente 10% dos pts têm uma combinação de ruptura intraperitoneal e extraperitoneal da bexiga.

Sx: Sensibilidade abdominal inferior difusa, dor suprapúbica.

Si: Hematúria, equimose suprapúbica e pélvica, anúria.

Crs: Uma vez identificado, requer rx. Alto índice de suspeita quando há presença de fratura pélvica.

Cmplc: Vazamento urinário, abscesso e necrose extensivos da pelve e parede abdominal, peritonite e abscesso intra-abdominal.

Lab: UA, c + s, se o paciente puder urinar, CBC, eletrólitos, BUN, creatinina.

Raio X: Cistograma, se houver suspeita de ruptura da bexiga. Deve-se encher a bexiga com pelo menos 300 mL de solução de iodo solúvel em água, para contraste, com radiografias AP, oblíquas ou laterais, e pós-drenagem. Se associado com traumatismo penetrante, CT pode ser indicada.

Rx: Em contusão da parede da bexiga, sem evidência de vazamento no cistograma, é indicada drenagem com cateter de Foley durante alguns dias, até que a hematúria se resolva e o paciente não esteja confinado ao leito. A ruptura intraperitoneal é mais bem tratada com exploração cirúrgica e reparo. A ruptura extraperitoneal pode se curar com drenagem com cateter uretral durante 7-10 d, na ausência de trauma penetrante.

3.17 Fístula Vesicovaginal (VVF)

Causa: Nos países desenvolvidos, a histerectomia abdominal continua sendo a causa mais comum de VVF, ocorrendo em 1/1.800 histerectomias (Curr Opin Urol 2001;11:417). Cirurgia ginecológica é responsável por 70-80% das VVFs. Causas bem menos comuns incluem erosão dentro da bexiga, causada por pessário ou diafragma vaginal, erosão por corpo intravesical estranho ou tuberculose da bexiga (Am J Obgyn 1990;163:589; BJU 1988;62:271; Aust NZ J Obstet Gynecol 1984;24:225). Em países subdesenvolvidos, a VVF é relacionada à obstetrícia.

Fisiopatologia: Em países subdesenvolvidos, em que as mulheres têm filhos quando são jovens, o trabalho de parto prolongado e difícil pode causar pressão excessiva na bexiga e necrose desse órgão. Muitas fístulas vesicovaginais relacionadas a procedimentos ginecológicos originam-se de lesão não-suspeita da bexiga, que provoca vazamento urinário e formação de urinoma, o qual então drena no manguito vaginal (Surg Gynecol Obstet 1988;166:409). Fístulas relacionadas à XRT podem se desenvolver mo a yr após XRT.

Sx: Dor abdominal excessiva, distensão, sx da instabilidade da bexiga.

Si: Hematúria; descarga vaginal aquosa e indolor; íleo. O volume de vazamento varia segundo o tamanho e a localização da fístula.

Crs: Fístulas pós-operatórias geralmente se tornam manifestas 3-14 d após cirurgia e a maioria precisará de intervenção cirúrgica.

Lab: UA, c + s; BUN e creatinina do líquido vaginal; se os valores de BUN e creatinina excederem os do soro (geralmente, 20 x), é confirmado vazamento urinário.

Cistoscopia: Para identificar o número, o tamanho e a localização das fístulas e avaliar o grau de inflamação da bexiga. Pode-se instilar líquido via cistoscópio e examinar a vagina com um espéculo para vazamento. Se for relacionada à XRT, avalie a capacidade da bexiga e faça bx da fístula para r/o câncer.

Raio X: Cistograma pode identificar VVF; IVP ou procedimentos retrógrados devem ser realizados em pts com VVFs para r/o fístula ureterovaginal associada (10-25% de incidência) (Urol Clin North Am 1985;12:361; J Urol 1980;123:370).

Testes com Corantes: Instile azul de metileno ou índigo carmim na bexiga e examine-a; pode-se também inserir um tampão na vagina após o enchimento da bexiga; a coloração no topo do tampão é coerente com fístula vesicovaginal.

Rx:

Terapia conservadora: Drenagem da bexiga e abx. Se a fístula do trato for pequena, pode-se fulgurá-la cistoscopicamente, com taxa de sucesso de 7-12,5% (Obgyn 2001;113:513).

Terapia cirúrgica: Estabeleça o momento de fazer a cirurgia com base no grau de inflamação da bexiga. Fístulas grandes necessitam de reparo transvaginal ou transabdominal, dependendo da experiência do cirurgião. Pode até ser realizada por laparoscopia ou robô (Urology 2005;65[1]:163). Contraindicações à abordagem vaginal incluem: vagina estreita, fístula com abóbada alta, e muita proximidade com o orifício ureteral. A taxa de sucesso do reparo vaginal é de 85-95% (Obgyn 1998;72:313; J Urol 1990;144:34), menos para fístulas induzidas por XRT, que precisam de procedimentos adicionais, tais como interposição de um pedículo vascular. Fístulas induzidas por XRT: aguarde até que a lesão por radiação aguda diminua; pelo menos, 6-12 mo após XRT. A abordagem transabdominal é usada para fístulas complexas, aquelas próximas ao orifício ureteral, quando é preciso a interposição de retalhos, e se for necessária cirurgia simultânea pélvica/da bexiga. A taxa de sucesso é de 86-100% (Int Urol Nephrol 1985;17:159; J Urol 1989;141:513). Cmplc da cirurgia: recorrência da fístula, íleo, incontinência por estresse, infecção, lesão ureteral, sangramento, cálculos vesicais, lesão retal, pequena capacidade da bexiga. Com uma abordagem transvaginal, outros riscos incluem estreitamento da vagina superior e dispareunia.

3.18 Cistocele

Causa: Queda da parede vaginal anterior, sobrepondo-se à base da bexiga, devido tanto ao superestiramento e à atenuação da parede vaginal anterior quanto ao destacamento ou alongamento dos suportes vaginais ântero-laterais ao diafragma pélvico.

Epidemiologia: Aproximadamente 70-80% das cistoceles são causadas por dano ao suporte lateral (Am J Obgyn 1976;126:568).

Fisiopatologia:

Classificação de cistocele por exame físico:

Grau 1	Queda mínima da bexiga
Grau 2	Queda para o intróito, com manobra de estresse
Grau 3	Queda para o intróito, em repouso
Grau 4	Queda para além do intróito

Classificação de cistocele pela fluoroscopia:

Grau 1	Queda da base da bexiga exatamente abaixo da sínfise
Grau 2	Queda 2-5 cm abaixo da sínfise
Grau 3	Queda > 5 cm abaixo da sínfise

(Campbell's Urology, 1998;7[32]:1075)

Sx: Cistoceles pequenas, frequentemente assintomáticas. Cistoceles grandes podem causar dispareunia e dor lombar.

Si: Protuberância vaginal, UTI, PVR aumentada, insuficiência renal.

Diffdx: Enterocele, retocele, prolapso uterino.

Lab: UA, c + s para r/o UTI.

Raio X: Varredura PVR da bexiga para assegurar adequadamente o seu esvaziamento. US renal deve ser obtida em cistocele de grau 4 para r/o hidronefrose silenciosa.

Urodinâmica é útil para avaliar hipermobilidade da uretra, demonstrar incontinência urinária, documentar PVR e ajudar a classificar a gravidade da cistocele (Adv Urol 1992;5:121).

Rx: Três tipos principais de reparo da cistocele: procedimentos transabdominais (eficazes para cistoceles pequenas), plicatura de Kelly/colporrafia anterior e suas modificações, e procedimentos de suspensão transvaginal. Cmplc do reparo da cistocele: de novo, incontinência com urgência (14%); de novo, incontinência por estresse (2%); cistocele recorrente. Retenção urinária, obstrução ureteral, cistotomia negligente e sangramento significativo são raros (Urol Clin North Am 1995;22:641; J Urol 1991;146:988).

3.19 Testes Urodinâmicos

Vários componentes incl urofluxometria, determinação da PVR, CMG, teste de pressão do fluxo e um VCUG. Usa-se fluoroscopia para avaliar a bexiga e a configuração uretral, para determinar quando o vazamento ocorre, e para detectar VUR. A avaliação da pressão uretral e/ou EMG do esfíncter podem ser adicionados, em casos selecionados.

A urodinâmica é útil na avaliação dos pts com bexiga neurogênica, incontinência urinária, obstrução do fluxo ou disfunção miccional de origem pouco clara.

Urofluxo: O volume da urina expelida pela uretra por unidade de tempo (mL/sec) reflete a atividade combinada do músculo da bexiga (detrusor) e da uretra. Os parâmetros para avaliação incluem: (1) taxa máxima de fluxo urinário (normal para homens > 60 yr > 13 mL/sec; mulheres > 50 yr > 18 mL/sec) (Urol Clin North Am 1979;6:71); (2) volume total da urina expelida; e (3) padrão do fluxo urinário.

CMG e VCUG: CMG é o exame da medição contínua da pressão da bexiga durante o enchimento. Usado para determinar a complacência da bexiga (alteração no volume e na pressão) (Scan J Urol 1998;114[suppl]:5) e para identificar a presença de contrações não restringidas da bexiga (aumentos em fases na pressão do detrusor). VCUG é o exame de visualização fluoroscópica da bexiga e uretra durante o enchimento e micção; é usado com frequência para detectar VUR, divertículos da bexiga e válvulas uretrais posteriores.

Exame de Pressão do Fluxo: É a avaliação simultânea da pressão da bexiga e do fluxo urinário durante todo o ciclo miccional. Útil na avaliação de possível BOO.

Videourodinâmica: CMG mais teste de pressão do fluxo e EMG, se indicado, são realizados com imagens fluoroscópicas simultâneas do trato urinário inferior. Pressões do ponto de vazamento obtidas durante teste urodinâmico para avaliar o risco de dano ao trato urinário superior (pressão do ponto de vazamento da bexiga, BLPP) e a integridade do esfíncter intrínseco (pressão do ponto de vazamento com Valsalva, VLPP).

BLPP: Frequentemente obtida em indivíduos com bexiga neurogênica, principalmente crianças, é a pressão da bexiga na qual ocorre vazamento uretral. BLPP > 40 cm H_2O é associada com risco de lesão ao trato superior (J Urol 1981;126:205).

VLPP: É a pressão que a musculatura abdominal deve gerar para controlar a atividade esfincteriana com relação à ocorrência de vazamento. Um esfíncter normal não apresentará vazamento, não importa quão alta seja a VLPP. VLPP > 90 cm H_2O é observado em pts com incontinência anatômica por estresse; VLPP < 60 cm H_2O indica deficiência esfincteriana intrínseca.

EMG: Usado para avaliar a dissinergia do detrusor/esfíncter (DSD); mede a atividade esfincteriana durante o enchimento e a micção; normalmente, está aumentado na atividade muscular pélvica durante enchimento e cessação durante contração do detrusor e micção. A falha de relaxamento dos músculos pélvicos ou contração aumentada durante a micção sugerem DSD.

3.20 Incontinência

Causa: Pode ser transitória (reversível) ou estabelecida (persistente). As etiologias da incontinência urinária incluem os DIAPPERS: *delirium, infection, atrophic urethritis/vaginitis, pharmacologic, psychologic, endocrine, restricted mobility, and stool-fecal impaction* (delírio, infecção, uretrite/vaginite atróficas, farmacologia, psicologia, endocrinologia, mobilidade restrita e impactação fecal). Incontinência persistente pode ser devida a um distúrbio da bexiga, à saída da bexiga ou a ambos, incluindo incontinência com urgência, incontinência por estresse, incontinência funcional e incontinência mista (Postgrad Med 1991;90:99).

Epidemiologia: Na comunidade, 5-15% dos idosos sofrem de incontinência pelo menos semanalmente e > 50% deles em enfermarias domésticas (BMJ 1981;282:940; Aging 1979;8:81; Gerontol Clin 1969;11:330).

Fisiopatologia: Causas farmacológicas: os meds que promovem incontinência incluem: agentes hipnóticos sedativos, diuréticos, anticolinérgicos, adrenérgicos e bloqueadores do canal de cálcio (Med Grand Rounds 1984;3:281). Causas endócrinas de poliúria, tais como hipercalcemia e hiperglicemia, podem levar à incontinência.

Incontinência com Urgência

Causa: Incontinência associada com urgência. Estima-se que é secundária à contração não restringida do detrusor. Pelo menos 1/3 dos pts idosos terão coexistência de contratilidade prejudicada do detrusor (Jama 1987;257:3076).

Sx: Pode haver outros sx associados da superatividade da bexiga, incluindo frequência e nictúria.

Lab: CMG demonstra aumentos da pressão da bexiga em fases, assoc com perda involuntária de urina.

Rx: Agentes anticolinérgicos em pts com contratilidade adequada (Lancet 1995;346:94):

Oxibutinina, também um relaxante muscular, 2,5-5 mg po bid a quid

Oxibutinina de liberação prolongada 5-15+ mg/d

Tolterodina 1-2 mg po bid; tolterodina de liberação prolongada 2-4 mg po qd

Cloreto de tróspio 20 mg po bid

Solifenacin 5 mg ou 10 mg po qd

Darifenacin 7,5 mg ou 15 mg po qd

Cloridrato de imipramina, um α-agonista e anticolinérgico, 10 mg po tid

Efeitos colaterais dos anticolinérgicos: boca seca, visão embaçada, rubor, taquicardia, constipação, efeitos do CNS/cognitivos. Eficácia semelhante entre os agentes anticolinérgicos, perfil de efeitos colaterais varia um pouco com agentes diferentes. Se houver contratilidade prejudicada mais instabilidade, pode requerer CIC, além de anticolinérgicos. Outras terapias: exercícios de Kegel, *biofeedback*. Neuromodulação para pessoas refratárias à terapia farmacológica. Outras terapias para casos refratários incluem: toxina botulínica, capsaicina intravesical, ou resiniferatoxina. Expansão da bexiga para indivíduos com sintomas graves e refratários.

Incontinência com Fluxo Constante

Causa: BOO (BPH, obstrução do colo da bexiga, estenose uretral ou bexiga atônica), contratilidade diminuída do detrusor.

Sx: Força diminuída da urina, frequência urinária, sentimento de enchimento incompleto, distensão abdominal inferior, incontinência sem urgência.

Lab: PVR intensa na varredura da bexiga ou cateterização. Todos os homens nl têm volumes residuais < 12 mL (J Urol 1963;96:180). A PVR aumenta com a idade. Se a PVR for intensa, verifique BUN sérico e creatinina, a fim de r/o insuficiência renal.

Rx: CIC a intervalos para manter PVRs consistentemente < 500 cc. Avalie possíveis lesões obstrutivas e rx, se a função da bexiga for adequada. Testes urodinâmicos podem ajudar a determinar a etiologia de PVR aumentada e avaliar a função do detrusor.

Meds que aumentam a contratilidade da bexiga: betanecol, um agente colinérgico, 20-100 mg tid a qid; aumenta a pressão da bexiga, mas os resultados com a bexiga vazia são ruins. Efeitos colaterais incluem: rubor, N/V, diarréia, cólicas gi, broncospasmo, HA, salivação, sudorese e distúrbios visuais.

Meds que diminuem a resistência da saída (agem no colo da bexiga e da uretra): doxazosina, tansulosina e alfuzosina.

Relaxantes do músculo estriado que agem no esfíncter uretral externo: diazepam, 10-15 mg po qid; dantroleno, 25-100 mg qd a qid; baclofeno, 20 mg qid, indicados para espasticidade dos músculos esqueléticos.

Incontinência por Estresse

Causa: Função anormal do fechamento uretral, perda da função normal das estruturas de suporte da uretra por causas anatômicas, hormonais, ou neurológicas.

Tipo 0	Queixa de incontinência por estresse sem demonstração clínica de vazamento
Tipo 1	Vazamento demonstrável em resposta ao estresse, mas queda pequena do colo vesical e uretra

Tipo 2   Incontinência em resposta ao estresse com > 2,0 cm de queda do colo da bexiga e uretra

Tipo 3   Colo da bexiga e uretra estão abertos durante repouso, sem contração da bexiga, devido a dano uretral intrínseco ou desnervação da uretra (Urol Clin North Am 1991;18:197)

Tipos 1 e 2 associados às pressões do ponto de vazamento com Valsalva > 60, oscilando até 120-130 cm H_2O. Com tipo 3, pressões do ponto de vazamento com Valsalva são tão baixas quanto 5 e tão altas quanto 30-40 cm H_2O (J Urol 1993;150:1452).

Fisiopatologia: Tipos 1 e 2: colo da bexiga e uretra proximal funcionam como a zona de continência (Urol Clin North Am 1985;12:207), e a pressão nesta área é mais alta do que a pressão intravesical, exceto durante a emissão de urina. Com suporte adequado, a pressão abdominal aumentada é até mesmo distribuída para a bexiga e a zona de continência. Com a perda do suporte pélvico, há queda da bexiga e uretra proximal, criando uma repartição desigual da pressão abdominal, com mais distribuição para a bexiga e menos para a zona de continência, permitindo assim que as pressões da bexiga excedam aquelas da zona de continência, levando ao vazamento. Tipo 3: incontinência esfincteriana pode ser devida a cirurgia prévia, uretrite atrófica, problemas neurológicos e, nos homens, RRPX e TURP.

Rx: Redução de peso, exercícios para o músculo do assoalho pélvico (Kegel), terapia com estrogênio para mulheres pós-menopáusicas sob baixo risco, rx médico e rx cirúrgico (suspensão do colo da bexiga, alça pubovaginal, injeção de colágeno) (J Am Ger Soc 1983;31:476). Agentes α-adrenérgicos: pseudo-efedrina 30-60 mg po qid, cloridrato de imipramina 10 mg po tid.

3.21 Hematúria

Def: Presença de > 3 rbc/hpf; pode ser microscópica ou macroscópica.

Dipstick urinário vs UA: dipstick pos indica hematúria, hemoglobinúria ou mioglobinúria. Sens do dipstick > 90%, specif mais baixa secundária à taxa falso-pos mais alta com dipstick (Jama 1985;253:1956).

Dipstick falso-pos pode ser secundário à contaminação com sangue menstrual; desidratação, que aumenta a gravidade específica da urina, que leva à concentração aumentada de eritrócitos e Hbg; exercício; ingestão de grandes quantidades de ácido ascórbico (vitamina C), que inibe as reações de peroxidase; ingestão de vitaminas e alimentos com alta concentração de oxidantes. Se dipstick for pos, confirme com urinálise.

Diffdx: Hematúria macroscópica: hematúria, hemoglobinúria, mioglobinúria, antocianina (em beterrabas e amoras silvestres), chumbo crônico e envenenamento por mercúrio, fenoftaleína, fenotiazinas e rifampina.

Faça um estudo detalhado com relação à hematúria para r/o doença renal, cálculos, infecções, tumores. Aproximadamente 20% dos homens asx > 50 yr + dipstick têm patologia urinária, e 5-15% deles têm câncer da bexiga (J Urol 1987;137:919).

Doença renal (médica) vs urológica: cilindros, proteína significativa, e glóbulos vermelhos dismórficos sugerem doença médica renal.

Lab: Avaliação de doença urológica: UA para confirmar hematúria e r/o proteinúria significativa; c + s urinárias para r/o UTI; BUN sérico e creatinina, IVP ou, mais comumente, CT para avaliação do trato urinário superior; citologia urinária para r/o presença de células malignas; cistoscopia para avaliação da bexiga.

Capítulo 4
Doenças da Uretra

4.1 Síndrome de Reiter

Bull Rheum Dis 1987;37:1; Ann IM 1984;100:207; Nejm 1983;309:1606

Causa: Autoimune.

Epidemiologia: A poliartrite é mais comum em homens. Algumas vezes, é a primeira manifestação da infecção pelo HIV. Doença sistêmica assoc com uretrite precedente devida a gc ou *Chlamydia*; ou enterite causada por *Yersinea, Salmonella, Shigella, Campylobacter, Neisseria,* ou *Ureaplasma* (Bull Rheum Dis 1990;39:1). O genótipo do HLA B27 é um fator de predisposição em 2/3 pts.

Sx: Existe um período de incubação de 2-4 wk (uretrite ou enterite). Primeiro, aparecem uretrite (85%), cervicite e/ou prostatite; então, vermelhidão dos olhos (conjuntivite); semanas mais tarde, artrite, artralgias (99%), principalmente periférica e das extremidades inferiores, especialmente calcanhar, tornozelos, joelhos, região lombar.

Si: A tríade clássica – artrite, uretrite e conjuntivite – não ocorre em todos os pts. Artrite periférica e descarga uretral purulenta (95%); vermelhidão dos olhos por conjuntivite (40%) ou uveíte (8%); febre (37%); lesões indolores da pele ou das membranas mucosas (32%), principalmente balanite circinada e ceratodermia blenorrágica (é semelhante à psoríase pustular). Em mulheres, pode ocorrer cervicite não-específica.

Crs: A maioria dos casos (80%) se resolve após 4-12 mo; 20% deles são crônicos.

Cmplc: Aortite (1%); bloqueio cardíaco (1%).

Diffdx: R/o artrite crônica de Lyme, gc, eritema multiforme, síndrome de Behçet, psoríase, espondilite anquilosante, uretrite gonocócica, doença de Still, febre reumática.

Lab:

Líquido nas articulações: 5.000-50.000 wbc, principalmente polys, mas % mais baixa que gc, com mais monos, ocasionalmente com ingestão de polys (Ann IM 1967;66:677).

Serol: Título de RA (–), HLA B27 (+) em 60-75%, mas apenas 8% de pessoas com título (+) têm síndrome de Reiter (Ann IM 1982;96:70).

Raio X: Formação de novo osso perióstes ao longo das diáfises (falanges).

Rx: Inicial – NSAIDs potentes, tais como indometacina de liberação contínua 75 mg, bid ou tid, doxiciclina 100 mg po bid durante 3 mo, se houver forte suspeita ou confirmação de origem clamidial. Rx subsequente para doença persistente – sulfasalazina 1 gm po bid ou tid. Rx para doença crônica, erosiva, desfiguradora – metotrexato 7,5-25 mg po por semana, azatioprina 100-150 mg po qd (Am Fam Phy 1999;60:2).

4.2 Gonorréia (GC)

Causa: *Neisseria gonorrhoeae*.

Epidemiologia: Venérea. Comum em adolescentes e minorias raciais e étnicas. O risco se torna maior à medida que aumenta o número de contatos sexuais com parceiros infectados. Infecção coincidente em 15% de homens heterossexuais, 25% em mulheres (Nejm 1984;310:545).

Fisiopatologia: Infecta as membranas mucosas do trato gu (Nejm 1985; 312:1683).

Sx:

Homens: Descarga uretral, geralmente profusa e purulenta, mas até 2/3 deles são asx (Nejm 1974;290:117).

Mulheres: Cisto de Bartholin (80% das infecções agudas da glândula de Bartholin são devidas à gc); descarga vaginal, disúria, doença pélvica inflamatória, dor que ocorre tipicamente durante menstruação ou gravidez, sangramento menstrual anormal causado por endometriose.

Si: Descarga uretral. Em mulheres, distensão abdominal, sinal de Chandelier (dor intensa com movimento cervical), pus no cérvix.

Crs: Período de incubação: 3-10 d.

Diffdx: *Trichomonas, Candida, Chlamydia* (Nejm 1974;291:1175), sífilis, síndrome de Reiter, apendicite, em mulheres.

Lab:

Bact: Primeiro, corante Gram, em homens; cultura apenas no caso de corante Gram pouco claro. Em mulheres, esfregaço do cérvix limpo para investigar > 3 polys/hpf com cocos intracelulares gramneg; tem 67% sens, 98% specif. Se houver h/o de contato genital oral, espécimes da faringe, em homossexuais e em todas as mulheres com *swab* retal.

Cultura: Em homens, apenas se resultado do esfregaço for pouco claro. Em mulheres, corante Gram é mais difícil de interpretar e tem menos sensibilidade que esfregaços da uretra masculina; assim, frequentemente, ainda é necessária cultura em meios selecionados (J Clin Pathol 1998;51:564). Nova cultura após rx e nova checagem de VDRL, se negativo na primeira vez. Cepas produtoras de penicilinase, agora nos Estados Unidos.

Urina: Testes urinários para gonorréia e *Chlamydia* podem ser feitos pelo uso de NAAT (testes de amplificação do ácido nucléico). Há três NAATs: reação em cadeia de polimerase (PCR), amplificação mediada por transcrição e amplificação por deslocamento de filamento. Para melhorar os resultados do teste, o paciente não deve urinar durante 1 hora antes de entregar a amostra urinária. Todos os 3 NATTs têm > 95% de especificidade tanto para gonorréia quanto para infecções clamidiais em amostras de urina, cérvix e uretra. A amplificação mediada por transcrição e a amplificação por deslocamento de filamento têm sensibilidades btn 80 e 93%. PCR da urina, no entanto, detectou apenas 56% de infecções gonocócicas em mulheres em comparação com 94% para amostras cervicais (Ann IM 2005;142:914).

Rx: Recomendações do CDC para rx de uretrite gonocócica: ceftriaxona 125 mg im, primeira escolha para infecções gc não-complicadas da faringe, ânus-reto, cérvix e uretra. O rx também deve levar em conta possível coexistência de *Chlamydia* (Mmwr 1989;38:1).

4.3 Uretrite Não-gonocócica (NGU)

Causa: *Chlamydia trachomatis* é responsável por 30-50% dos casos; 20-50% dos homens com NGU podem ter *Ureaplasma urealyticum*.

Epidemiologia: A incidência é 2,5 vezes mais elevada que da uretrite gc (Epidemiol Rev 1983;5:96).

Fisiopatologia: O tabagismo pode ser um fator de risco (Sex Transm Dis 1988;15:119), bem como o fato de ter sido circuncidado (Am J Pub Hlth 1987;77:452).

Crs: Geralmente, o período de incubação é de 1 a 5 wk.

Sx: Disúria, descarga uretral.

Lab: Swab de cepa uretral Gram: > 4 polys/hpf sugerem uretrite. Swab endouretral em vez de exsudatos uretrais ou urina; coloque 2-4 mm dentro da uretra; cultura preliminar disponível em 2-3 d. Ab fluorescentes diretos (DFA): detectam rapidamente corpos elementares *C. trachomatis*; imunoensaio de enzima (EIA) também pode ser usado, teste pos quando a cor se altera, observado com espectrofotômetro, resultados em 24 hr. PCR: teste altamente específico para fluorescência dos ácidos nucléicos clamidiais; contaminação por DNA estranho é um problema (Gen Clin Pathol 1991;44:1).

Rx: Recomendações do CDC: tetraciclina 500 mg qid por 7 d, ou doxiciclina 100 mg po bid, ou eritromicina 500 mg po qid por 7 d; rx dos parceiros. Dose única de 1 mg de azitromicina é terapeuticamente equivalente às tetraciclinas, podendo melhorar a aderência. Se for recorrente ou persistente, r/o outras causas de uretrite; se não for encontrada nenhuma causa ou for constatada presença de *Ureaplasma urealyticum*, eritromicina 500 mg qid por 14 d (Urol Clin North Am 1984;11:55).

4.4 Úlceras Genitais

Causa: Vários organismos podem causar úlceras genitais, incl vírus do herpes simples, *Treponema pallidum, Haemophilus ducreyi, Chlamydia tracomatis* e *Calymmatobacterium granulomatis*.

Epidemiologia: Herpes simples é 10 vezes mais comum que gonorréia e *Chlamydia* em estudantes de instituições de ensino superior. A incidência de sífilis é mais elevada do que tem sido em 30 yr, com muitas manifestações ocorrendo em populações que têm alta prevalência de HIV (Cutis 1993;52:72). A importância do cancróide tem aumentado nos Estados Unidos (Ann IM 1985;102:805) e é um fator de risco para a transmissão do HIV no ato heterossexual (Scan J Infect Dis 1990;69:181; Nejm 1988;319:274). O granuloma inguinal é raro nos Estados Unidos, mas trata-se da causa principal de úlceras genitais no Sudeste da Índia, Nova Guiné, Caribe, partes da América do Sul, África do Sul, e Austrália.

Sx: Veja a Tabela 4.1.

Si: Veja a Tabela 4.1.

Crs: Veja a Tabela 4.1.

Cmplc: Infecções secundárias, cicatrizes.

Rx: Veja a Tabela 4.1.

Tabela 4.1 Úlceras genitais

	Herpes genital	Sífilis	Cancróide	Linfogranuloma venéreo	Granuloma inguinal
Causa	Vírus do herpes simples, geralmente do tipo II, mas 10-25% dos casos assoc com tipo I (Nejm 1981;305:315; J Antimicrob Chemo 1983;12:79).	Espiroqueta, *Treponema pallidum*. Incubação: cerca de 3 wk.	Cocobacilos gram-negativos *Haemophilus ducreyi*, aparência de "cardume de peixes" na cepa Gram.	*Chlamydia tracomatis* sorotipos L1, L2 e L3.	*Calymmatobacterium granulomatis*, bactéria gram (+) encapsulada.
Si/sx	1º episódio é mais grave que episódio recorrente; disúria: 44% = homens; 83% = mulheres; fraqueza, perda sensorial, impotência, mal-estar, anorexia, retenção urinária, constipação, febre, adenopatia branda.	Primários: lesão indolor (cancro) cura-se em 3-4 wk, adenopatia. Pápulas se tornam endurecidas e erosivas. Secundários: erupção cutânea, adenopatia indolor, febre baixa, mal-estar, faringite, laringite, anorexia, perda de peso, artralgias. Terciários: sx de comprometimento de órgãos; sx simulados; sx neurológicos clássicos incluem tabes dorsal, pupila de Argyll-Roberts.	Incubação de 1-4 d, não indurado, áspero; úlcera corroída indolor pode ser assoc com adenopatia indolor. A base da úlcera é friável. Se não tratado, torna-se supurado, com periadenite (formação de bubos). Pode ocorrer drenagem crônica das fístulas.	Incubação: 3-30 d. 3 estágios: (1) pápula pequena asx ou lesão herpetiforme; (2) ocorre dias ou wk após 1ª linfadenopatia branda, discreta; febre, mialgias, possível meningite; (3) periadenite extensa que se espalha para tecidos circundantes com massa inflamatória, abscessos que coalescem, formando bubos que podem se romper e causar fístula (Arch Pathol 1939;27:1032).	Incubação: 8-80 d. Primários: pápula pequena e indolor ou nódulo indurado; lesões ulcerativas; leva à úlcera granulomatosa vermelho-carne, com bordas revolvidas que sangram facilmente; lesões podem coalescer; cura espontânea com formação de cicatriz; pode causar linfedema e elefantíase da genitália externa por obstrução dos vasos linfáticos.

Capítulo 4: Doenças da Uretra

Lab	Isolamento viral por cultura é o método mais sensível, mas leva 5 d; hibridização do DNA *in situ* (J Infect Dis 1983;147;829).	Exame de campo escuro é mais rápido e mais direto para sífilis primária, secundária, terciária. VDRL é usado com mais frequência para acompanhar resposta do pt ao rx. RPR deve ser não-reativa na sífilis primária 1 yr após rx bem-sucedido e 2 yr após rx bem-sucedido para sífilis secundária (Jama 1985;253:1269). Se o teste de anticorpo treponemal absorvente (FTA abs) for pos uma vez, permanecerá assim; ensaio de hemaglutinação de *T. pallidum* (TPHA, MHA-TP) (Sex Transm Dis 1980;7:111).	Esfregaço de cepa Gram obtido da base da lesão mostra cocos Gram-negativos em cadeias ou agrupamentos (Derm Clin 1994;12:1). Para dx, cultura definitiva em meio específico.	Teste microimunofluorescente de ab é o melhor e mais específico. Bx da lesão mostra infiltração extensa com neutrófilos e células plasmáticas (Derm Clin 1994;12:1. Genitourin Med 1992;68:130).	Exame histológico dos espécimes com bx por punção da borda da lesão ativa ou da borda raspada mostra corpos intracelulares de Donovan no esfregaço corado no teste imunofluorescente direto.

(Continuação)

Tabela 4.1 Úlceras genitais (*Continuação*)

	Herpes genital	Sífilis	Cancróide	Linfogranuloma venéreo	Granuloma inguinal
Rx	Aciclovir é a droga de escolha; inibe polimerase viral, atua como exterminador de cadeia. Primário: aciclovir oral 200 mg 5 x/d por 7-10 d, ou 400 mg po tid por 7-10 d. Aciclovir diminui a disseminação viral; estabelece o timing para cicatrização, cura lesões, duração da dor e prurido, na sífilis primária. Herpes recorrente: pode diminuir a duração da disseminação viral e o timing para cicatrização. Se feito no período prodrômico, pode abortar o episódio em alguns pts (J Am Acad Derm 1986;15:245). 400 mg po tid x 7-10 d. Profilático: 400 mg po bid diminui recorrências. Seguro, eficaz em até 5 yr (Arch Derm 1993;129:582). Considere em pts com > 6-8 recorrências/yr.	Penicilina B benzatina 2,4 milhões de unidades im x 1 para sífilis primária. Em pts alérgicos à penicilina: doxiciclina 200 mg po bid x 15 d.	Ceftriaxona 250 mg im x 1 (Rev Inf Dis 1990;12:S580), ou azitromicina 1 gm po, ou eritromicina 500 mg po qid por 7 d, ou ciprofloxacino 500 mg po bid por 3 d. Pacientes HIV pois não respondem tão bem.	Doxiciclina 100 mg po bid por 21 d, ou eritromicina 500 mg po qid por 21 d. Trate ferimentos locais.	Rx contínuo até que ocorra epitelização. Doxiciclina 100 mg po bid x 3 wk, no mínimo, ou eritromicina 500 mg po qid, ou Tm/S DS 1 tab po bid por 3 wk, no mínimo. Duração ótima de abx e rx não está bem definida.

4.5 Tuberculose da Uretra

BJU 1973;45:432

Causa: *Mycobacterium tuberculosis.*

Epidemiologia: Muito rara; ocorre via disseminação de outra área para o trato genital.

Fisiopatologia: Há 2 fases: (1) aguda (descarga uretral com envolvimento do epidídimo, próstata, outras partes do trato gu); e (2) crônica (obstrução uretral).

Sx: Na fase crônica, sx miccionais obstrutivos.

Si: Na fase aguda: descarga uretral; na fase crônica: força diminuída do jato urinário.

Diffdx: Doenças sexualmente transmissíveis, estenose uretral.

Lab: Cultura da descarga uretral para TB.

Rx: Quimioterapia antituberculose; na presença de estenose, uretrotomia interna.

4.6 Carcinoma Uretral Masculino

Urol Clin North Am 1992:19:347

Causa: Neoplasma; parece estar relacionado com inflamação crônica.

Epidemiologia: Raro, é mais comumente identificado em homens > 50 yr. A incidência de estenose uretral em homens com câncer da uretra é de 14-76%. O local mais frequente do câncer é a uretra bulbomembranosa (60%), uretra peniana (30%) e uretra prostática (10%). Prognóstico é melhor com lesões mais distais.

Fisiopatologia: Histologicamente, 80% dos carcinomas uretrais são carcinomas de células escamosas, 15% TCCs, 5% adenocarcinomas e tumores não diferenciados. A classificação TNM do carcinoma da uretra é a seguinte:

Tumor Primário (T) (Homens e Mulheres)

Tx   Tumor primário não pode ser avaliado

T0   Sem evidência de tumor primário

Ta   Carcinoma papilar não-invasivo, polipóide ou verrucoso

Tis Carcinoma *in situ*

T1   Tumor invade tecido conjuntivo subepitelial

T2   Tumor invade corpo esponjoso, próstata ou músculo periuretral

T3   Tumor invade corpo cavernoso ou vai além da cápsula prostática, vagina anterior ou colo vesical

T4   Tumor invade outros órgãos adjacentes

Linfonodos Regionais (N)

NX   Linfonodos regionais não podem ser avaliados

N0   Sem mets de linfonodos regionais

N1   Mets em um só linfonodo, ≤ 2 cm em sua maior dimensão

N2   Mets em um só linfonodo, > 2 cm, < 5 cm em sua maior dimensão; ou linfonodos múltiplos, nenhum > 5 cm em sua maior dimensão

N3   Mets em um só linfonodo, > 5 cm em sua maior dimensão

Metástases Distantes (M)

MX   Presença de mets distantes não pode ser avaliada

M0   Sem mets distantes

M1   Mets distantes

(Beahrs O, Henson D, Huller R, Kennedy BJ. Manual for Staging Cancer. Philadelphia: Lippincott; 1992).

Sx: Frequência urinária, dor peniana, disúria.

Si: Massa uretral palpável, nódulos inguinais palpáveis (20%), força diminuída do jato urinário, sangramento uretral, fístula uretrocutânea.

Lab: C + s urinárias para r/o UTI. Cistoscopia e bx para confirmar.

Rx: Depende da localização e extensão do tumor. O câncer da uretra distal, se for superficial, pode ser tratado com TUR e fulguração. Se for invasivo, então é indicada penectomia parcial ou total. Dissecção dos linfonodos é indicada se houver adenopatia inguinal palpável. Se o câncer envolver a uretra bulbomembranosa e for superficial, pode ser tratado com TUR e fulguração, ou excisão segmentar e reaproximação uretral. Se for invasivo, é indicada cistoprostatectomia radical junto com penectomia total e dissecção dos linfonodos. Pode ser preciso cirurgia mais extensiva. O prognóstico é ruim na doença invasiva. Para câncer da uretra prostática, pode se tratar de TCC ou adenocarcinoma. Se a lesão for superficial, TUR (J Urol 1989;141:853). Se a lesão for invasiva, cistoprostatectomia e uretrectomia total. A sobrevivência em 5 yr com doença invasiva é < 20%. XRT é usada como rx paliativo, como um adjunto para rx cirúrgico, e como rx primário (Cancer 1978;51:1313). A taxa total de sobrevivência na doença superficial é de 83% em comparação com 36% na doença invasiva (Urology 1999;53[6]:1126). Em um estudo, 98% dos pts com tumores Ta-N0M0 estavam livres da doença durante f/u em comparação com 42% com tumores T3-4N0-2M0. Pts com doença T3 ou mais elevada tiveram melhores resultados quando foi administrada terapia multimodal (quimio neoadjuvante e radioterapia com ou sem cirurgia) (Urology 1998;52[3]:487).

4.7 Carcinoma Uretral Feminino

Campbell's Urology 1998;7[108]:3395

Causa: Pode estar relacionada com irritação crônica e infecção.

Epidemiologia: Mais comumente, afeta mulheres com mais de 50 anos de idade e brancas, com mais frequência. O carcinoma de células escamosas é o mais comum (60%), seguido por TCC (20%), adenocarcinoma

(10%), carcinomas não diferenciados e sarcomas (8%), e melanoma (2%). No dx, a maioria é localmente avançada e envolve 1/3 da uretra proximal ou a uretra inteira. O TCC principal da uretra feminina não parece ser parte do TCC multifocal (Cancer 1990;65:1237; Urology 1977;10:583).

Sx: Disúria, frequência urinária.

Si: Massa uretral palpável ou induração, descarga uretral com cheiro fétido. Linfonodos clinicamente palpáveis encontrados em 1/3 dos pts, apresentando mets cancerosas em 90%.

Diffdx: Divertículo infeccionado, carúncula uretral, papiloma, adenoma, pólipo uretral.

Lab: C + s urinárias para r/o UTI. Exame pélvico, cistouretroscopia e bx sob anestesia.

Raio X: Raio X do tórax para r/o mets pulmonares. CI do abdome/pelve para verificar presença de mets e envolvimento de linfonodos. Se o pt tiver sx intestinais ou ósseos, então, devem ser feitos enema com bário e varredura óssea.

Crs: Tumor grande é preditivo de recorrência total da doença e morte por câncer (Radiother & Oncol 2000;56[1]:29).

Rx: O rx depende da localização e extensão do tumor. Pode ser feita excisão local em tumores superficiais, distalmente localizados. Com lesões invasivas proximais, frequentemente, necessita-se de cirurgia de grande porte, incluindo uretrectomia total, cistectomia, dissecção dos linfonodos, e remoção da maior parte da vagina ou de toda ela. Cirurgia de manutenção da bexiga pode ser feita em pts selecionados com TCC localmente avançado da uretra (J Urol 1993;150:1135). Braquiterapia parece ter melhor taxa de resposta que terapia de radiação externa como tratamento primário (Radiother & Oncol 2000; 56[1]:29). XRT é bem-sucedida para pequenas lesões distais (67% de sobrevivência vs 83% para cirurgia), mas minimamente eficaz para tumores proximais (20%) (Urol Clin North Am 1992;19:373). Outras opções incl terapias combinadas, tais como quimioterapia pré-operatória e XRT, seguidas por cistouretrectomia radical.

4.8 Traumatismo Uretral

Causa: Traumatismo abrupto ou penetrante da pelve, períneo ou pênis, em homens.

Epidemiologia: Homens > mulheres. Lesão da uretra posterior em 5% de homens com fratura pélvica (J Urol 1983;130:712). Lesão da uretra anterior é mais comum que lesão da uretra posterior. Frequentemente, a lesão anterior resulta de traumatismo por montaria ou trauma abrupto ao períneo (Urol Clin North Am 1989;16:329). Fratura pélvica é incomum com lesão uretral anterior.

Fisiopatologia: Forças muito cortantes em lesões abruptas ocorridas com rapidez e naquelas por esmagamento; ou trauma penetrante muito rápido pode romper os anexos da próstata e ligamentos puboprostáticos originários do assoalho pélvico, levando à laceração da uretra posterior. Em mulheres com traumatismo uretral, fratura pélvica grave e deslocamento ósseo podem causar laceração do colo da bexiga e vagina. As lesões uretrais masculinas são classificadas como posteriores (lesões prostáticas e da uretra membranosa acima ou incluindo o diafragma urogenital) e anteriores (lesões da uretra bulbosa e peniana). A classificação das lesões uretrais posteriores em homens é a seguinte:

Tipo I	Estiramento e alongamento sem ruptura da uretra posterior
Tipo II	Disrupção parcial ou completa da uretra prostato-membranosa
Tipo III	Disrupção parcial ou completa da uretra prostato-membranosa e ruptura do diafragma urogenital e uretra bulbosa (J Urol 1977;118:575)

Lesões da uretra anterior: Se a ruptura estiver contida dentro da fáscia de Buck, a urina e o sangue se dissecam ao longo do corpo peniano. Se a ruptura se estender através da fáscia de Buck, a urina e o sangue podem se extravasar ao longo dos anexos da fáscia de Colles – configuração em borboleta no períneo.

Sx: Dor suprapúbica.

Si: Incapacidade de urinar, sangue no meato, hematúria macroscópica, equimose perineal, próstata *high-riding* no DRE.

Lab: Hgb/crit para r/o sangramento significativo.

Raio X: Radiografias pélvicas para avaliar fraturas pélvicas. Varredura com CT intra-abdominal, se houver suspeita de lesão. Uretrografia retrógrada é indicada em pts com suspeita de traumatismo uretral; há necessidade de radiografias AP e oblíqua.

Rx:

Tratamento da Lesão Uretral Posterior

Lesão do tipo I: Cateter de Foley durante 3-5 d. Lesão do tipo II: se a laceração for parcial, o cateter pode avançar para dentro da bexiga, por fluoroscopia ou endoscopia, e permanecer no local por 7-10 d; após sua remoção, é necessário VCUG. Tipo III e tipo II completo: rx é controverso. Tradicionalmente, colocação de tubo suprapúbico em procedimento aberto feito inicialmente com reparo atrasado (endoscópico ou aberto) > 3 mo após a lesão, quando o hematoma pélvico tiver desaparecido. O reparo primário é recomendado para deslocamento prostatomembranoso grave, laceração importante do colo da bexiga e lesão vascular ou retal concomitante (J Urol 1992;148:1428; J Trauma 1991;31:1390; Campbell's Urology 1992;6:2957). Cmplc: incontinência, impotência, estenose uretral.

Tratamento de Lesão Uretral Anterior

Contusão: Colocação de cateter de Foley. Ruptura uretral: exploração cirúrgica, desbridamento e reparo direto. Casos graves com perda tecidual extensa: pode ser indicado desvio urinário inicial.

4.9 Divertículo Uretral

Causa: Pode ser congênito ou adquirido (secundário a uma infecção ou lesão).

Epidemiologia: Em homens, podem ocorrer divertículos congênitos na uretra prostática (um duto mülleriano remanescente), em distúrbios intersexo, ou representar um utrículo aumentado em homens com hipospadia proximal (J Urol 1980;123:407). O divertículo uretral adquirido pode ocorrer como cmplc de reparo de hispopadia. Em mulheres, pode ser resultado de dilatação das glândulas periuretrais ou pode vir após traumatismo materno no parto. A incidência em mulheres é estimada em 1,4-4,7% (Am J Obgyn 1978;13:432; 1965;92:106).

Fisiopatologia: Em homens, um divertículo congênito pode resultar do desenvolvimento incompleto da uretra. Em mulheres, obstrução das glândulas periuretrais pode levar à infecção e formação de microabscessos com descompressão no lúmen uretral, causando formação de divertículo.

Sx: Disúria, frequência urinária, sensibilidade à palpação.

Si: Em homens com divertículos após reparo de hipospadia, o divertículo pode ser visível como uma bolsa externa da uretra durante a micção. Outros sinais: UTIs recorrentes, gotejamento pós-miccional, obstrução do fluxo, massa uretral sensível ao exame vaginal, em mulheres. Podem ser notados sangue, pus ou urina, originários do meato com compressão da parede vaginal anterior.

Cmplc: Adenocarcinoma, infecção, cálculos.

Diffdx: Em mulheres, cistocele, cisto no duto de Gartner, cisto de inclusão vaginal, carcinoma uretral, abscesso de Skene, carcinoma vaginal, ureterocele ectópica.

Lab: C + s urinárias para r/o UTI. Cistoscopia pode ser capaz de localizar a abertura do divertículo. VCUG é útil para detectar divertículos, principalmente em mulheres (Urology 1987;30:407). Uretrografia de pressão positiva é indicada em casos selecionados (BJU 1981;53:353).

Rx: Divertículos congênitos em homens podem ser asx e não necessitam de rx. Se forem grandes e sxic, pode-se fazer excisão transvesical ou trans-sacral (J Urol 1982;17:796). É possível fazer a abordagem de um divertículo pós-operatório através do pênis. Em mulheres, tradicionalmente faz-se excisão transvaginal dos divertículos uretrais (Atlas Urol Clin North Am 1994;2:73). Em casos selecionados, o divertículo pode ser marsupializado.

Capítulo 5
Doenças dos Testículos, Escroto e Conteúdos Intraescrotais

5.1 Epididimite/Epididimoorquite

Causa: Em homens com < 35 anos, a condição é causada, geralmente, por STDs (clamídia, gonorréia, ureaplasma). Em homens mais velhos, são mais comuns as bactérias Gram-negativas. Coliformes são identificados em homossexuais que praticam sexo anal (J Infect Dis 1987;155:134; J Urol 1979;12:750).

Epidemiologia: Raramente ocorre em indivíduos < 18 anos; pico de incidência: 32 anos.

Fisiopatologia: Inflamação localizada do epidídimo ou envolvendo também o testículo.

Sx: Geralmente, gradual no início e com 6 wk de duração.

Si: Epidídimo inchado e sensível (± testículo), possível eritema da parede escrotal, testículo sem sensibilidade.

Crs: Dura 7-10 d, se tratada; melhora com suspensão escrotal e com diminuição das atividades.

Cmplc: Formação de abscesso, infarto testicular, dor crônica, infertilidade.

Diffdx: R/o torção testicular (mais comum durante a adolescência, a torção apresenta-se com início mais agudo e, com frequência, é assoc com N/V, perda dos reflexos cremastéricos e dor testicular).

Lab: UA, c + s.

Raio X: US escrotal pode ser útil, se houver suspeita de abscesso ou torção. A torção testicular é um diagnóstico clínico.

Rx: Abx: em pt < 40 yr, ceftriaxona 250 mg im x 1 wk, ou ciprofloxacino 500 mg po x 1 wk; a seguir, doxiciclina 100 mg po bid x 10 d. Em pt > 40 yr, abx de amplo espectro (Tm/S, quinolona), NSAID, diminuição das atividades, suspensão escrotal.

5.2 Condiloma Genital

Causa: Geralmente, trata-se de STD: papilomavírus humano (HPV) dos tipos 6 e 11, tipicamente. O HPV dos tipos 1 e 2 pode causar verrugas genitais e na pele.

Epidemiologia: Sua incidência tem aumentado no mundo inteiro. Verrugas podem aparecer meses a anos depois que a pessoa contraiu o HPV. O uso contínuo de preservativo diminui significativamente o risco (Sex Transm Infect 1999;75:312). Infecção prévia com *Chlamydia*, tanto em homens quanto em mulheres, está negativamente associada com risco de verrugas genitais. Nos homens, os fatores de risco incl idade mais jovem, tabagismo, consumo de bebidas alcoólicas e maior número de parceiros durante a vida. Nas mulheres, os fatores de risco incl idade mais jovem, o fato de permanecer solteira, desemprego, tabagismo, consumo de bebidas alcoólicas (Sex Transm Infect 1999;75:312).

Fisiopatologia: O hx natural é marcado pelo curso flutuante de lesões visíveis, latência e recorrência. Algumas lesões regridem, outras persistem, algumas aparecem após rx. A maioria das lesões clinicamente aparentes desaparecerá em mo a yr. Há três tipos de lesões: o condiloma acuminado, similar à couve-flor, geralmente envolve superfícies úmidas, ceratosas; pequenas verrugas papulares usualmente se localizam em superfícies secas; e verrugas lisas subclínicas são encontradas em quaisquer superfícies mucosas ou cutâneas.

Sx: Cerca de 1-6 mo de incubação; pode causar dor.

Si: Infecções clínicas apresentam-se como lesões.

Diffdx: Câncer peniano, molusco contagioso.

Rx: Diretrizes do CDC para condiloma: o rx das verrugas genitais deve se basear na preferência do pt. Rx prolongados, rx tóxicos e procedimentos que resultam em cicatrizes devem ser evitados. O objetivo do rx é a remoção das verrugas exofíticas e melhora dos si/sx, não a erradicação do HPV (Mmwr 1993;2:83). As opções de rx (Am J Med 1997;104:28) são as seguintes:

Rx citotóxico: Elimina as verrugas genitais, destruindo o tecido afetado. (1) Ácido tricloroacético (TCA): provoca coagulação química do condiloma; aplique 80-90% da solução diretamente na verruga genital e repita semanalmente, se necessário; é mais eficaz em verrugas pequenas e úmidas. Efeitos colaterais: desconforto, úlceras, e cicatrizes (Sex Transm Dis 1993;20:344). Alguns pts (36%) desenvolvem novas lesões em 2 mo (Genitourin Med 1987;63:390). Limite-se à área < 10 cm^2. (2) Podofilina, um composto vegetal que provoca necrose tecidual pela apreensão das células na mitose; 10-25% de podofilina pode ser aplicada semanalmente por até 6 wk durante 1-4 hr, então deve ser lavada. A metade dos pts responde ao rx, mas há recorrência das verrugas em 40%. Efeitos colaterais: as reações locais da pele incluem: vermelhidão, sensibilidade, prurido, queimação dolorosa e edema. Os efeitos colaterais sistêmicos incluem depressão da medula óssea. É ineficaz em áreas anogenitais relativamente secas. (3) Podofilina, a principal molécula orgânica biologicamente ativa da resina da podofilina. Aplique 0,5% da solução tópica bid por 3 d, espere 4 d, e repita 4-6 vezes, conforme a necessidade. Limite-se à área verrucosa ≤ 10 cm^2. Parece ser mais eficaz e age mais rápido que a podofilina (Genitourin Med 1988;64:263), mas as recorrências são comuns. Cerca de 30% das recorrências acontecem dentro de 1 mo do rx (Obgyn 1991;77:735; Lancet 1989;1:831). Menos bem-sucedido para verrugas sésseis ou lesões em superfícies secas da pele (Sex

Transm Infect 1999;75:192). (4) 5-fluorouracil (5 FU): inibe o crescimento celular porque interfere na síntese do DNA e RNA; deve ser aplicado 1-3 vezes por wk durante até 10 hr; é útil para lesões no meato; até 75% de depuração com recorrência < 10% (J Reprod Med 1990;35:384; Obgyn 1984;64:773). Os efeitos colaterais incluem irritação local.

Rx por ablação: (1) Crioterapia, nitrogênio líquido empregado para congelamento e destruição da verruga e de pequena área do tecido circundante. Eficaz em aproximadamente 75% dos casos, com recorrência de 21% (Int J Derm 1985;24:535). A ablação pode ser dolorosa. (2) Rx a laser: uma escolha popular para rx de lesões que não respondem a outros rx. As taxas de recorrência são de 6-49% (Obgyn 1984;64:773; 1980;55:711; 1982;59:105; 1984;63:703). (3) Eletrocirurgia: envolve fulguração do tecido afetado pelas verrugas genitais. A excisão com fio (alça) eletrocirúrgico envolve eletroexcisão e fulguração. Requer anestesia local ou geral, dependendo do tamanho da lesão. Mais eficaz que a podofilina ou a crioterapia, mas com taxa similar de recorrência (Genitourin Med 1990;66:16). Os efeitos colaterais incluem: sangramento, cicatrizes, infecção. (4) Excisão cirúrgica: tem taxa de 90% de remoção e 20% de recorrência (J Gynecol Surg 1995;11:41; Br J Surg 1989;76:1067). (5) α-interferon (IFN-α): aprovado para rx de verrugas intralesionais. 3 injeções/wk de IFN-α_{2b} recombinante durante 3 wk, 2 injeções/wk de IFN-α 2 natural por 8 wk. Taxas de remoção = 36-53%, recorrência = 20-25% (Jama 1988;259:533; Arch Dermatol 1986;122:272; Nejm 1986;315:1059). Efeitos colaterais: sx semelhantes aos da gripe, leucopenia, dor.

Rx mais novos: (1) 5 FU/epinefrina, gel injetável: demonstra resposta completa em 25-71%, variando com o tamanho da lesão; em 3 mo, taxa de recorrência de 39% em pts com resposta completa (Am J Med 1997;102:28). (2) Podófilo nas formulações sólida, gel e creme: parece ter perfil de resposta semelhante ao da solução; é mais fácil de usar. (3) Imiquimod: modificador da resposta imune; é um potente indutor do IFN-α e aumenta a atividade citolítica mediada pelas células contra os agentes virais (Antiviral Res 1988;10:209); também induz várias citocinas (J Leukoc Biol 1995;58:365). O uso de creme a 5% tem taxas de remoção de 50%. Pode ser deixado no local por 6-10 hr e usado 3 d por wk durante 16 wk (Jama 2000;283:175). Os efeitos colaterais incluem: eritema, erosão, escoriação e descamação. (4) Terapia com vacina: tanto as vacinas profiláticas quanto as terapêuticas estão sob investigação.

5.3 TB Genital Masculina (TB do Epidídimo, Testículo e Próstata)

Scan J Urol Nephrol 1993;27:425

Causa: *Mycobacterium tuberculosis.*

Epidemiologia: A maioria (80%) das TB genitais masculinas é assoc com doença renal coexistente (Rev Inf Dis 1985;7:511). A doença do epidídimo geralmente se desenvolve em homens jovens sexualmente ativos; até 70% dos pts têm h/o prévio de TB (BJU 1989;64:305).

Fisiopatologia: Epidídimo: parece ser de nascença; geralmente, começa no globo menor, que tem o maior suprimento de sangue; pode ser assoc com doença renal, mas não é universal. A doença do epidídimo pode ser o primeiro sintoma e aquele com que o pt com TB gu se apresenta. Testículo: quase sempre, é secundária à infecção do epidídimo; 11% dos pts apresentam lesão renal, na autópsia (Urology 1982;20:43). Pode afetar pênis, epidídimo, vesícula seminal e próstata.

Cmplc: Abscesso prostático (Aust NZ J Med 2000;30:94).

Sx: Testículos/epidídimo doloridos.

Si: Seios escrotais com escoamento, tumefação escrotal, sensibilidade do testículo/epidídimo, próstata nodular, sensibilidade da próstata, diminuição do volume do ejaculado.

Diffdx: Epididimoorquite, câncer da próstata, prostatite.

Lab: UA, c + s para TB renal; cultura dos seios com escoamento para TB.

Raio X: KUB pode mostrar calcificação do epidídimo e próstata.

Rx: Quimioterapia, a exemplo da TB renal; epididimectomia, se houver destruição macroscópica/formação de abscesso do epidídimo.

5.4 Filaríase Genital

Causa: *Wuchereria bancrofti* é responsável por 90% dos casos. *Brugia malayi* e *B. timori* respondem pelo restante. *Onchocerca volvulus*, um parasita não-linfático, pode infectar humanos.

Epidemiologia: Transmitida por mosquitos, leva um longo tempo para amadurecer – até 1 ano desde o início dos sintomas. Há um período de maturação de 2 wk no inseto; a infecção se dá via orifícios da picada; nos vasos linfáticos, machos e fêmeas produzem vermes que migram do sangue periférico durante o dia, quando são ingeridos por insetos e completam o ciclo. Encontrada principalmente em áreas tropicais. Grande número de pts infectados com filárias permanece asx permanentemente (Lymphology 1976;9:11).

Fisiopatologia: Bloqueio linfático em adultos, nódulos fibrosos ao redor das microfilárias nos vasos linfáticos ou em locais subcutâneos (*Onchocerca*). A produção de células supressoras de antígenos específicos causa filaremia (Nejm 1982;307:144).

Sx: O início pode ser retardado por + de 5 yr depois que as microfilárias deixam a área. Inchaço local e vermelhidão da pele onde as microfilárias penetram; febre. Pts com febre filarial sofrem acessos febris episódicos, linfangite, linfadenite, funiculoepididimite, edema fugaz, hidroceles pequenas agudas, e são tipicamente amicrofilarêmicos. Pts com patologia crônica têm hidrocele crônica, edema estabelecido, elefantíase, quilúria, escroto linfático.

Crs: A dz é crônica.

Lab: Achados de microfilária *Brugia* ou *Wuchereria* no sangue periférico, urina quilosa, ou coleção de líquido (hidrocele) são diagnósticos. Quase metade (40%) pos em esfregaços delgados; esfregaços espessos são melhores; ou centrifugue, em baixa potência, os crit em esfregaço coberto com camada amarela. Testes sorológicos específicos para infecção com *W. bancrofti* segundo CDC, e ELISA para ab IgG4 contra ag filariais recombinantes parecem promissores (Am J Trop Med Hyg 1994;50:727).

Pathol: Bx de nódulos linfáticos/da pele (*Onchocerca*) mostram vermes adultos.

Serol: Positiva.

Rx: (Nejm 1985;313:133). Dietilcarbamazina (DEC). Com contagens microfilariais elevadas, comece com doses baixas de DEC (3 mg/kg de peso corporal/d), aumentando gradualmente, a fim de evitar sx graves. De outra forma, 6 mg/kg de peso corporal/d durante o rx total de 72 mg/kg de peso corporal para *W. bancrofti*; 4 mg/kg de peso corporal para um total de 60 mg/kg de peso corporal para *B. malayi* (Campbell's Urology 1998;7[2]:733; Acta Trop 1981;38:217). Para elefantíase genital: rx cirúrgico para remover tecido edematoso e fibroso.

5.5 Gangrena de Fournier (Fasciite Necrotizante)

Semin Med 1984;4:69; 1983;3:345; Surg Gynecol Obstet 1990;170:49)

Causa: Organismos múltiplos, incluindo aeróbios (*E. coli, Klebsiella,* enterococos) e anaeróbios (*Bacteroides, Fusobacterium, Clostridium*) (Surg Gynecol Obstet 1990;1970:49; AUA Update 1986;5:6).

Epidemiologia: Fatores de predisposição incluem: DM, traumatismo local, parafimose, vazamento periuretral urinário, infecções pararetais ou perianais, e cirurgia, tais como circuncisão ou herniorrafia.

Fisiopatologia: Mais comumente, a infecção se origina da pele, uretra ou regiões retais. As bactérias, provavelmente, penetram a fáscia de Buck do pênis e se espalham ao longo da fáscia do músculo darto do escroto e pênis, fáscia de Colles do períneo e fáscia de Scarpa da parede abdominal anterior.

Sx: Dor e mal-estar.

Si: Febre, taquicardia, hipotensão, crepitação, gangrena, inchaço, eritema dos tecidos afetados.

Crs: O início geralmente é abrupto e rapidamente fulminante. Taxa de mortalidade = 20% (Surg Gynecol Obstet 1990;170:49; BJU 1990;65:524). A taxa de mortalidade é mais elevada em pts com DM, alcoólatras e naqueles com origens colorretais.

Cmplc: Pode requerer desvio urinário e/ou fecal; pode necessitar procedimentos subsequentes que forneçam cobertura das áreas afetadas da pele.

Diffdx: Abscesso perineal.

Lab: CBC, eletrólitos, BUN e creatinina, tipo e cruzamento.

Raio X: Radiografia simples do abdome pode demonstrar ar subcutâneo; US escrotal também pode mostrar presença de ar.

Rx: Ressuscitação com líquido, abx iv (combinação de ampicilina mais sulbactam, ou cefalosporinas de terceira geração, tais como ceftriaxona mais gentamicina mais clindamicina). Uma vez que o pt é ressuscitado, desbridamento cirúrgico emergencial. Frequentemente há necessidade de desbridamento subsequente nas próximas 24 a 48 hr. Com frequência é preciso cobertura tecidual extensiva, quando a infecção é erradicada.

5.6 Cistadenoma do Epidídimo

Causa: Lesão benigna que se origina dos dutos eferentes (Cancer 1976;37:1831).

Epidemiologia: Pode ser observado na doença de Von Hippel-Lindau; lesões bilaterais em 1/3 dos casos, observadas com mais frequência em adultos jovens; pode se apresentar acompanhado de infertilidade.

Fisiopatologia: Hiperplasia epitelial benigna.

Sx: Desconforto mínimo ou ausente.

Si: Epidídimo aumentado.

Diffdx: Neoplasma testicular, principalmente teratoma.

Raio X: US escrotal: massa epididimal parcialmente cística.

Rx: Epididimectomia.

5.7 Tumor Adenomatóide

Causa: Neoplasma benigno dos anexos. Etiologias possíveis: reação à lesão/inflamação, origem mesotelial ou endotelial (Richie JP, Steele GS. Neoplasms of the testis. Em: Campbell's Urology, 2002, 8ª. edição. Philadelphia: Saunders, Capítulo 81, 2909).

Epidemiologia: O mais comum dos tumores paratesticulares. A maioria se localiza na cabeça ou cauda do epidídimo, mas também ocorre nas túnicas testiculares e cordão espermático. Afeta homens de 20 a 30 anos de idade.

Fisiopatologia: Histopatologia: presença de vacúolos dentro das células epiteliais.

Si: Massa extratesticular sólida, sem transiluminação.

Diffdx: Lesão maligna, cisto do epidídimo.

Raio X: US escrotal: massa sólida, tipicamente no epidídimo.

Rx: Excisão cirúrgica.

5.8 Cisto Epidermóide

Causa: Neoplasma benigno do testículo.

Epidemiologia: É responsável por 1-2% dos tumores do testículo (Cancer 1981;47:577; BJU 1994;73:436). A maioria ocorre por volta dos 20 anos de idade; o restante, entre os 13 e os 30 anos. Raramente é bilateral (World J Urol 1984;2:76). Lado direito > esquerdo (1.27:1) (BJU 1994;73:436).

Fisiopatologia: O tumor pode representar um teratoma em monocamadas, porém com comportamento clínico benigno e sem assoc com neoplasia intraepitelial testicular (Campbell's Urology 1998;7[78]:2411).

Sx: Geralmente, indolor.

Si: Nódulo/cisto indolor.

Crs: A lesão benigna raramente coexiste com elementos teratomatosos sólidos malignos. Nenhum caso de recorrência local ou mets (Urology 1993;41:75; BJU 1986;58:55).

Diffdx: Outros neoplasmas testiculares.

Lab: Marcadores séricos: AFP, β-HCG, e LDH, se dx for incerto.

Raio X: US escrotal: cisto intratesticular bem circunscrito com centro hipoecóico e vórtices circunferenciais ecogênicos que não produzem sombras (Urology 1993;41:75).

Rx: Orquiectomia radical; mas, se houver confiança no dx pré-operatório, faz-se, então, excisão local. Bx do tecido testicular adjacente para avaliar neoplasia intraepitelial testicular, a fim de r/o teratoma maduro (BJU 1993;71:612).

5.9 Câncer do Testículo – Células Germinais

Causa: Pode ser congênito. Abnl do cromossomo 12 foram identificadas em pts com câncer do testículo (Eur Urol 1993;23:23; Lancet 1982;2:1349). Têm ocorrido alterações nos genes p53 e p16, supressores do tumor (Proc Am Ass Cancer Res 1996;37:586; J Urol 1994;152:418). Estudo de coorte realizado no nascimento mostrou um efeito significativo na incidência de tumor testicular de células germinais, sugerindo que o risco é determinado no útero. Concentrações mais elevadas de vários congêneres do bifenil policloretado (PCB) no sangue de mães em estudo de casos em comparação com mães de grupo controle sugerem um papel para a exposição de toxina no útero (Int J Androl 2004;27:282). O carcinoma testicular *in situ* é considerado precursor de lesão para o carcinoma testicular de células germinais (Curr Opin Oncol 2005;17:268).

Epidemiologia: A malignidade mais comum em homens entre 15 e 35 yr. A incidência varia muito no mundo inteiro, mas é mais elevada em muitos países europeus e mais baixa no Extremo Oriente (Curr Opin Oncol 2005;17:268). A incidência é de 6 por 100.000/homens por yr e parece estar aumentando (Int J Cancer 1996;65:723). Nos Estados Unidos, a incidência de não-seminomas está começando a atingir um platô (em caucasianos) ou a aumentar mais vagarosamente que os seminomas (em afro-americanos) (Cancer 2003;97:63). Aproximadamente 7-10% dos pts com câncer do testículo têm h/o de UDT (Br J Hosp Med 1970;4:25). Não muitos (2-3%) dos tumores testiculares são bilaterais. Microlitíase testicular pode estar associada com câncer testicular (J Urol 2004;172:1904).

Fisiopatologia: Os tumores testiculares podem ser divididos em tumores de células germinais e tumores de células não-germinais. Tumores de células germinais são responsáveis por 90-95% dos tumores testiculares primários. O seminoma é o mais comum dos tumores de células germinais em adultos; os tumores do saco vitelino são mais comuns em crianças. 40% (quase metade) dos tumores de células germinais são seminomas, 20-25% são carcinomas embrionários, 25-30% são teratocarcinomas, 5-10% são teratomas, e 1% representa coriocarcinoma puro (Presti J. Testicular cancer: an overview. Em: Crawford ED, Sakti D, eds. Current Genitourinary Cancer Surgery. 2ª. ed. Baltimore: Williams & Wilkins; 1997:445). Pts podem se apresentar com tumores de células germinais mistas. Tumores de células não-germinais incluem: tumores de células de Leydig, tumores de células de Sertoli e gonadoblastomas. Os tumores secundários dos testículos incluem: linfoma, leucemia e tumores metastáticos (da próstata, pulmões, trato gastrintestinal, melanoma, rim) (Tabela 5.1).

Sx: Pt pode ser asx, ou apresentar dor e outros sx de mets.

Si: Massa firme palpável dos testículos, hidrocele reativa, edema das extremidades inferiores com adenopatia extensa.

Tabela 5.1 Sistemas de estadiamento dos tumores de células germinais

Skinner /Walter Reed		TNM	
A/I	Confinado ao testículo	T T1	Confinado ao testículo
B/II	Apenas no retroperitônio	T2	Além da túnica albugínea
B1/IIa	< 6 nódulos positivos, todos < 2 cm	T3	Rede testicular/do epidídimo
B2/IIb	> 6 nódulos, ou qualquer nódulo > 2 cm	T4a	Invasão do cordão
B3/IIb	Doença volumosa > 5 cm	Tb	Parede escrotal
C/III	Doença além do retroperitônio	N N0	Sem nódulos
		N1	Um nódulo ipsilateral < 2 cm
		N2	Nódulos múltiplos ou um nódulo > 2 cm
		N3	Nódulos > 5 cm

Fonte: Campbell's Urology 1998;7;2419-2420, 7ª. edição. Philadelphia: Saunders.

Crs: Embora a incidência seja mais baixa em homens afro-americanos que em brancos não-hispânicos, o risco de morrer de câncer testicular é mais elevado para vários grupos raciais (afro-americanos, americanos nativos, hispânicos, havaianos e filipinos) em comparação com brancos não-hispânicos, após o ajuste do estágio, histologia e período do diagnóstico (Cancer Causes Control 2004;15:433). Se não for tratado, irá se transformar em mets. O coriocarcinoma tende a se transformar em mets via rota hematógena, o restante via linfonodos. Tumores testiculares do lado direito tendem inicialmente a formar mets nos nódulos interaortocavais, enquanto tumores do lado esquerdo formam mets nos linfonodos retroperitoneais para-aórticos. Cirurgia prévia inguinal ou escrotal altera a rota de disseminação das mets.

Cmplc: Cmplc assoc com RPLND incl falha ejaculatória, linfocele, ascite quilosa, aderências intestinais e lesões uretral e vascular (AUA Update 1993;16:122). Complc assoc com quimioterapia incl bleomicina: fibrose pulmonar, alopecia, mielossupressão, insuficiência renal; cisplatina: insuficiência renal, N/V, neuropatia; etoposida (VP-16): mielossupressão, alopecia, insuficiência renal, leucemia, e leucemia secundária em pts rx com esquemas quimioterápicos baseados na etoposida. A radioterapia para seminoma de estágio II ou III está assoc com risco aumentado de mortalidade cardíaca > 15 yr após a radiação. Quimioterapia e radioterapia para Ca testicular podem afetar adversamente a fertilidade, cujas taxas diminuem cerca de 30% após tratamento; a radiação parece ter os efeitos mais pronunciados (Cancer 2004;100:732).

Diffdx: Cisto intratesticular, torção testicular, epididimite, epididimoorquite, hidrocele, hérnia, hematoma, cisto epidermóide ou dermóide.

Lab: β-HCG elevada nos pts com coriocarcinoma, podendo ser aumentada com carcinoma embrionário e seminoma. A β-HCG é produzida pelas células sinciciotrofoblásticas. β-HCG elevada pode ser observada em outras malignidades, incl as do fígado, pâncreas, estômago, mamas, rim e bexiga, e também pode ser elevada em pts que usam maconha (Hematol Oncol Clin North Am 1991;5:1245). A meia-vida do soro é de 24-36 hr. AFP pode ser produzida por carcinoma embrionário puro, teratocarcinoma, tumor do saco vitelino e tumores mistos, mas não por coriocarcinoma puro ou seminoma puro (Cancer 1980;45:1755,2166). Isso pode ser elevado em pts com câncer pulmonar, pancreático e hepatocelular, bem como naqueles com doença hepática (Hematol Oncol Clin North Am 1991;5:1245; GE 1983;65:530). A meia-vida do soro é de 5-7 d. LDH pode ser elevada para tumores testiculares, mas a sens e a specif são limitadas. Níveis elevados podem sugerir doença extensa ou volumosa; aumentos no pós-tratamento indicam recaída (Semin Urol Oncol 1996;14:13; Urol Clin North Am 1993;20:67). O período de tempo que é preciso para que os marcadores se normalizem pode predizer resultados, principalmente nos pts sob maior risco, nos quais o tempo prolongado de normalização é assoc com resultados piores (J Clin Oncol 2004;22:3868).

Raio X: US escrotal pode ajudar a confirmar a presença de massa intratesticular. Raios X PA e lat do tórax são indicados em todos os pts, exceto naqueles com abnl abdominais na CT, em cujo caso se indica cxray (J Urol 1993;150:874). CTs do abdome e pelve são parte do exame minucioso de estadiamento em todos os pts, para avaliar presença de linfadenopatia. A precisão da CT é de 70-80%, com taxa falso-neg de 23-44% (Urol Int 1988;443:198; Br J Radiol 1986;59:131; J Urol 1982;127:715). Tomografia com emissão de pósitrons fluorodeoxi-D-glicose (FDG PET) tem mais sens e specif para tumor residual após quimioterapia em pts com seminoma, 100% sens e 80% specif para FDG PET em comparação com 74% e 70%, respectivamente, para varredura com CT (J Clin Oncol 2004;11:1034).

Rx: O rx inicial consiste em labs séricos, cxray e CTs do abdome e pelve, se puderem ser obtidos imediatamente. É realizada orquiectomia inguinal radical. O rx subsequente é baseado no estágio clínico e histologia do tumor, e no *status* dos marcadores tumorais (Oncology 1997;2:717). Veja a Fig 5.1 para tratamento com algoritmos. A taxa de sobrevivência é de 95% e até mais elevada (Urol Clin North Am 1998.25:397; Oncology 1997;11:717).

A. Estágio I

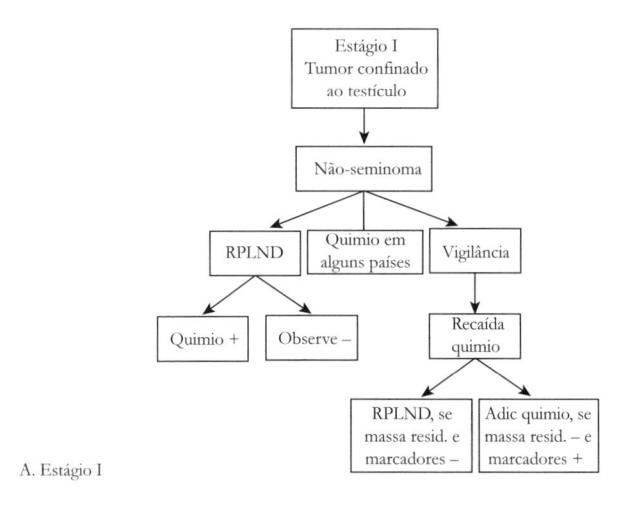

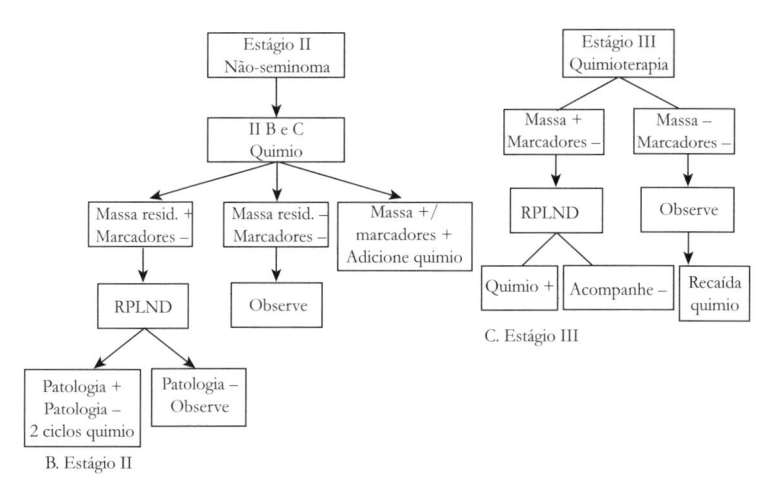

```
Estágio I
Tumor confinado ao testículo
   │
   ▼
Não-seminoma
  ├── RPLND
  │     ├── Quimio +
  │     └── Observe –
  ├── Quimio em alguns países
  └── Vigilância
        └── Recaída quimio
              ├── RPLND, se massa resid. e marcadores –
              └── Adic quimio, se massa resid. – e marcadores +
```

B. Estágio II

```
Estágio II
Não-seminoma
   │
   ▼
II B e C Quimio
   ├── Massa resid. + Marcadores –
   │     └── RPLND
   │           ├── Patologia +  →  Patologia – 2 ciclos quimio
   │           └── Patologia –  →  Observe
   ├── Massa resid. – Marcadores –
   │     └── Observe
   └── Massa +/ marcadores + Adicione quimio
```

C. Estágio III

```
Estágio III
Quimioterapia
   ├── Massa + Marcadores –
   │     └── RPLND
   │           ├── Quimio +
   │           └── Acompanhe –  →  Recaída quimio
   └── Massa – Marcadores –
         └── Observe
```

Figura 5.1 Tratamento com algoritmos para tumores não-seminomatosos de células germinais do testículo.

5.10 Tumores das Células de Leydig

Causa: Não se conhece. Parece não ter assoc com UDT.

Epidemiologia: É responsável por 1-3% dos tumores do testículo (Am J Surg Path 1985;9:177; Cancer 1975;35:1184; 1973;32:1186). Homens 20-60 yr, 25% antes da puberdade, 97% unilaterais (Am J Surg Paht 1985;9:177), 10% malignos, geralmente após a sexta década de vida (Am J Surg Path 1985;9:177).

Fisiopatologia: Histologia: cristais de Reinke. Os critérios para malignidade são as mets (Histopath 1998;33:361).

Sx: Alguns pts (20%) sentem dor (Am J Surg Path 1985;9:177). Possível presença de impotência, diminuição da libido, ginecomastia (Am J Surg Path 1985;9:177).

Si: Em meninos na pré-puberdade: precocidade isossexual, genitália externa proeminente, voz grossa, crescimento dos pelos (Nejm 1999;341:1763), aumento testicular. A maioria dos adultos não tem manifestações endócrinas; 20-25% dos pts sofrem efeitos feminilizantes (Cancer 1975;35:1184).

Diffdx: Outros neoplasmas testiculares; em casos pré-pubertários, r/o CAH; distúrbios adrenocorticóides feminilizantes, síndrome de Klinefelter, outros distúrbios testiculares feminilizantes.

Lab: Em casos pré-pubertários: testosterona sérica aumentada, ± 17-cetosteróides elevados. Em adultos, pode ser observado aumento nos estrogênios urinários e plasmáticos, e níveis baixos de gonadotropina e testosterona (Nejm 1999;341:1763).

Raio X: US escrotal: lesão intratesticular; pode ser bilateral. MRI para detecção de pequenas lesões não-palpáveis não identificadas na US (Clin Ped 1990;29:414).

Rx: Orquiectomia inguinal radical. Se for questionada malignidade, CTs do abdome e pelve para checagem de nódulos. Os efeitos da virilização e da feminilização são, até certo ponto, irreversíveis.

5.11 Tumores das Células de Sertoli

Causa: Não se conhece. A maioria ocorre em testículos normais, mas pode acontecer em UDTs.

Epidemiologia: É responsável por < 1% dos tumores do testículo, 10% malignos, 1/3 em pts ≥ 12 yr. Calcificação de grandes células assoc com complexo de Carney (mixoma, hiperplasia adrenocortical, tumor pituitário, pigmentação da pele) e síndrome de Peutz-Jeghers (Urology 1998;52:520; Am J Surg Path 1997;21:1271; Am J Clin Path 1980;74:607).

Fisiopatologia: Histologia: elementos epiteliais que lembram as células de Sertoli, quantidades variáveis de estroma, presença de mets são critérios para malignidade.

Sx: Pode ser dolorido ou indolor.

Si: Massa testicular, ± ginecomastia.

Diffdx: Tumor de células de Leydig.

Lab: Pode ser notado aumento da testosterona plasmática nos pacientes com virilização (Cancer 1975;35:1184).

Raio X: US escrotal: massa intratesticular. Se forem questionadas mets, CTs do abdome e pelve, cxray, varredura óssea.

Rx: Orquiectomia radical. Se houver nódulos aumentados e malignos, RPLND (Cancer 1968;22:8).

5.12 Carcinóide do Testículo

Causa: Neoplasma maligno.

Epidemiologia: O testículo é um lugar pouco frequente. Pode também ser local de metástases.

Fisiopatologia: Para estabelecer dx de carcinóide primário, r/o lesão em qualquer outro lugar (J Urol 1981;125:255). Histopatologia: idêntica ao carcinóide do tipo insular, encontrado no intestino e derivado do intestino médio (J Urol 1976;116:821). O carcinóide primário do testículo pode representar o desenvolvimento unilateral de um teratoma ou pode se originar das células argentafins dentro do testículo (J Urol 1976;116:821).

Sx: Indolor.

Si: Aumento testicular lento.

Diffdx: Outros tumores de células germinais e não-germinais do testículo.

Lab: Soro: AFP e β-HCG são normais; urina de 24 hr para 5-HIAA.

Raio X: US escrotal: lesão intratesticular.

Rx: Orquiectomia radical: se for tumor testicular primário, este procedimento é tudo de que se necessita (J Urol 1981;125:255; 1977;118:777).

5.13 Gonadoblastoma (Tumor de Disginesia Gonádica)

Causa: Ocorre principalmente em pts com disginesia gonádica.

Epidemiologia: É responsável por 0,5% dos neoplasmas do testículo. Afeta todas as faixas etárias, na maioria homens < 30 yr.

Fisiopatologia: Histopatologia: 3 elementos: células de Sertoli, células intersticiais, células germinais, em proporções variadas. Corpos de Call-Exner; cromossomo Y em quase todos os pts, 46 WY e 45 X0/46 XY mais comuns (Hum Pathol 1991;22:884). A maioria (4/5) dos pts com gonadoblastoma é representada por mulheres fenotípicas; o restante, por homens fenotípicos (Cancer 1970;25:1340).

Si: Em mulheres fenotípicas: mamas pequenas, genitália interna hipoplásica, ± aumento do clitóris e gônadas vestigiais. Em homens fenotípicos: ginecomastia, hipospadia, alguma genitália feminina interna, disginesia testicular.

Crs: Germinoma invasivo (seminoma); outros tumores de células germinais também podem se desenvolver.

Diffdx: Outros neoplasmas do testículo.

Rx: Orquiectomia radical. Devido à alta incidência de doença bilateral (50%), é indicada gonadectomia contralateral. Se forem identificados outros tumores de células germinais ou seminomas, indica-se avaliação rigorosa do estadiamento.

5.14 Linfoma do Testículo

Causa: Pode ser uma manifestação de doença extranodular primária, sinal inicial de doença nodular clínica oculta, ou manifestação tardia de linfoma nodular disseminado (Campbell's Urology 1998;7[78]:2443).

Epidemiologia: Aproximadamente 2% dos tumores malignos do testículo ocorrem em homens < 50 yr, 25% em homens mais velhos (J Urol 1977;118:1004; BMJ 1963;2:891). Média de idade: 60 yr. Bilateral em 50% dos pts, simultâneo em 10%, com metacrônico nos restantes (Campbell's Urology 1998;7[78]:2443). O linfoma primário do testículo pode ocorrer em crianças.

Fisiopatologia: Histologia: geralmente, grau intermediário a elevado de célula B (J Urol 1996;155:943), substituição difusa do testículo. Mets semelhantes à dos tumores de células germinais.

Sx: Cerca de 1/4 dos pts tem sx constitucionais generalizados, incl perda de peso, fraqueza, anorexia.

Si: Testículo aumentado e dolorido.

Crs: O diagnóstico é ruim, se a doença se generalizar dentro de 1 yr após dx. Pts com tipos linfocíticos mal diferenciados tendem a sobreviver mais tempo que aqueles com tipos histiocíticos. Pts com doença aparentemente confinada ao testículo podem viver até mais 87 mo (Cancer 1981:48:2095). A não-evidência de doença sistêmica 1 yr após quimioterapia indica alta probabilidade de cura.

Diffdx: Outros neoplasmas testiculares.

Lab: CBC com esfregaços periféricos, estudos da medula óssea.

Raio X: US escrotal: infiltração difusa do tumor (Rad Med 1996;14:121). Raio X do tórax, varredura óssea, CT, possível varredura do fígado/baço.

Rx: Orquiectomia radical e encaminhamento ao oncologista.

5.15 Leucemia do Testículo

Causa: O testículo é o local inicial de recaída em meninos com ALL.

Epidemiologia: Há uma incidência de 8% em crianças com ALL (Cancer 1975;35:1203).

Fisiopatologia: Infiltração leucêmica ocorre em espaços intersticiais, com destruição dos túbulos por infiltração, em casos avançados (Campbell's Urology 1998;7[78]:2411).

Sx: Frequentemente é indolor.

Si: Testículo aumentado; pode ser bilateral; descoloração escrotal.

Crs: O intervalo desde o envolvimento do testículo até a morte varia de 5 a 27 mo; a média é de 9 mo (Campbell's Urology 1998;7[78]:2411).

Diffdx: Outros neoplasmas testiculares.

Raio X: Aumento testicular difuso.

Rx: Bx do testículo para dx. XRT do testículo: 2.000 cGy com reinstituição de quimioterapia adjuvante ou reindução de terapia para crianças com recaída no testículo enquanto estão sob quimioterapia.

5.16 Tumores Secundários do Testículo: Linfoma, Leucemia, Metastático

Causa: Neoplasia.

Epidemiologia:

Linfoma: É responsável por 5% dos tumores do testículo; é o neoplasma secundário mais comum do testículo, o mais frequente dos tumores do testículo em homens > 50 yr. Média de idade: 60 yr.

Leucemia: Há uma incidência de 8% do envolvimento extramedular do testículo em crianças com ALL (Cancer 1975;35:1203).

Metastático: Geralmente, ocorre por volta dos 50 e 60 anos.

Fisiopatologia:

Linfoma: Veja 5.14.

Leucemia: Veja 5.15.

Metastático: As fontes primárias mais comuns incl próstata, pulmões, trato gi, melanoma, rim.

Sx:

Linfoma: Sx constitucionais generalizados, incl perda de peso, fraqueza, anorexia.

Leucemia: Frequentemente, asx.

Metastático: Sx relacionados à doença primária e outros locais de mets.

Si:

Linfoma: Aumento testicular difuso; 50% dos pts têm tumores bilaterais, simultaneamente em 10% e com metacronia nos restantes; adenopatia pode estar presente.

Leucemia: Aumento testicular difuso, bilateral em 50% dos casos; pode haver descoloração escrotal.

Metastático: Massa testicular sólida; pode ser múltipla.

Crs:

Linfoma: Veja 5.14.

Leucemia: Veja 5.15.

Cmplc: R/o orquite ou tumor primário do testículo; cirurgia e/ou quimioterapia pode prejudicar a fertilidade.

Lab: AFP sérica, β-HCG, e LDH.

Linfoma: CBC, esfregaços periféricos, bx da medula óssea.

Leucemia: CBC, bx da medula óssea.

Metastático: Conforme prescrito para lesão primária.

Raio X:

Linfoma: Raio X do tórax, varredura óssea, CT.

Metastático: CT para avaliar presença de mets adicionais.

Rx:

Linfoma: Veja 5.14.

Leucemia: Veja 5.15.

Metastático: Em caso de suspeita, bx do testículo, como a do câncer primário.

5.17 Leiomiossarcoma do Cordão Espermático

Causa: Neoplasma maligno.

Epidemiologia: Raro. Exatamente 10% dos sarcomas do cordão espermático em adultos (Urology 1984;23:187).

Fisiopatologia: Origina-se do músculo liso dos vasos do cordão espermático. Há 3 padrões de disseminação: alto risco de recorrência local e extensão, disseminação hematógena para o pulmão e mets linfáticas, tais como linfonodos para-aórticos (J Urol 1991;146:342; 1981;126:611; Urology 1984;23:187).

Sx: Indolor.

Si: Massa firme intraescrotal que não envolve o testículo ou o epidídimo, aumentando gradualmente.

Crs: A taxa de sobrevivência em 5 yr é de 50-80% (Cancer 1996;77:1873).

Diffdx: Outros neoplasmas benignos e malignos do cordão.

Lab: AFP e β-HCG para r/o neoplasma do testículo.

Raio X: US escrotal: massa sólida paratesticular. MRI: specif 88% para lesões intraescrotais (Fortschr Roentgenstr 1991;155:436). CTs do abdome e pelve para r/o adenopatia retroperitoneal. Raio X do tórax para r/o mets pulmonares.

Rx: Orquiectomia radical (inguinal) (Urology 1984;23:187; J Urol 1981;126:611; BJU 1981;53:193). RPLND é indicada para nódulos aumentados na varredura com CT. Quimioterapia adjuvante e XRT são vantajosas em sarcomas de grau elevado (J Urol 1991;146:342; Urology 1986;27:28; 1984;23:187). XRT adjuvante auxilia na redução de recorrência local (Int J Urol 1999;6:536). Diagnóstico ruim com doença recorrente.

5.18 Ruptura do Testículo

Eur Urol 1994;25:119; J Urol 1993;250:1143

Causa: Traumatismo abrupto ou penetrante.

Epidemiologia: Pode ser acidental ou autoinduzido.

Fisiopatologia: A laceração da túnica albugínea provoca extrusão dos túbulos seminíferos.

Si: Equimose escrotal/hematoma, incapacidade de apalpar totalmente o testículo.

Sx: Dor.

Raio X: US escrotal: precisão total para detecção de ruptura traumática do testículo; specif, 75%; sens, 64%; valor preditivo pos, 77,8%, valor preditivo neg, 60% (J Urol 1993;150:1834).

Rx: Exploração imediata, se houver suspeita de ruptura. Faça desbridamento do tecido necrótico e com extrusão, feche a túnica albugínea, drene e administre abx por 7 d.

5.19 Varicocele

Causa: Dilatação do plexo pampiniforme das veias ao redor do testículo pode ser secundária a considerações anatômicas (veia testicular esquerda penetrando a veia renal esquerda), válvulas venosas incompetentes, ou "fenômeno do quebra-nozes" (compressão da veia renal esquerda entre a artéria mesentérica superior e a aorta) (J Urol 1980;124:833), ou obstrução da veia cava inferior.

Epidemiologia: Rara, antes da puberdade. Lado esquerdo (90%) > direito; pode ser bilateral. Cerca de 10% dos adolescentes têm varicocele (Eur J Endocrinol 2000;143:775). Aproximadamente 40% dos homens examinados com relação à infertilidade têm varicocele e > 50% deles apresentam melhora na análise de sêmen após varicocelectomia (J Androl 1986;7:147).

Fisiopatologia: Efeitos deletérios no testículo podem ser secundários à temperatura intraescrotal elevada, como resultado de coletas de sangue venoso quente (Fértil Steril 1988;49:199; J Urol 1988;139:207). Outras teorias possíveis incl refluxo da suprarrenal e metabólitos renais originários da veia renal (Fertil Steril 1974;25:88), fluxo sanguíneo diminuído (J Clin Invest 1981;68:39), e hipoxia (J Androl 1985;6:117). As alterações podem afetar os dois testículos (J Clin Invest 1981;68:39).

Complc: Infertilidade.

Si: "Bolsa de vermes" no escroto ipsilateral, tamanho do testículo ipsilateral diminuído.

Sx: Desconforto escrotal.

Lab: Análise de sêmen: é mais comum a diminuição da motilidade, 65% com concentração espermática reduzida (< 20 milhões/cc), padrão de stress – número aumentado de células amorfas e células germinais imaturas (Fertil Steril 1965;16:735). Testosterona nl, ocasionalmente FSH aumentado (Fertil Steril 1975;26:1006).

Raio X: US escrotal: a maneira mais precisa de avaliar o tamanho do testículo. US renal para varicocele direita aguda: r/o obstrução da veia cava inferior.

Rx: Adolescentes: rx indicado para varicocele clinicamente detectável assoc com tamanho testicular ipsilateral diminuído (J Urol 1988;139:562; 1987;137:475). Adultos: rx, no caso de infertilidade, com análise abnl de sêmen. Melhora nos parâmetros seminais notada em 70%, após reparo; motilidade é o fator que, mais comumente, apresenta melhora, seguido por densidade e morfologia (J Urol 1986;136:609; 1979;121:435). Reparo de varicocele grande assoc com melhora significativamente mais elevada na qualidade do sêmen do que varicocele pequena (J Urol 1996;155:1287). O objetivo do rx é a ligação ou oclusão das veias dilatadas; pode ser feita via inguinal ou por abordagem subinguinal, retroperitoneal ou laparoscópica, ou via técnica de oclusão radiológica. Riscos da cirurgia: recorrência, hidrocele, lesão à artéria testicular. As taxas médias de concepção após reparo são de 40-50% (J Urol 1986;136:609; 1979;121:435; Urology 1977;10:446).

5.20 Infertilidade Masculina

Causa: As causas são estruturais, cromossômicas, infecciosas (trato genital e orquite por caxumba pós-pubertal), induzidas por medicamentos/drogas, imunológicas, quimioterápicas, induzidas por XRT, e obstrutivas. A infertilidade pode ser devida a hábitos coitais incorretos, contagem abnl dos espermatozóides (oligospermia, azoospermia), motilidade abnl dos espermatozóides (astenospermia), morfologia abnl dos espermatozóides e disfunção ejaculatória.

Epidemiologia: Aproximadamente 20% dos casos de infertilidade são devidos inteiramente a um fator masculino. 30% adicionais envolvem tanto fatores masculinos quanto femininos (Fertil Steril 1991;56:192).

Eval: Histórico e exame físico: avalie hábitos coitais e uso de lubrificantes que podem afetar a motilidade dos espermatozóides (Lubafax,

K-Y-Jelly, Keri Lotion, Surgilube, e saliva) (Fertil Steril 1987;47:882; 1982;38:721; 1975;26:872; Am J Obgyn 1972;113:88), doença febril recente (pode prejudicar a fertilidade por 1-3 mo), medicamentos, hx de cirurgia, traumatismo. Avalie características sexuais secundárias, tamanho e posição do testículo, presença de vasos, apalpe o epidídimo, r/o hipospadia, investigue varicocele, faça DRE para r/o aumento da vesícula seminal.

Lab: Análise de sêmen: 2 d de abstinência e entrega para lab dentro de 2 hr após ter sido colhido. Parâmetros nl para sêmen: volume = 1,5-5,0 mL, contagem total de espermatozóides > 50 milhões (≥ 20 milhões/cc), motilidade > 50%, progressão > 2, morfologia > 50% pelos critérios padronizados de morfologia nl dos espermatozóides, ou > 14% formas nl por critérios rigorosos (Campbell's Urology 1998;7[4]:1287). Se houver histórico ou sinais físicos apoiadores, ou densidade dos espermatozóides < 5-10 milhões de espermatozóides/mL, verifique, então, LH, FSH, e testosterona.

Ejaculado com volume baixo ou ausente: Verifique a urina pós-coito quanto à presença de espermatozóides. Se não houver ejaculado e se a urina mostrar > 5-10 espermatozóides/hpf, a sugestão é de ejaculação retrógrada. Se o volume do ejaculado for baixo, também sugere ejaculação retrógrada. A ejaculação retrógrada pode ser rx com sulfato de efedrina (25-50 mg qid), cloridrato de pseudoefedrina (60 mg qid), ou cloridrato de imipramina (25 mg bid). Se não houver efeito em 2 wk, é improvável que funcione. Se o ejaculado for ausente ou tiver volume baixo, e se não houver espermatozóides na urina, é necessária TRUS das vesículas seminais e dutos ejaculatórios para r/o anomalia congênita ou obstrução. A obstrução do duto ejaculatório pode ser tratada com TUR. Se a TRUS for nl, faça bx do testículo, para avaliar espermatogênese. Se houver espermatozóides, é necessária avaliação posterior em relação à obstrução física ou funcional. Se a bx do testículo não mostrar espermatozóides, cheque LH, FSH, e testosterona. Se FSH for > 2-3 vezes nl, com LH e testosterona nl e testículos pequenos, pode se tratar de falha das células germinais. Rx com inseminação artificial, ou adoção. Se FSH e LH forem elevados, e testosterona nl ou baixa, pode se tratar de falha testicular. Se tanto o FSH quanto o LH estiverem baixos, é indicada avaliação endócrina posterior quanto a hipogonadismo hipogonadotrófico.

Oligospermia: Raramente é observada como um achado isolado na análise de sêmen. Em casos severos de oligospermia, verifique LH, FSH, e testosterona; se estiverem abnl, é preciso avaliação endócrina completa. Se labs forem nl, o pt é candidato à reprodução assistida ou rx médico empírico (citrato de clomifeno).

Astenospermia: Pode ser secundária a períodos prolongados de abstinência, infecção do trato genital, ab antiespermatozóides, obstrução parcial do duto ou causas idiopáticas. Cheque ensaio ab antiespermatozóides; se for pos, pode-se proceder à imunossupressão ou à reprodução assistida. Se o ensaio de ab antiespermatozóides for neg, r/o piospermia; se não houver piospermia, r/o obstrução, varicocele, calores, doença sistêmica, e considere a viabilidade do ensaio. Ab antiespermatozóides presentes em 60% após vasectomia (Fertil Steril 1971;22:629). Torção testicular ou traumatismo pode levar ao desenvolvimento de ab antiespermatozóides.

Várias síndromes (Kallman, eunuco fértil, deficiência isolada de FSH, Prader-Willi) são associadas com deficiências do GnRH, LH, e FSH. O rx consiste em restaurar as deficiências. As anomalias genéticas assoc com infertilidade incl: síndrome de Klinefelter (XXX masculino), XX masculino, anormalidades androgênicas (deficiência na síntese de androgênios, conversão da testosterona em DHT, anormalidades no receptor de androgênios) e síndrome de Noonan (46 XY).

UDT assoc com concentrações diminuídas de espermatozóides. Metade dos pts com UDT bilateral e 25-30% dos pts com UDT unilateral terão concentrações de espermatozóides $< 12\text{-}20$ milhões/mL (J Urol 1989;142:749; Nejm 1976;295:15). Quanto mais alta a posição do UDT, mais grave é a disfunção testicular.

Varicocele é a causa mais comum, cirurgicamente tratável, da infertilidade.

A não-ejaculação pode acontecer em pts com cirurgia retroperitoneal, lesão da medula espinhal, MS, mielite transversa e DM. Rx com estimulação vibratória ou eletroejaculação (J Urol 1990;344a). Hipoplasia congênita ou ausência do vaso deferente se manifesta como azoospermia com baixo volume, e a bx do testículo demonstra espermatogênese. Rx com aspiração dos espermatozóides no epidídimo e injeção intracitoplasmática de espermatozóides (ICSI).

Reprodução Assistida:

Inseminação intrauterina (IUI): Gravidez 7-19% por ciclos estimulados e 0,2-22% por ciclos sem estimulação (Hum Reprod 1994;9:2022; Fertil Steril 1992;58:995; 1987;47:441; 1986;6:673; Obgyn 1983;82:780).

Fertilização in vitro: As taxas de fertilização são mais baixas com fator de infertilidade masculino. As taxas médias de nascimento viáveis são de 16,6% por ciclo de recuperação de ovos para casais com fator masculino em comparação com 21,5% para casais cujo fator não é masculino (Fertil Steril 1995;64:13). Injeção intracitoplasmática de espermatozóides (ICSI): têm sido relatadas taxas de gravidez de 25-35% por ciclo de ovos retidos (Hum Reprod 1994;9:2051; 1993;8:1061).

Capítulo 6
Doenças da Próstata

6.1 Prostatite

Causa: Etiologias bacterianas e não-bacterianas.

Epidemiologia: A prostatite afeta até 50% dos homens em algum momento de suas vidas. Ocorre em homens de todas as idades (Curr Opin Urol 1998;8:33). Aproximadamente 8% de todas as consultas urológicas nos Estados Unidos são relacionadas à prostatite (National Ambulatory Medical Care Survey 1992). Apenas cerca de 6-8% dos homens com prostatite terão prostatite bacteriana (Urology 1990;36[5 suppl]:13).

Fisiopatologia: Classificação e definições de prostatite segundo o NIH:

I. Prostatite bacteriana aguda

II. Prostatite bacteriana crônica: infecção recorrente

III. Prostatite não-bacteriana crônica/síndrome da dor pélvica crônica: sem infecção demonstrável

IIIA. Síndrome da dor pélvica inflamatória crônica: presença de wbc no sêmen/secreções prostáticas expressas ou urina após massagem da próstata (VB3)

IIIB. Síndrome da dor pélvica não-inflamatória crônica: não foram notadas wbc no sêmen/ secreções prostáticas expressas ou VB3

IV. Prostatite inflamatória assintomática: detectada pela bx da próstata ou presença de wbc nas secreções prostáticas durante avaliação de outros distúrbios (Jama 1999;282:236)

Os organismos isolados na prostatite bacteriana aguda e crônica são os mesmos daqueles causadores de UTI (Tech Urol 1995;1:162). *E. coli* é responsável por 80% das infecções prostáticas; outros organismos Gram-negativos (*Pseudomonas aeruginosa, Serratia, Klebsiella, Proteus*) respondem por 10-15% das infecções. Enterococos foram identificados em 5-10% dos casos de prostatite (Urology 1997;49:809). O papel da *Chlamydia trachomatis* na prostatite é controverso. A etiologia da prostatite bacteriana aguda frequentemente é devida ao refluxo de urina infectada para os dutos prostáticos que drenam na uretra posterior (BJU 1974;46:537; 1982;54:729). Inflamação e edema podem levar à oclusão desses dutos, aprisionando as bactérias e ocasionando prostatite bacteriana crônica (Urology 1997;49:809). O refluxo urinário intraprostático, que causa uma prostatite "química", pode desempenhar um papel na etiologia da prostatite não-bacteriana (Urology 1987;30:183).

Sx: Frequência e urgência urinárias, disúria, mal-estar, dor no períneo, virilha, testículos, costas, área suprapúbica.

Si: Febre/calafrios, quando se tratar de infecção bacteriana aguda, taxa de fluxo urinário diminuída, nictúria, próstata sensível, flutuante ou firme, no DRE.

Diffdx: Cálculo ureteral distal, remanescente mülleriano, estenose uretral, BPH, cisto da vesícula seminal, cisto prostático, IC, câncer da bexiga, remanescente uracal, hérnia, cisto do duto ejaculatório, depressão/estresse, estenose espinhal, cisto mesentérico, fibromialgia.

Lab: O teste de Meares-Stamey é o padrão ouro para o dx de prostatite bacteriana. Após limpeza e retração do prepúcio, o paciente urina os primeiros 10 mL em um recipiente estéril (VB1); colete, então, 5-10 mL do jato médio (VB2); a seguir, faça uma massagem prostática, colete secreções prostáticas expressas, verifique-as ao microscópio e colete os primeiros 10 mL de urina após massagem (VB3). O teste modificado de Nickels é simples e tem 91% sens e specif em comparação com a técnica de Meares-Stamey. Técnica de Nickels: colete o jato médio urinário e massageie a próstata; então, colete a urina pós-massagem e faça UA, c + s, ou ambos. Estudos futuros incluem técnicas imunológicas que permitem triagem de ab para secreções prostáticas expressas, ou espécime VB3 para patógenos prostáticos comuns, e técnicas biológicas moleculares usando PCR para id produtos de gene bacteriano (Urology 1998;51:362).

Raio X: Varredura da PVR da bexiga, a fim de assegurar esvaziamento completo da bexiga. Urofluxo é útil em pts com queixas quanto à micção. Cistoscopia não é indicada na maioria dos pts. Videourodinâmica em pts com prostatite não-bacteriana crônica pode demonstrar disfunção espástica do colo da bexiga e uretra prostática.

Rx: O rx da prostatite bacteriana aguda consiste em abx; tipicamente, fluoroquinolonas por 6-12 wk. Tm/S podem ser usados. A prostatite bacteriana crônica é rx com abx por períodos prolongados. Em pts com infecções recorrentes frequentes podem ser usados abx profiláticos, a longo termo. Pts com prostatite não-bacteriana crônica podem ser tratados com os seguintes esquemas:

Categoria IIIA: Abx de amplo espectro, terapia com α-bloqueador, agentes anti-inflamatórios, finasterida ou outra inibidor da 5-α redutase, em casos de próstata aumentada, massagem prostática (2-3 x/wk), terapia de apoio (aconselhamento), terapia transuretral com micro-ondas, ou fitoterapia.

Categoria IIIB: Terapia com α-bloqueador, relaxante muscular, analgésicos, *biofeedback*, exercícios de relaxamento, terapia de apoio (aconselhamento).

Outras terapias: Banhos de assento; evitar condimentos, cafeína e bebidas alcoólicas. O biofeedback tem resultados encorajadores em pts com síndrome da dor pélvica não-inflamatória crônica (Curr Opin Urol 1996;6:53).

6.2 Abscesso Prostático

Causa: Infecção bacteriana.

Epidemiologia: A maioria dos casos ocorre em homens de 50 a 60 anos, mas também tem sido relatado em bebês (Rev Inf Dis 1988;10:239). Desde os anos 1940, a incidência tem diminuído e o organismo causador tem mudado. Antes de 1940, *Neisseria gonorrhoeae* era responsável por 40% dos casos; atualmente, *E. coli* responde por 70% dos casos (Rev Inf Dis 1988;10:239; Am J Surg 1931;11:334). Raramente pode ocorrer infecção secundária ao *Staphylococcus aureus* (J Urol 1986;136:1281). O risco é aumentado em homens com DM, insuficiência renal crônica tratados com diálise, imunocomprometidos e naqueles submetidos à instrumentação uretral recente, ou que necessitam de cateteres de demora crônicos (Rev Inf Dis 1988;10:239; J Urol 1986;136:1281).

Fisiopatologia: Secundária à infecção uretral ascendente e refluxo intraprostático de urina infectada, que leva à prostatite bacteriana aguda, a qual, em indivíduos predispostos, pode se desenvolver em abscesso prostático.

Sx: Disúria, frequência, dor no períneo, dor nos flancos.

Si: Retenção urinária, febre/calafrios, hematúria, descarga uretral. A próstata pode ser flutuante (16%), sensível à palpação (35%), ou aumentada (75%) no DRE (Rev Inf Dis 1998;10:239).

Cmplc: Taxa de mortalidade de aproximadamente 5% (Rev Inf Dis 1988;10:239).

Diffdx: Prostatite, vesiculite seminal.

Lab: UA, c + s, CBC.

Raio X: Varredura com CT ou US trans-retal ajuda no dx e serve como guia para aspiração percutânea para cultura, drenagem e avaliação da resposta ao rx.

Rx: Abx específico para a bactéria e drenagem. Esta pode ser feita por via percutânea ou por incisão/ressecção transuretrais.

6.3 Hiperplasia Prostática Benigna (BPH)

Diretrizes da AUA (www.auanet.org)

Causa: Neoplasma benigno da próstata. O desenvolvimento requer uma combinação de androgênios testiculares e envelhecimento (J Androl 1991;12:356). Parece ser uma condição progressiva (J Urol 2002;168:1446), tendo o PSA e o volume da próstata como fatores preditivos comuns do progresso clínico (Curr Opin Urol 2005;15:35).

Epidemiologia: A condição neoplásica mais comuns que afeta os homens. Há uma prevalência de 30%, pelo exame físico; aos 40-45 anos de idade, 40% dos homens eventualmente terão sx que irão requerer meds ou cirurgia (Curr Opin Urol 2005;15:35), e 50% após os 70 anos.

Fisiopatologia: Tecido hiperplásico localizado centralmente na porção periuretral da próstata. Todos os elementos glandulares e estromais da próstata normal estão envolvidos, em graus variáveis, na BPH. Os sx não se correlacionam necessariamente com o tamanho da próstata (J Urol 1984;132:474; BJU 1981;53:613).

Sx: Frequência urinária, urgência urinária, sensação de enchimento incompleto da bexiga, nictúria, hesitação, jato intermitente. Sistema de classificação da AUA (Nejm 1995;332:99): 5 pontos = sempre; $4 = > 1/2$ das vezes; $3 = 1/2$ das vezes; $2 = < 1/2$ das vezes; $1 = < 1/5$ das vezes; $0 = $ nunca, para cada um dos seguintes sx:

1. Esvaziamento incompleto
2. Frequência $>$ q 2 hr
3. Interrupção/início da micção
4. Urgência
5. Fluxo diminuído
6. Esforço para urinar
7. Nictúria, 0-5+ / Noc

Classificação: leve = 0-7 pontos totais; moderada = 8-18; severa = 19-35. O sistema de classificação é útil para avaliar a gravidade dos sx, mas não é específico para BPH.

Si: Próstata aumentada, bexiga distendida, hematúria, incontinência, UTI, retenção urinária. Tamanho da próstata: não existe nomenclatura padronizada para descrever o tamanho da próstata; a mais usada, comumente, é: a glândula normal é do tamanho de uma castanha-da-índia, com 20 gm.

Aumentada 1x: aproximadamente do tamanho de uma ameixa; 35 gm, ocupa < 1/4 do lúmen retal

Aumentada 2x: aproximadamente do tamanho de um limão; 50 gm, preenche 1/2 do lúmen retal

Aumentada 3x: aproximadamente do tamanho de uma laranja; 75 gm, preenche 3/4 do lúmen retal

Aumentada 4x: aproximadamente do tamanho de uma pequena toranja; ≥ 100 gm, preenche uma porção significativa do lúmen retal; para o médico, é mais difícil sentir completamente a próstata.

O DRE tende a subestimar o tamanho da próstata em até 40 gm (J Urol 1986;135:190).

Crs: Há uma probabilidade de 39% de que homens > 60 anos necessitarão de cirurgia para BPH nos seus próximos 20 yr (Urology 1991;38[suppl 1]:4).

Cmplc: Retenção urinária (o risco pode aumentar com a idade) (J Urol 1997;158:481), insuficiência renal, UTI crônica/recorrente, hematúria macroscópica, cálculos da bexiga: sem risco aumentado de câncer da próstata, exceto daquele em que se incorre com a idade (Ann IM 1997; 126:480). Impacto significativo na qualidade de vida.

Diffdx: (1) Outras causas de BOO: obstrução do colo da bexiga, câncer da próstata, cistos do duto mülleriano, estenose uretral, válvulas uretrais; (2) contratilidade prejudicada do detrusor; (3) superatividade da bexiga; (4) condições inflamatórias e infecciosas, entre elas cistite, carcinoma *in situ* da bexiga; (5) síndromes de prostatite, incluindo prostatite bacteriana aguda, prostatite crônica, prostatite não-bacteriana, prostatodinia, disfunção do assoalho pélvico.

Lab: UA, c + s para r/o hematúria e infecção; citologia urinária, na presença de micro-hematúria e predominância de sx miccionais irritativos, especialmente se houver h/o de tabagismo; PSA deve ser proposto para indivíduos com expectativa de vida de, pelo menos, 10 anos e nos quais a presença de câncer da próstata pode alterar o controle dos sx urinários. Não-invasivo: taxa de fluxo urinário máximo (o volume da urina deve ser de, pelo menos, 150 cc, para ser confiável): > 20 cc/sec nL; 15-20 cc/sec = leve; 10-15 cc/sec = moderado; < 10 cc/sec+ = grave, não específico para BPH (Nejm 1995;332:99). Invasivo: teste de pressão-fluxo.

Raio X: Determinação de varredura da bexiga após micção residual (PVR).

Rx (Nejm 1995;332:99). Basicamente, rx para qualidade de vida. Critérios para intervenção: retenção urinária, hidronefrose bilateral com função renal alterada, UTI recorrente ou crônica, hematúria macroscópica recorrente de origem prostática, cálculos da bexiga, atendendo ao desejo do pt. As diretrizes da AUA aconselham espera vigilante para homens com sx leves de obstrução da saída da bexiga (AUA/IPSS $\leq$ 7), bem como com sx moderados (AUA/IPSS $\geq$ 8), se os sx não causarem mal-estar.

Médico: Evite cafeína e bebidas alcoólicas. α-bloqueadores: estima-se que o tônus do colo da bexiga e da próstata é autonomicamente controlado via adrenorreceptores α_1 (J Urol 1989;141:1283; 1983;130:275). Terazosina (Nejm 1996;335:533): inicie com 1 mg e aumente sequencialmente até o max de 5-10 mg po qd; melhora o fluxo dentro de 2 wk (Med Let 1994;36:15). Doxazosina: comece com 2 mg po qd e aumente sequencialmente até o max de 8 mg po qd, conforme tolerado. Tanto a doxazosina quanto a terazosina podem causar hipotensão postural, e a BP deve ser medida a cada dose incremental. Tamsulosina (Med Let 1997;39:96): dose diária de 0,4 ou 0,8 mg 1/2 hr após a mesma refeição, todos os dias, sem necessidade de titulação da dose. Alfuzosina seletiva do bloqueador do receptor α_1-adrenérgico, 10 mg po qd, imediatamente após a mesma refeição, diariamente. Todos os α-bloqueadores têm efeitos colaterais potenciais de tontura, nariz entupido e disfunção ejaculatória. Veja recomendações de prescrição para uso de α-bloqueadores com inibidores PDE-5 orais (sildenafil, vardenafil e tadalafil [Cialis] para o tratamento da disfunção erétil). Um inibidor da 5-α-redutase diminui os níveis de plasma e diidrotestosterona intraprostática (Arch Androl 1982;9:56). Finasterida 5 mg po qd (Nejm 1998;338:612; 1994;330:120; 1992;327:1185). Atua melhor em glândula prostática volumosa. Pode levar de 6 mo a 1 yr para atingir a melhora máxima dos sx. Se for eficaz, pode permanecer assim por até 5 yr. Reduz o PSA em cerca de 50% (Prostate 1993;22:31). A finasterida, a longo prazo, não parece afetar as características histológicas da BPH (Urology 1999;32:696). Com rx a longo prazo (5 yr), a prevalência de distúrbio ejaculatório, impotência e diminuição da libido foi de 1,0%, 5,1% e 2,6%, respectivamente (Nejm 1998;338:557). Dutasterida, um inibidor duplo da 5-α-redutase, parece ter respostas semelhantes às da finasterida, mas ação bioquímica mais rápida, que altera a taxa do fluxo significativamente melhor que o placebo em estudos clínicos, aos 3 meses (Curr Opin Urol 2003;13:31). O estudo Tratamento Médico dos Sintomas Prostáticos (MTOPS = Medical Therapy of Prostatic Symptoms) demonstrou que a terapia de associação (α-bloqueador mais inibidor da 5-α-redutase) foi superior a qualquer droga empregada como agente único na prevenção da progressão da doença. Todas as terapias melhoraram a taxa de fluxo máximo e os sintomas em relação ao placebo, mas a terapia de associação foi significativamente melhor que a finasterida ou a doxazosina como agentes únicos (J Urol 2002;167[4 suppl]:265).

Terapias herbais: Aproximadamente 30 compostos fitoterápicos são usados na BPH (Urology 1996;48:12): os mais comumente empregados são o extrato do *saw palmetto* e da *Serenoa repens*. O saw palmetto parece melhorar os sx urológicos e as avaliações do fluxo urinário, quando comparado ao placebo, e seu efeito é semelhante ao da finasterida (Jama 1998;280:1604). Os efeitos a longo prazo e o efeito no PSA ainda precisam de avaliação posterior.

Cirúrgico: A TURP, ainda considerada o padrão ouro, é necessária em 10%, se houver retenção e/ou sx graves; cmplc = 4% de incontinência, 5% de impotência, em 1 yr (Jama 1988;259:3110), mas um estudo posterior da VA constatou que a incontinência e a disfunção sexual eram as mesmas em pts em espera cuidadosa, assim como em pts operados (Nejm 1995;332:75). Outros riscos: sangramentos que necessitam de transfusão, ejaculação retrógrada, estenose do colo da bexiga/uretra. Prostatectomia suprapúbica/retropúbica é útil em glândulas prostáticas volumosas ou quando coexistem cálculos grandes da bexiga. Várias opções de tratamento minimamente invasivo têm sido empregadas para o controle da BPH sintomática, incluindo eletrovaporização transuretral da próstata, vaporização da próstata com laser, ressecção da próstata com laser, incisão da próstata com laser, coagulação intersticial com laser, terapia transuretral com micro-ondas, termoterapia induzida com água e ablação transuretral com agulha (Curr Opin Urol 2005;15:49). A termoterapia transuretral com micro-ondas (TUMT) (Lancet 1993;341:14; BMJ 1993;306:1293) é menos eficaz do que a TURP e, provavelmente, similar ao tratamento médico (Med Let 1996;38:53). A TUMT de alta energia (HE-TUMT) parece ser tão eficaz como a TURP no alívio dos sx subjetivos, mas geralmente apresenta taxa menor de melhora nesses sintomas (Curr Opin Urol 2002;12:7). Outras opções incluem ablação transuretral com agulha (TUNA) e, em pts de alto risco cirúrgico, stent UroLume. O esquema de tratamento Indigo Optima Laser, o sistema de coagulação intersticial a laser mais usado no mundo inteiro, é associado com melhora total na classificação dos sintomas da AUA, com média de 70%, variando de 32-92%; pode ser realizado sob anestesia local; o relato de novo tratamento em 1 ano varia de 0-15,4% (Reviews in Urology 2005[7 suppl 9]:S15). A incisão transuretral da próstata é melhor em glândulas pequenas e em pts que desejam manter a ejaculação anterógrada. A colocação de stent prostático transuretral tem sido feita em indivíduos que, sob o ponto de vista médico, não são aptos à TURP.

6.4 Câncer da Próstata

Causa: Neoplasia. Foi estimado que 9% dos cânceres e mais de 40% das doenças de início súbito são atribuídos ao gene autossômico dominante (Proc Am Soc Clin Oncol 1993;89:3371). Anormalidades dos cromossomos 1 e X estão assoc com risco aumentado de câncer da próstata (Am J Hum Genet 1999;64:776; 1998;62:1416; Nature Genet 1998;20:175; Science 1996;274:1731). As concentrações plasmáticas do fator-1 de crescimento semelhante à insulina (IGF-1) estão assoc com risco aumentado de desenvolvimento de câncer da próstata (Science 1998;279:563). A reatividade diminuída do p27 (um inibidor do ciclo celular) é assoc com grau mais elevado, segundo Gleason, margens cirúrgicas positivas, envolvimento da vesícula seminal e mets dos linfonodos (Mod Pathol 1998;11:324).

Epidemiologia: É a forma mais comum de câncer não-cutâneo em homens nos Estados Unidos e a segunda causa principal de mortalidade por câncer masculino. O câncer da próstata foi responsável por 30.000 mortes em 1999 (Oncology 2000;14:267). Quase todos (95%) os cânceres da próstata são diagnosticados em homens com idade entre 45-89 anos (média, 72 anos) (CA Cancer Clin 1995;45:8). Homens negros que vivem nos Estados Unidos têm taxa de incidência mais alta que os brancos, são diagnosticados rotineiramente com doença em estágio avançado e têm taxa de sobrevivência mais baixa em comparação com homens brancos (J Natl Cancer Inst 1991;83:551). O câncer da próstata pode ser dividido em hereditário e de formas esporádicas. Em casos de doença familiar, o risco de um homem desenvolver câncer da próstata depende da idade do início da doença e do número de familiares afetados por ela (J Urol 1993;150:797). Outros possíveis fatores de risco incl dieta gordurosa (Cancer Res 1983;43[suppl]:2397) exposição ao cádmio (Epidemiologia 1990;1:107) e deficiência de vitamina D (Endrocrin 1995;136:20).

Fisiopatologia: Tende a ser encontrado na porção periférica da glândula prostática. É multifocal, em 85% dos casos (Cancer 1972;30:5). Um terceiro tipo de câncer da próstata, identificado por meio de esforços de detecção precoce no PSA e DRE e tratado cirurgicamente, tem evidência de disseminação extracapsular, diferenciação ruim na histologia, tumor de grande volume ou mets distantes. A classificação de Gleason é baseada no padrão glandular do tumor identificado sob amplificação relativamente baixa e varia de 2-10. Os tumores com escore $\geq$ 7, segundo Gleason, são considerados tumores agressivos, biologicamente; aqueles com escore $\leq$ 4 são considerados tumores com baixo potencial de agressividade. O grau do tumor é o fator prognóstico mais decisivo (Jama 1998;280:975). O volume do tumor $>$ 0,5 cc é considerado clinicamente significativo (Oncology 2000;14:267). Os genes com susceptibilidade ao câncer da próstata, possivelmente herdados, incluem: ELAC2, RNASEL, MSR1 $<$ NSB1 e CHEK2. Vários polimorfismos têm sido associados com risco aumentado e progressivo de Ca da próstata e superexpressão de oncogenes (isto é, bcl-2) e subexpressão de genes supressores do tumor (isto é, GSTP1) (J Clin Pathol 2004;58[7]:673).

Sx: Pts podem se apresentar com sintomas miccionais obstrutivos ou dor nos ossos, por mets ósseas.

Si: O DRE pode revelar massa firme, dura, sem sensibilidade (nódulo).

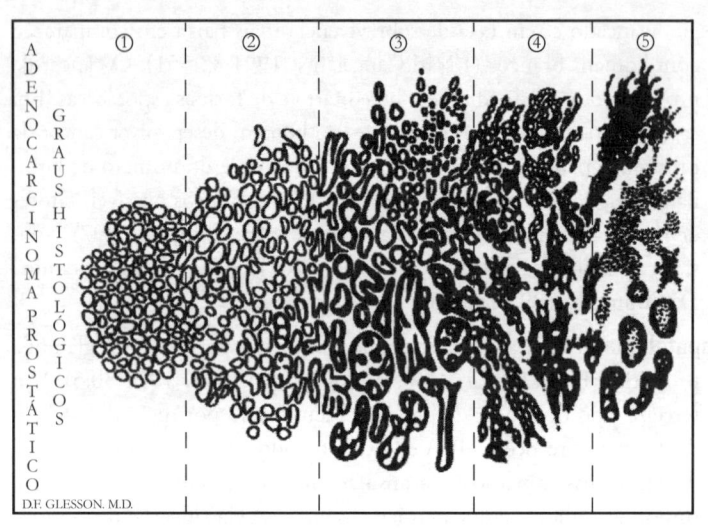

Figura 6.1. Graus do câncer da próstata, segundo Gleason. Reproduzido com permissão de Epstein JI. Pathology of adenocarcinoma of the prostate. Em: Walsh et al., eds. Campbell's Urology. 7ª. ed. Philadelphia: Saunders; 1998:2499.

Crs: O curso clínico varia com a idade do pt ao dx, o grau e estágio do tumor e o volume da doença, na apresentação. Também é afetado pela reatividade do p27. Várias análises têm demonstrado risco aumentado de margens cirúrgicas positivas e risco de insuficiência bioquímica em homens com BMI $\geq$ 35 kg/m^2 (J Clin Oncol 2004;22:446). O estadiamento do câncer da próstata, segundo o TNM (N e M referem-se à presença, ausência e extensão de nódulos e doença metastática, respectivamente [BJU 1975;47:1]):

T T1 Tumor clinicamente não aparente, não palpável ou visível por imagens

T1a Tumor encontrado incidentalmente na TUR; < 5% do tecido é canceroso

T1b Tumor encontrado incidentalmente na TUR; > 5% do tecido é canceroso

T1c Tumor identificado por bx prostática com agulha, por causa de PSA elevado

T2 Tumor palpável confinado dentro da próstata

T2a Tumor envolve metade de um lóbulo ou menos

T2b Tumor envolve > metade de um lóbulo, mas não os dois lóbulos

T2c Tumor envolve os dois lóbulos

T3 Tumor palpável através da cápsula prostática e/ou envolvendo as vesículas seminais

T3a Extensão extracapsular unilateral

T3b Extensão extracapsular bilateral

T3c Tumor invade a(s) vesícula(s) seminal(ais)

T4 Tumor com fixação ou invasão de estruturas adjacentes que não as vesículas seminais

T4a Tumor invade o colo da bexiga e/ou o esfíncter externo e/ou o reto

T4b Tumor invade os músculos elevadores e/ou está fixado à parede pélvica

Cmplc: Invasão local, mets ósseas (frequentemente osteoblásticas, podem ser osteolíticas) e outras mets.

Lab:

Química: Fosfatase ácida, fração prostática aumentada em 67%, com doença metastática; falso-pos com deterioração renal (Nejm 1980;303:497).

PSA: Uma glicoproteína produzida principalmente pelas células epiteliais que cobrem os ácinos e dutos prostáticos. Pode ser elevado em homens com BPH e prostatite. PSA ajustado à idade:

Idade (yr)	Brancos	Negros
40-49	0-2,5	0-2,0
50-59	0-3,5	0-4,0
60-69	0-3,5	0-4,5
70-79	0-3,5	0-5,5

Nejm 1996;335[5]:304.

Na faixa de 4-10,0, o PSA tem falta de specif; aproximadamente 75% dos homens com PSA nesse patamar não terão câncer da próstata (Jama 1998;279:1542). A velocidade do PSA é a alteração na mudança do PSA no decorrer do tempo. Alguns investigadores sugerem que um aumento de > 0,75 ng/mL em um ano é causa para preocupação (Jama 1992;267:2215). A densidade do PSA é o volume prostático do PSA. Propõe-se a densidade do PSA > 0,15 como o limiar para realização de bx em homens com PSA 4-10 e DRE e TRUS neg, mas este fato não é uniformemente aceito (Urology 1994;43:44; J Urol 1994;152:2031; Urol Clin North Am 1993;20:653). PSA livre/total: existem 2 estados de PSA no sangue: um estado livre; o outro, ligado às proteínas plasmáticas. Pts com câncer da próstata costumam ter taxas mais baixas de PSA livre/total. Taxas de 14-28% têm sido propostas como *cut-offs* (J Urol 1999;162:293).

Bx com agulha e classificação histológica/citológica.

Raio X: A US transretal não pode excluir a presença de câncer da próstata, mas é útil para guiar bx prostáticas. Varredura óssea, varredura com CT e MRI são usadas no estadiamento e acompanhamento de pacientes com câncer da próstata, mas não são indicadas em todos os pts. Em câncer da próstata de diagnóstico recente, geralmente não há necessidade de CT ou MRI, se o PSA for < 25,0 ng/mL. A varredura óssea não é necessária em câncer da próstata clinicamente localizado, quando o PSA for < 10,0 ng/mL (Oncology 2000;14:267).

Outros: BPLND pode ser omitida se PSA for < 10,0 ng/mL ou se PSA for < 20,0 ng/Ml e escore de Gleason for ≤ 6 (Oncology 2000;14:267).

Rx:

Triagem: A AUA recomenda a detecção precoce de câncer da próstata em homens asx ≥ 50 yr, com expectativa de vida de 10 yr. As razões para triagem em homens com menos idade incluem parentes em primeiro grau com câncer da próstata e homens afroamericanos (Oncology 2000;14:267). Em homens sem suspeita de câncer no DRE e PSA do período basal < 2,0 ng/mL, o intervalo para teste de PSA pode ser a cada 2 anos. Se o PSA do período basal for > 2 ng/mL, deve ser checado anualmente (Jama 1997;277:1456).

Espera cuidadosa: A sobrevivência de pts com câncer específico da próstata diminuiu de 78,7% para 54,4% no período de acompanhamento de 15-20 anos após o dx inicial; portanto, deve ser proposta terapia local definitiva a pts com expectativa de vida > 15 yr (Jama 2004;291:2713).

Estágio T1a: Não é preciso rx, se o escore de Gleason for baixo. Se for ≥ 7, RRPX ou XRT, incl braquiterapia.

Estágios T1b, T2a, T2b, T2c: RRPX ou XRT, incl braquiterapia ± BPLND, dependendo do PSA e do escore de Gleason.

Estágio T3a, b, c: RRPX vs XRT. A probabilidade de linfonodos positivos é mais alta.

Estágio 4a, b: XRT para controle local; terapia hormonal.

Doença metastática: Terapia hormonal, que é paliativa. Um estudo da VA, que comparou terapia hormonal precoce versus terapia retardada, não demonstrou vantagem na sobrevivência com rx precoce (Cancer 1973;32:1126).

Castração Cirúrgica: É o padrão ouro do rx endocrinológico do câncer da próstata. Os efeitos colaterais incluem: perda da libido e potência, fogachos, osteoporose, fadiga, perda de massa muscular, anemia, aumento de peso.

Agonistas LHRH: Após a fase inicial de estimulação (2-3 wk), leva à supressão do LH e produção de testosterona aos níveis de castração (Biochem Biophys Res Commun 1977;76:855). Os agentes comumente usados incluem: leuprolida (Med Let 1985;27:71; Nejm 1984;311:1181), pamoato de triptorelina, e goserelina (Med Let 1990;32:102). Em pts com mets, deve-se instituir antiandrogênio puro ou esteróide 1 wk antes da terapia com LHRH, a fim de prevenir rubor bioquímico ou clínico. Os efeitos colaterais são os mesmos da castração cirúrgica.

A adição de terapia de privação de andrógenos para tratamento local definitivo resulta em melhoras na doença específica e sobrevivência total, ainda que a duração ótima da terapia hormonal não esteja bem definida (Lancet 2002;350:103; Proc Am Soc Clin Oncol 2003:abstract 1530).

Antiandrogênios: Interferem na ação dos andrógenos pela ligação ao receptor de andrógeno. Os antiandrogênios esteróides (CPA, acetato de megestrol) suprimem as gonadotropinas e diminuem os níveis de testosterona plasmática. Os antiandrogênios puros incl flutamida, nilutamida e biclutamida. A nilutamida e a biclutamida não são indicadas como monoterapia. São mais comumente usadas em associação com agonistas do LHRH para bloqueio máximo de andrógenos. Os efeitos colaterais dos antiandrogênios puros incluem: ginecomastia, testes de função hepática anormais, diarréia e queixas gi (Urology 1988;31:312).

Mets Ósseas: Frequentemente o esquema usado consiste em 300 cGy de XRT em 10 doses divididas. Em pts com mets ósseas significativas e dor, o estrôncio 89 ou o samarium 153 podem ser úteis (Med Let 1997;39:83). A toxicidade desses agentes é principalmente hematológica.

Doença metastática refratária a hormônios: Mitoxantrona foi aprovada pelo FDA como agente paliativo para o câncer da próstata metastático e sintomático, independentemente de androgênio. Docetaxel foi aprovado como terapia de primeira linha para o Ca da próstata metastático e refratário ao uso de hormônios. O estudo SWGO demonstrou melhora na sobrevivência com docetaxel (18,9 mo) em comparação com mitoxantrona/prednisona (16 mo) em homens com Ca da próstata e mets ósseas (Nejm 2004;351:1513).

Câncer recorrente da próstata: A radioterapia de salvamento após prostatectomia radical pode proporcionar controle da doença a longo prazo, se esta estiver localizada dentro do campo de radiação e se for empregada dose de radiação suficiente.

A prostatectomia radical de salvamento pode ser realizada nos casos de falha da radioterapia em pacientes com recorrência localizada e que são cuidadosamente selecionados.

A crioterapia de salvamento pode ser feita nos casos de falha da radioterapia, tendo demonstrado bom controle do câncer a curto prazo, mas não há disponibilidade de dados de longo prazo.

A terapia hormonal continua sendo o tratamento mais comumente usado para o câncer recorrente da próstata; o bloqueio completo com androgênios permanece como o fundamento para o câncer da próstata com mets (Curr Opin Urol 2005;15:187).

Terapias futuras: A terapia com gene adenoviral para doença metastática está sendo investigada (Reviews in Urology 2005;7[4]:193).

6.5 Cálculos da Próstata

Causa: Deposição de material calcário no corpo amiláceo; desenvolve-se nos tecidos ou nos ácinos da glândula. Sua ocorrência pode ser secundária a infecções e pode estar assoc com ocronose (Urology 1991;37:240).

Epidemiologia: Rara em meninos. Frequentemente identificada em homens com mais de 50 anos de idade. Com frequência os cálculos são vistos incidentalmente em raios X rotineiros. São compostos de fosfato de cálcio triidratado e carbonato (BJU 1974;46:533).

Sx: Geralmente, asx. Os sx podem ser secundários à BPH, estenose uretral, ou prostatite.

Si: Calcificação em radiografia simples do abdome e pelve; pode haver hematúria terminal.

Crs: Frequentemente asx.

Complc: Se estiverem infeccionados, pode levar à infecção recorrente.

Diffdx: Cálculos da bexiga.

Lab: UA, c + s.

Raio X: Demonstrados em radiografias simples da pelve ou em TRUS da próstata. Podem não ser identificados na cistoscopia.

Rx: Se forem asx, não há necessidade de rx. Se o pt tiver sx, o rx incl TURP ou prostatectomia suprapúbica. Na presença de vários cálculos prostáticos sintomáticos e infecções não tratáveis, prostatectomia total e vesiculectomia seminal bilateral são geralmente curativas (Campbell's Urolgoy 1992;6:2085).

Capítulo 7
Doenças do Pênis

7.1 Balanite e Balanopostite

Causa: Inflamação da glande peniana (balanite) e prepúcio (balanoposti-te). Sua etiologia pode ser bacteriana (Pediatr Dermatol 1994;11:168), por intertrigo, dermatite irritativa, lesão por maceração ou infecção por *Candida* (mais comum) (Genitourin Med 1994;70:345. 1993;69:400).

Epidemiologia: Condição comum, ocorrida em 11% dos homens com problemas geniturinários clínicos atendidos em um estudo (Genitourin Med 1993;69:4003). É mais comum em homens não-circuncidados. Pode ser notada em crianças e adultos. Com mais frequência, ocorre em homens cujo prepúcio tem má retração.

Si/Sx: Vermelhidão, edema, descarga, dor; podem estar associadas com dificuldades miccionais.

Diffdx: Neoplasma, psoríase, balanite de Zoon, papilomavírus, outras doenças sexualmente transmissíveis (Genitourin Med 1994;70:175).

Lab: prova de KOH; prova de Tzanck. Culturas fúngica, bacteriana, ou viral, conforme a indicação do exame clínico.

Rx: Elimine agentes irritantes, melhore a higiene pessoal, administre antifúngicos tópicos, se a dx for relacionada a fungos; use esteróides tópicos de baixa potência por um período curto de tempo, proceda à retração do prepúcio, a fim de permitir que a glande e o prepúcio sequem após assepsia; circuncisão é indicada, se houver recorrência.

7.2 Esclerose Liquenóide

Causa: A causa exata é incerta, mas predisposição genética, infecções e fatores autoimunes têm sido envolvidos na doença. Pode estar relacionada à regulação abnl de interleucina-1 (Hum Genet 1994;94:407).

Epidemiologia: Comumente, ocorre na região genital externa. Mulheres > homens. Nestes, é mais comum nos mais velhos (J Am Acad Derm 1992;26:951), mas pode afetar crianças. Alta prevalência de doença autoimune. Nos homens, é chamada de balanite xerótica obliterante. Nas mulheres, ocorre na área genital externa e pode afetar qualquer grupo etário, porém é mais comum em mulheres mais velhas (Am J Clin Dermatol 2004;5[2]:105).

Fisiopatologia: Lesões com máculas ou placas brancas bem circunscritas. Frequentemente a epiderme é atrófica e propensa à ulceração. É mais comum na pele úmida do prepúcio e, nas mulheres, na vulva e área perianal. Pode levar à formação de cicatriz e destruição e contração do prepúcio, prepúcio clitoridiano e vulva. Nos homens, notam-se placas brancas na glande e, frequentemente, envolvimento do prepúcio, com espessamento e falta de retração (Lancet 1999;353[9166]:1777). Histologia mostra uma epiderme grossa, seguida por atrofia e hiperceratose folicular.

Cmplc: Foi relatado carcinoma de células escamosas em pts com balanite xerótica obliterante. Alterações malignas são menos comuns que o líquen escleroso e atrófico em mulheres (J Derm Surg Onc 1978;4:556; Br J Vener Dis 1978;54:350). Há um risco de 5% de desenvolvimento de carcinoma de células escamosas na vulva, em mulheres com esclerose liquenóide vulvar (Am J Clin Dermatol 2004;15[2]:105); estenose uretral em homens.

Si/Sx: Pode ser asx, mas frequentemente assoc com prurido e queimação. Os homens podem sentir dor ao urinar ou na ereção.

Diffdx: Vitiligo, hipopigmentação pós-inflamatória, cicatriz, herpes genital, sífilis, erupção medicamentosa fixa, síndrome de Reiter, carcinoma de células escamosas e eritroplasia de Queyrat.

Lab: O dx frequentemente poder ser feito pelo exame físico. Na dúvida, é útil a bx.

Rx: Em homens, o rx é a circuncisão; pode ser necessária na presença de fimose. Esteróides tópicos de alta potência são o tratamento de escolha para homens com balanite xerótica obliterante. Injeções intralesionais de corticosteróides também têm sido usadas. Se houver envolvimento e estenose uretrais, pode ser preciso meatotomia ou dilatação uretral. Nas mulheres, esteróides tópicos de alta potência (isto é, pomada de clobetasol a 0,05%) são eficazes (J Reprod Med 1993;39:25). Por causa do risco de desenvolvimento de carcinoma de células escamosas, os pacientes necessitam de consultas regulares de acompanhamento (J Acad Dermatol 1993;29:469).

7.3 Erupção Medicamentosa Fixa

Causa: Erupção cutânea que pode se reproduzir no(s) mesmo(s) local(is) pela(s) mesma(s) droga(s) (J Peds 1999;135:396). Mostra predileção pela glande peniana.

Epidemiologia: Mais comumente, é relacionada à terapia com antibióticos, tais como tetraciclinas e sulfonamidas. Outras causas incluem salicilatos, fenacetina, fenolftaleína e alguns agentes hipnóticos (Lancet 1999;353(9166):1777).

Fisiopatologia: Deflagração das células-T independentes ag-específicas dos mastócitos celulares ou liberação dos ceratinócitos de citocina (TNF-α, IL-2, IL-6), após administração da droga desencadeadora (Derm 1995;191:185).

Sx: Pode ser dolorosa.

Si: Lesões genitais, geralmente solitárias, com inflamação bem demarcada; pode ser bolhosa ou, subsequentemente, ulcerativa. A diáfise e a glande peniana são locais comuns. É recorrente quando o mesmo local é exposto à medicação repetida; hiperpigmentação pós-inflamatória é comum nas lesões recorrentes.

Crs: A maioria das lesões desaparecerá espontaneamente, sem tratamento, mas pode deixar uma hiperpigmentação residual na área.

Lab: Bx: infiltrado de célula mononuclear papilar–dérmica próximo à junção dermoepidérmica.

Rx: D/c o medicamento agressivo; cuidados tópicos; raramente, esteróides sistêmicos.

7.4 Balanite de Zoon

Causa: Mediada por células plasmáticas. A etiologia é desconhecida, mas pode estar relacionada com infecção crônica com *Mycobacterium smegmatis*.

Epidemiologia: Apenas em homens não-circuncidados. As lesões são encontradas na glande ou no prepúcio.

Fisiopatologia: Histopath: faixa de células plasmáticas na derme; pode ser crônica.

Sx: Geralmente, asx; pode ser associada com dor, irritação e descarga.

Si: Bordas solitárias, distintas, laranja-avermelhadas; pode ser erosiva e atingir até 2 cm (Urol Int 1993;50:182).

Diffdx: Carcinoma de células escamosas *in situ*, outras formas de balanite.

Lab: Bx é útil para confirmar dx.

Rx: Com frequência, é crônica e responde mal ao tratamento tópico, mas pode ser completamente curada com circuncisão (Br J Dermatol 1982;105:585; Genitourin Med 1995;71:32).

7.5 Síndrome de Behçet

Nejm 1990;322:326; 1979;301:431; Bull Rheum Dis 1979;29:972; Curr Opin Rheum 2004;16(1):38.

Causa: Vasculite sistêmica dos pequenos e grandes vasos.

Epidemiologia: Genética? Assoc (27%) com HLA B51 e 27; viral?, embora a ocorrência isolada tenha argumentos contra isso. Homem:mulher 1.7:1, no tipo Mediterrâneo oriental, 1:2 na Mayo Clinic, Estados Unidos. Embora rara, pode estar aumentando.

Fisiopatologia: Complexo imune com vasculite dos pequenos vasos.

Sx: Inicia-se por volta dos 20 anos de idade.

Si: Recorrente: ulceração oral primária é um critério para definir a enfermidade. Ulcerações aftosas, profundas, dolorosas, numerosas podem cicatrizar; ou ulcerações do tipo herpetiforme com 1-2 mm, principalmente em mulheres, responderão ao rx com enxaguante contendo tetraciclina oral. A síndrome é recorrente e provoca dores. Na maioria das pessoas, aparecem úlceras genitais dolorosas, as quais constituem 1 dos 4 critérios para o seu dx (J Am Acad Derm 1995;32:968); não ocorre sempre simultaneamente com lesões orais; pode envolver o escroto, o prepúcio ou a glande; pode ser herpetiforme, maior ($>$ 1 cm) ou menor. Uveíte.

Crs: Cada ataque dura 1-4 wk. A doença do SCN tem prognóstico ruim. Os homens têm um curso mais severo da dz.

Cmplc: Cegueira (Bull Rheum Dis 1985;35:1) (para uveíte, o rx frequentemente é titulado); várias compl cardíacas (Ann IM 1983;98:639); artrite inflamatória com $>$ 200.000 polys; meningite asséptica; tromboflebite; colite; pústulas na pele e rxn de hipersensibilidade retardada à solução salina ou qualquer injeção.

Diffdx: Úlceras aftosas, sífilis, herpes simples, cancróide.

Lab: Hem: ESR elevada. Soro: reagentes da fase aguda aumentados. Testes cutâneos: ($+$) a reação de hipersensibilidade retardada à injeção de solução salina é diagnóstica; 1/3 dos pts têm trombofilia.

Rx: O rx das lesões genitais é tanto local quanto sistêmico. Local: curativos úmidos de permanência no local, injeção intralesional de corticosteróides, anestésicos tópicos. Sistêmico: (1) ASA, indometacina ou pentoxifilina 300 mg po bid (Ann IM 1996;124:891); (2) esteróides em doses elevadas; (3) azatioprina (Nejm 1999;322:281), ciclofosfamida ou clorambucil; (4) talidomida 100 mg po qd (Ann IM 1998;128:443). Cmplc: teratogenicidade em mulheres grávidas, polineuropatia. Outras terapias incluem: colchicina, FK 506, hidroxicloroquina (J Ocul Pharmacol 1994;10:553; Curr Opin Rheum 1994;6:39). α-interferon tem demonstrado resultados promissores em ensaios clínicos (Arch Derm 2002;138:467; Br J Ophthamol 2003;87:423). Dapsona e rebamipida também têm sido usadas em pequenas séries e têm demonstrado eficácia no tratamento de lesões mucocutâneas (J Dermatol 2002;29:267; 2004;31(10):806).

7.6 Linfangite Esclerosante

Causa: Traumatismo local.

Epidemiologia: Homens dos 20 aos 40 yr (BJU 1987;59:194). Assoc com atividade sexual vigorosa (Br J Vener Dis 1972;48:545).

Fisiopatologia: Vasos linfáticos com trombose.

Sx: Geralmente indolor.

Si: Lesão translúcida, cor de carne, na diáfise/glande peniana (Arch Derm 1993;129:366; Cutis 1991;47:421). Tumefação próxima e paralela à coroa (J Urol 1982;127:987).

Crs: Geralmente há remissão dentro de 4-6 wk (BJU 1987;59:194).

Rx: É preciso evitar atividade sexual vigorosa. Se persistir, o rx consiste em excisão (J Urol 1982.127:987).

7.7 Eritema Multiforme

Causa: Muitos medicamentos (sulfonamidas, penicilina, fentoína, fenilbutazona) têm sido implicados no eritema multiforme (J Invest Derm 1994;102:285; Nejm 1994;331:1272). Sua ocorrência pode ser secundária a opiáceos, NSAIDs, IVP com corante (proteção esteroidal), tiamina, curare, dextranos, flutuações hormonais. Assoc com agentes infecciosos, incl *Mycoplasma pneumoniae, Histoplasma capsulatum, Coccidioides immitis, Yersinia enterocolitica,* ecovírus, coxsackievírus, vírus de Epstein-Barr, vírus do resfriado, herpes simples.

Epidemiologia: Afeta todas as superfícies cutâneas. A forma mais grave é a síndrome de Stevens-Johnson.

Fisiopatologia: Com infecção por herpes, as lesões aparecem 7-12 d após a erupção viral.

Sx: Dor de garganta, mal-estar.

Si: Íris avermelhada ou lesões em alvo com 1-2 cm de diâmetro. Síndrome de Stevens-Johnson: lesões em alvo, bolhas na pele, envolvimento da membrana mucosa. Necrólise epidérmica tóxica: esfacelamento da epiderme e vesículas.

Crs: Geralmente, se cura em 3-6 wk, mas pode ser recorrente.

Cmplc: Desprendimento epidérmico local das membranas mucosas, na síndrome de Stevens-Johnson, com 5% de mortalidade; ou necrólise epidérmica tóxica extensa, com 30% de mortalidade (Nejm 1995;333:1660).

Diffdx: R/o doenças sistêmicas, tais como SLE, dermatomiosite, febre escarlatina.

Rx: Elimine o agente causador, rx da pele desnuda; há controvérsias quanto à imunossupressão sistêmica.

7.8 Tuberculose Peniana

Causa: Mycobacterium tuberculosis.

Epidemiologia: Manifestação rara de TB em adultos; pode ser primária ou secundária.

Fisiopatologia: TB peniana primária ocorre após contato sexual com organismo presente no trato genital feminino ou contaminação por contato com roupas infectadas (J Urol 1980;124:927; BJU 1976;48:274). Raramente pode se desenvolver secundariamente à inoculação através de um ejaculado infectado.

Si/Sx: Úlcera superficial da glande ou nódulo peniano sólido (J Urol 1989;141:1430).

Cmplc: Cavernosite tuberculosa.

Diffdx: Lesões penianas malignas.

Lab: Bx da lesão para confirmar dx.

Rx: Quimioterapia antituberculose.

7.9 Molusco Contagioso

Dermatol Online Journal 2003;9(2):2.

Causa: Vírus pertencente ao DNA familiar de doença eruptiva.

Epidemiologia: A incidência mundial é de 2-8%. Comumente, há envolvimento da genitália, mas pode afetar outras áreas do corpo ou confinado à pele e membranas mucosas. A incidência é mais alta em crianças, adultos sexualmente ativos e indivíduos com imunodeficiência. É transmitido principalmente por contato direto com a pele, mas tem sido sugerido que os fomitos são outra fonte de infecção. Normalmente, o período de incubação dura btn 2 e 7 wk, podendo ser de até 6 mo.

Crs: Geralmente, autolimitado, lesão cutânea benigna (Derm 1994;189:65); pode ser mais grave em indivíduos imunocomprometidos.

Sx/Si: Pápulas pequenas, firmemente umbilicadas, discretas, lisas, e em forma de cúpula; a pele se torna colorida e tem caráter opalescente.

Rx: Proceda a excisão das lesões por congelamento, queimadura ou laser. Terapias tópicas incluem: 0,05 mL de podofilox a 5% em tampão de etanol láctico bid por 3 d (Dermatologic Therapy 2000;13:285), Cantharidin (solução de colódio e acetona a 0,9%) aplicado na área por, pelo menos, 4 hr, repetido toda wk, até que as lesões desapareçam (J Am Acad Derm 2000;43:503); pode causar bolhas; solução com iodo e emplastro com ácido salicílico (Int J Derm 1990;29:443), creme de tretinoína a 0,05-0,1%, solução aquosa a 5-10% KOH, creme de imiquimod a 5%, creme de cidofovir a 3% (Pediatr Dermatol 1999;16[5]:414).

7.10 Pápulas Penianas Peroladas

Causa: Possivelmente têm origem viral ou resíduos filogenéticos.

Epidemiologia: Ocorre em 30% dos homens (Cutis 1977;19:54), mais frequentemente em adultos jovens e não-circuncidados (J Derm Surg Onc 1989;15:552).

Fisiopatologia: Histopath: acralangiofibromas (Arch Derm 1973;108: 673).

Sx: Indolor.

Si: Aparecem como pápulas de 1-2 mm róseas/brancas/amareladas ou transparentes, que circulam a coroa e são mais proeminentes na superfície dorsal (GU Med 1997;73:137).

Crs: As lesões podem desaparecer com a idade.

Diffdx: Condiloma acuminado, molusco contagioso.

Rx: Reafirmação da condição; não é necessário rx; se causarem mal-estar, as pápulas podem ser removidas ou rx com laser Co_2 (Derm Surg 1999;25:124; J Derm Surg Onc 1989;15:552).

7.11 Melanoma

Causa: Malignidade cutânea.

Epidemiologia: O melanoma da genitália masculina é raro. Pode ocorrer na diáfise do pênis, escroto ou, mais comumente, na glande peniana. Tende a se manifestar tarde.

Sx/Si: Máculas ou pápulas com borda irregular. Pode ser pigmentado ou não. Se for pigmentado, pode ter coloração azul, vermelha, preta ou marrom.

Lab: Bx.

Rx: É determinado pela profundidade da lesão. Em geral, com lesões penianas, o prognóstico é ruim (Eur J Surg Oncol 1997;23:277).

7.12 Carcinoma de Células Basais

Causa: Neoplasma maligno.

Epidemiologia: O envolvimento da genitália masculina é raro, mas pode ocorrer no pênis (J Urol 1994;152:1557) ou no escroto (J Am Acad Derm 1992;26:574).

Fisiopatologia: As lesões ocorrem em áreas expostas ao sol em pessoas de compleição clara.

Sx: Frequentemente, asx.

Si: Lesão papular, perolada, com telangiectasias; com frequência, ulcerosa.

Lab: Bx excisional confirma dx.

Rx: Excisão local.

7.13 Doença Extramamária de Paget

Causa: Processo intraepidérmico maligno.

Epidemiologia: Mulheres > homens. Até 80% das pessoas com doença extramamária de Paget têm malignidade subjacente ou visceral (Cancer 1989;63:970; J Urol 1984;132;137), mais comumente da uretra, bexiga, reto, glândulas sudoríparas. A doença peniana ocorre raramente, quando tratada com XRT para câncer da bexiga (BJU 1997;80:673). Afeta a vulva.

Fisiopatologia: Histopatogia: células de Paget com vacúolos, grandes, claras, com sinais de diferenciação glandular (Urology 1997;50:789). Ocorre em áreas de glândulas apócrinas e écrinas (BJU 1996;77:749).

Sx: Placa eritematosa prurítica com bordas bem demarcadas.

Si: Pode ser raspada, formando uma crosta.

Diffdx: Doença de Bowen, eritroplasia de Queyrat, lesões eczematosas benignas.

Lab: Bx para confirmar dx; r/o malignidade subjacente.

Rx: Remova a placa e rx doença subjacente. XRT e 5-FU têm sido usados para rx da placa (Clin Oncol 1991;3:3; Tex Med 1991;87:77). Com invasão ou mets para os linfonodos, o diagnóstico é ruim (BJU 1996;77:749). Nd:yag tem sido usado para doença extensa extramária de Paget do pênis e escroto (J d'Urologie 1993;99:269).

7.14 Carcinoma de Células Escamosas *in Situ*

Causa: Malignidade.

Epidemiologia: Exposição ao sol, arsênio e outros agentes carcinógenos; há implicação de h/o de papilomavírus (Int J Cancer 1983;32:563; Cancer 1977;27:100). Geralmente ocorre em homens não-circuncidados > 40 anos.

Fisiopatologia: Localizado à epiderme. As lesões ceratinizantes da pele são chamadas de doença de Bowen, enquanto as da superfície mucosa são denominadas eritroplasia de Queyrat.

Sx: Prurido, dor.

Si: Aparência avermelhada e aveludada, com margens agudas e superfície granular. Lesão solitária, com 1-10 cm, de crescimento lento; as lesões podem ser simples ou múltiplas.

Diffdx: Carcinoma invasivo de células escamosas do pênis, lesão com pápulas escamosas benignas.

Lab: Bx, para confirmar dx.

Rx: As opções de tratamento incluem: 5-fluorouracil (Jama 1975;232:934), crioterapia (Br J Dermatol 1982;106:581), terapia a laser (Eur J Surg Oncol 1988;14:93), ou excisão cirúrgica (J Derm Surg Onc 1986;12:450). Recomenda-se circuncisão; é necessário acompanhamento (J Derm Surg Onc 1980;6:1027).

7.15 Carcinoma Verrucoso

Causa: Malignidade; é uma variante do carcinoma de células escamosas.

Epidemiologia: Pode responder por até 24% dos tumores do pênis (J Am Acad Derm 1995;32:1). Frequentemente é assoc com alterações verrucosas. Tem sido assoc com sorotipos não-oncogênicos 6 e 11 do papilomavírus humano (J Am Acad Derm 1995;32:1). Mais comumente, envolve a glande.

Sx/Si: Lesão com crescimento lento e aparência de fungo.

Diffdx: Carcinoma invasivo de células escamosas, condiloma acuminado.

Rx: Excisão local ou XRT (J Urol 1995;152:1476).

7.16 Câncer do Pênis

Causa: Presença de prepúcio combinada com fimose e pouca higiene pessoal são os fatores que mais comumente predispõem à doença (Cancer 1985;55:1618; J Urol 1976;116:458). O papilomavírus humano (HPV) dos tipos 16, 18 e 33 também são assoc com câncer do pênis (Nejm 1987;317:916; Int J Cancer 1986;37:853).

Epidemiologia: Rara nos Estados Unidos, tem incidência mais elevada na América do Sul, Índia, África. Há presença de fimose em mais de 50% dos homens com câncer do pênis.

Fisiopatologia: O carcinoma de células escamosas é responsável por 95%. O estadiamento é feito segundo a classificação da TNM, que vem a seguir. Tumor primário (T):

Tx	Tumor primário não pode ser avaliado
T0	Sem evidência de tumor primário
Tis	Carcinoma *in situ*
Ta	Carcinoma verrucoso não-invasivo
T1	O tumor invade tecido conjuntivo subepitelial
T2	O tumor invade o corpo esponjoso ou cavernoso
T3	O tumor invade a uretra ou a próstata
T4	O tumor invade as estruturas adjacentes

Linfonodos regionais (N):

Nx	Linfonodos regionais não podem ser avaliados
N0	Sem mets dos linfonodos regionais
N1	Mets em linfonodo inguinal superficial simples
N2	Mets em linfonodos inguinais superficiais, múltiplos ou bilaterais
N3	Mets em linfonodo(s) inguinal(ais) profundo(s) ou pélvico(s), unilateral(ais) ou bilateral(ais)

Mets distantes (M):

Mx	Presença de mets distantes que não podem ser avaliadas
M0	Sem mets distantes
M1	Mets distantes

(Adaptado da Union Internationale Contre le Cancer. TNM Atlas: Illustrated Guide to the TNM/pTNM-Classification of Malignant Tumors. 3a. ed. New York: Springer-Verlag, 1989;237; e American Joint Committee on Cancer. Manual Staging for Cancer. 3a. ed. Philadelphia: Lippincott; 1988:189).

Sx: Frequentemente, asx, a menos que esteja infeccionado, o que pode causar dor em seu desenvolvimento.

Si: Área de induração, eritema, crescimento de verrugas, nódulos, ou elevação superficial do pênis. Aproximadamente 70% das lesões são encontradas na glande ou prepúcio. Se houver ulceração, pode sangrar. Se estiver infeccionado, pode ter drenagem purulenta. Adenopatia inguinal palpável presente em 40-50% na apresentação (Cancer 1993;32:1256; J Urol 1964;91:166).

Crs: Se não for tratado, pode levar à destruição completa do pênis e à auto amputação.

Cmplc: Retenção urinária e formação de fístula.

Diffdx: Eritoplasia de Queyrat (carcinoma *in situ* da glande ou prepúcio), doença de Bowen (carcinoma *in situ* da diáfise do pênis), carcinoma verrucoso, condiloma acuminado.

Lab: CBC, UA, c + s.

Raio X: A varredura com CT é útil para avaliar linfonodos inguinais em pts obesos e naqueles submetidos à cirurgia inguinal prévia. Pode identificar adenopatia pélvica.

Rx: Varia segundo a localização e o tamanho do tumor. Tumores pequenos e não-invasivos do prepúcio podem ser tratados com circuncisão, apresentando taxa de recorrência de 30% (Cancer 1982;49:2185; J Urol 1972;107:273; Proc R Soc Med 1975;68:781). Lesões penianas distais < 2-3 cm envolvendo o prepúcio proximal, a glande superficial ou os sulcos coronais são candidatas à cirurgia micrográfica de Moh, com excelente taxa de cura para lesões < 1 cm e 50% para lesões > 3 cm (J Urol 1985;133:961). Lesões superficiais também podem ser tratadas com laser Nd:Yag ou laser CO_2.

Lesões próximas ao sulco coronal ou aquelas que envolvem a glande distal e a diáfise são mais bem tratadas com penectomia parcial, se puder ser alcançada margem livre do tumor de 2 cm, com comprimento peniano remanescente ≥ 3 cm. Lesões envolvendo a diáfise peniana proximal, ou lesões grandes, e aquelas em que não é possível alcançar margens livres do tumor de 2 cm, ou um toco peniano pequeno, são mais bem tratadas com penectomia total e uretrostomia perineal.

Pacientes com linfadenopatia palpável 3-6 wk após rx da lesão primária e uso de abx devem ser submetidos à dissecção de linfonodo inguinal. O uso de linfonodectomia profilática de linfonodos não-palpáveis é controverso. Dissecções modificadas de linfonodos têm diminuído a morbidade assoc com dissecção de linfonodo inguinal (J Urol 1988;140:306).

7.17 Sarcoma de Kaposi

Causa: Co-infecção com o herpes-vírus-8 humano (HHV-8) (Nejm 1998;338:948; 1977;336:163; 1996;334:1168; Jama 1997;277:478).

Epidemiologia: O HHV-8 tem disseminação venérea, pelo menos entre homens homossexuais. É a malignidade mais comum em pts com AIDS (Nejm 1995;332:1181) com risco de tempo de vida de 50%. Poucos (3%) homens com AIDS e sarcoma de Kaposi podem apresentar inicialmente lesão genital (J Urol 1989;142:1475).

Fisiopatologia: Tumor derivado do endotélio. Histologia: proliferação de estruturas vasculares anormais.

Sx/Si: Nódulos subcutâneos, sem sensibilidade e sem prurido. As lesões podem ser vermelhas ou azuladas, e podem se tornar exofíticas e sangrar. Linfedema pode estar presente. As extremidades inferiores normalmente são envolvidas e isso pode provocar edema peniano e escrotal. Pode haver febre, perda de peso, suores noturnos – assoc com prognóstico pior.

Crs: Variável. Alguns pts têm remissões espontâneas ou longos intervalos sem progressão da doença.

Lab: Bx pode confirmar dx, se o exame físico não for definitivo.

Rx: HCG intralesional (Nejm 1996;335:1261); o interferon ajuda 50% (Nejm 1983;308:1071): vimblastina 4-8 mg iv q 1 wk (Ann IM 1985;103:335). XRT para doença local sintomática. Rx com laser, criocirurgia e eletrocoagulação também têm sido usadas.

7.18 Fratura Peniana

Urology 1999;54:352; BJU 1996;77:279.

Causa: Traumatismo com deformação do pênis ereto.

Epidemiologia: Traumatismo ao pênis ereto. Geralmente ocorre durante o ato sexual (Urology 1999;54:352).

Fisiopatologia: Laceração da túnica albugínea, que circunda os corpos cavernosos. Frequentemente o homem ouvirá um estalido, seguido de detumescência e equimose penianas.

Sx: Dor peniana, impotência.

Si: Equimose e curvatura penianas, cicatriz peniana palpável, sangue no meato uretral.

Cmplc: Impotência, curvatura peniana, disrupção uretral.

Raio X: Uretrografia, se houver suspeita de lesão uretral; MRI (Radiographics 2000;20:1397).

Rx: Exploração cirúrgica imediata e fechamento da túnica albugínea (Urology 1999;5492:352). Risco aumentado de complicações, se o reparo demorar a ser feito (J Urol 1996;155:148).

7.19 Amputação Peniana

Causa: Acidente, autoinflicção ou resultado de uma agressão (Arch Gen Psych 1979;36:441).

Epidemiologia: Incomum.

Fisiopatologia: O segmento amputado deve ser acondicionado em um saco estéril contendo solução salina e gelo, para ser transportado. Se houver sangramento significativo, deve-se aplicar um torniquete à base do pênis.

Cmplc: Disfunção erétil, perda das sensações, esfacelamento do pênis distal, o que requer reconstrução peniana adicional.

Rx: Reparo microcirúrgico das artérias penianas dorsais, veia e nervos; aproximação dos corpos cavernosos, desbridamento da pele desvitalizada e contaminada da diáfise peniana, enxerto de pele de espessura parcial por perda sofrida no esfacelamento (Urol Clin North Am 1989;16:359).

7.20 Estrangulamento Peniano

Causa: Pode ser autoinduzido durante automutilação ou masturbação, ou acidental, por pelos ou cateteres de preservação muito esticados.

Epidemiologia: A condição pode ocorrer em bebês, crianças, adultos.

Fisiopatologia: A constrição provoca edema do pênis distal ao objeto; se for persistente, pode ocorrer traumatismo profundo do pênis.

Sx: Dor peniana, problemas miccionais.

Si: Edema peniano distal à lesão.

Cmplc: Priapismo, isquemia, lesão uretral.

Rx: Lave o pênis com sabonete e água para ajudar a remover objeto, ou aplique uma faixa começando no meato, e enrole-a na circunferência da glande, a fim de comprimir o edema peniano distal e facilitar a remoção do objeto (J Urol 1993;149:372).

7.21 Priapismo

J Urol 1986;136:104; AUA Guidelines (www.auanet.org); Emerg Med Clin N Am 1998;6:509)

Causa: Ereção persistente (> 4 hr), resultante de disfunção dos mecanismos que regulam a detumescência e flacidez penianas ou alteração na regulação do influxo arterial. O pico de incidência ocorre entre os 5-10 anos e 20-50 anos de idade.

Epidemiologia: Cerca de 30% dos casos são de origem idiopática, 21% envolvem o abuso de bebidas alcoólicas ou terapia medicamentosa, 12% são relacionados a traumatismo perineal e 11% têm relação com SS (BJU 1986;58:113). Outras causas incluem: fatores neurogênicos, infecções, toxinas, estímulos locais, doença inflamatória, malignidade, TPN e abnl hematológicas. Com mais frequência, em pts mais jovens, o priapismo é associado com SS ou neoplasma (BJU 1989;64:541).

Fisiopatologia: O mecanismo exato do priapismo é pouco claro. O priapismo pode ser dividido em 2 grupos: priapismo de fluxo baixo e priapismo de fluxo alto. O priapismo de fluxo baixo é assoc com isquemia, venooclusão e estase sanguínea, o que resulta em uma ereção rígida, dolorosa. Pode ser relacionado ao mecanismo venooclusivo excessivo, liberação aumentada de neurotransmissores ou relaxamento prolongado dos músculos lisos cavernosos, que aumenta a pressão de 80 para 120 mmHg. O priapismo intermitente é um priapismo isquêmico recorrente, no qual ereções não desejadas e dolorosas ocorrem repetidamente com intervalos de detumescência. O priapismo de fluxo alto é assoc com traumatismo e não é nem isquêmico nem doloroso. O pênis não fica totalmente rígido no priapismo de fluxo alto. Este é o resultado de influxo arterial desregulado.

Sx: Dor peniana, disúria.

Si: Febre, sepse, retenção urinária, tumefação peniana.

Crs: Após 12 hr de priapismo, ocorre edema trabecular intersticial. Com 24 hr, há destruição do endotélio sinusoidal e agregação de plaquetas. Com 48 hr, ocorrem trombos nos espaços sinusoidais, necrose do músculo liso e espessamento septal corporal (J Urol 1986;135:142).

Complc: Isquemia, perda da função erétil.

Lab: CBC diff, contagem de plaquetas; análise de hemoglobina, esfregaço de Sickledex ou periférico, para r/o doença da célula falciforme ou do trato; toxicologia urinária. Sangue gasoso peniano, monitoração da pressão intracavernosa. Com isquemia, priapismo de fluxo baixo, o sangue gasoso peniano demonstra $po_2 < 30$, $pco_2 > 60$, $pH < 7,25$, e pressão intracavernosa > 40 mmHg. No priapismo de fluxo alto, o sangue gasoso peniano será nl.

Raio X: Ultrassonografia com Dopler de fluxo colorido, se houver suspeita de alto fluxo (traumatismo pélvico/perineal e/ou sangue gasoso não-isquêmico).

Rx: O rx varia segundo a causa e a duração do priapismo. Durante a terapia, é útil monitorar a pressão intracavernosa. Se ela permanecer < 40 mmHg durante 10 min, o priapismo foi resolvido. Em pts com doenças subjacentes, tais como doença da célula falciforme ou doença hematológica, o rx deve se concentrar no priapismo isquêmico, enquanto a doença subjacente é tratada.

Priapismo de fluxo baixo: Aspiração corporal com ou sem irrigação é o tratamento de primeira linha. Se não se obtiver sucesso com a aspiração, aplica-se injeção intracavernosa de agente α-adrenérgico (J Urol 1995;153:1182). Se o priapismo tiver menos de 14 hr de duração, a injeção de agente α-adrenérgico é bem-sucedida na maioria dos casos (J Urol 1991;146:323). Se houver falha na terapia com agente α-adrenérgico, é indicada uma derivação de Winter, Ebbehoj ou Al-Ghorab (desvio entre a glande peniana e o corpo cavernoso). Falhas de desvio distal são tratadas com procedimentos de derivação mais complexos, incluindo os desvios de Quackels e Grayhack.

Injeção de agente α-adrenérgico para o priapismo: Injeção intermitente com 100-500 mcg de fenilefrina a cada 3-5 min até que se alcance a detumescência ou a duração seja de 1 hr. A fenilefrina é fornecida em 10 mg/mL (2%), em frasco de 1 mL, e deve ser diluída com NaCl a 0,9% para atingir a concentração apropriada (J Urol 1995;153:1182).

Priapismo relacionado à doença da célula falciforme: Hidrate o pt, alcalinize, controle a dor, faça hipertransfusão ou transfusão de intercâmbio, a fim de diminuir a hemoglobina S à taxa de 30-40% (J Urol 1999;145:65), enquanto trata o priapismo isquêmico.

Priapismo intermitente: Pode ser usado hormônio liberador de gonadotropina (GnRH) ou antiandrógenos em homens adultos com priapismo intermitente. Autoinjeção intracavernosa de fenilefrina deve ser considerada em pts que não respondem à terapia sistêmica ou se recusam a fazê-la para rx do priapismo intermitente.

Priapismo de fluxo alto: O controle inicial consiste na observação, com a frequência necessária para não requerer rx. Para pts que necessitam de rx, recomenda-se embolização arterial seletiva com coágulo autólogo ou gel absorvível.

7.22 Disfunção Erétil (ED)

Nejm 2000;342:1802

Causa: Manifestação dos processos patológicos ou tratamentos que podem afetar as artérias, veias ou nervos envolvidos na ereção. As causas podem ser psicogênicas, neurogênicas (lesão da medula espinhal, doença de Parkinson, CVA, tumor cerebral, doença de Alzheimer, traumatismo, abnl da medula espinhal, tais como mielomeningocele, MS, hérnia de disco); lesão pós-cirúrgica aos nervos (APR, ressecção ântero-inferior, RRPX, cistectomia radical); deficiência de vitaminas; alcoolismo; endócrinas (disfunção hipotalâmica-pituitária), vasculares e CV; induzidas por medicamentos (agentes antidepressivos, anti-hipertensivos, hormonais); doença de Peyronie; uso abusivo de drogas recreativas; e distúrbios metabólicos (DM, hemocromatose, SS, insuficiência hepática/renal, esclerodermia, doença da tireóide, doença da suprarrenal)

(Carson C, Kirby R, Goldstein I. Textbook of Erectile Dysfunction. Oxford: ISIS Medical Media; 1999).

Epidemiologia: Afeta 50% dos homens entre 40 e 70 anos de idade (J Urol 1994;151:54). Há probabilidade mais elevada de ED diretamente relacionada com doença CV, HT, DM, meds assoc e nível de raiva e depressão. Tabagismo e hiperlipidemia também são fatores de risco.

Fisiopatologia: Incapacidade constante de alcançar/manter uma ereção satisfatória para completude do desempenho sexual (HIH consensus panel 1992). Deve ser distinguida de outras formas de disfunção sexual, incl diminuição da libido e disfunção orgásmica e ejaculatória. A função erétil é um evento neurovascular. Com estimulação, há liberação de óxido nítrico dos neurônios não-adrenérgicos e não-colinérgicos, que aumenta a produção de cGMP, que estimula o relaxamento do músculo liso cavernoso, levando ao aumento de fluxo sanguíneo para o pênis. À medida que os seios cavernosos se distendem com sangue, há compressão passiva das veias subtúnicas, fato que diminui o fluxo venoso. Alterações em quaisquer desses eventos pode levar à ED.

Sx: Rigidez peniana inadequada ou duração da rigidez, claudicação, angina.

Si: Sinais de condições assoc, incl placas penianas palpáveis, curvatura peniana na ereção, pulsos periféricos diminuídos, déficits neurológicos, ginecomastia.

Crs: Se não for tratada, pode permanecer da mesma forma ou aumentar a gravidade.

Complc: Perda da autoestima, depressão, problemas de relacionamento, efeitos adversos na qualidade de vida.

Diffdx: Diminuição da libido, anorgasmia, disfunção ejaculatória.

Lab: A avaliação é direcionada para a identificação da(s) condição(ões) médica(s) subjacente(s). São indicados testes da química sorológica, função renal, CBC, UA, avaliação hormonal (testosterona e prolactina). Em casos selecionados, são indicados testes do colesterol, função tireóidea e hepática.

Raio X: US dúplice com injeção intracavernosa (prostaglandina E1, alprostadil) de 10 μg é um teste útil para avaliar insuficiência arterial e doença venooclusiva. Pico da velocidade sistólica < 25 mL/sec indica doença arterial (Radiology 1985;155:777). Fluxo diastólico elevado persistente > 5-10 cm/sec em situações de influxo arterial normal sugere disfunção venooclusiva (Am J Radiol 1989;153:1149). O padrão ouro para dx e localização de doença arterial consiste na arteriografia pudenda com terapia farmacológica (alprostadil). O padrão ouro para avaliação de disfunção venooclusiva consiste em cavernossometria e cavernossografia farmacológicas.

Rx: Há várias opções de rx (Tabela 7.1). Existem outras formas de terapia com injeção intracavernosa (várias combinações de papaverina, fentolamina e prostaglandina E1), mas são mais difíceis de obter do que a prostaglandina E1 apenas. A prostaglandina tópica está sendo investigada. Em pts selecionados com doença arterial ou disfunção venooclusiva, pode ser indicada correção cirúrgica. A longo termo, as taxas de sucesso de rx de lesões ou doença venooclusiva em indivíduos bem selecionados são de 50-60% (J Urol 1995;153:369; 1994;152:888; 1993;149:306; Int J Impot Res 1993;5:47).

Tabela 7.1 Opções de tratamento para disfunção erétil

Rx	Administração	Dose	Taxa de sucesso	Contraindicações	Efeitos colaterais	Mecanismos de ação
Sildenafil	Oral: tome, quando precisar, 0,5-1,5 hr antes do ato sexual; necessita de estimulação.	25, 50, 100 mg; se pt tiver > 65 anos, dose mais baixa; use inibidores mais novos da protease, eritromicina, cetoconazol, na insuficiência hepática/renal; 78% dos pts preferem 100 mg. Use apenas 1 vez em 24 h.	48-81%; varia com a etiologia da disfunção erétil.	Uso concomitante de nitrato, retinite pigmentosa. Com uso concomitante de α-bloqueadores, dê 4 hr de intervalo entre a ingestão de sildenafil e a do α-bloqueador, com doses de silfenafil > 25 mg. Siga as diretrizes de Princeton com relação ao uso em pts com doença CV.	HA em 16%, rubor em 10%, dispepsia em 7%, distúrbios visuais em 3%; priapismo é raro. NAION (*non arteritic anterior ischemic optic neuropathy* = neuropatia óptica isquêmica anterior não-artrítica) tem sido relatada em indivíduos sob tratamento com inibidores da PDE-5, mas nenhuma relação causal foi identificada. Fatores de risco para NAION são similares àqueles para ED, tais como idade > 50 yr, HT, colesterol elevado e DM. Outro fator de risco é uma proporção pequena da cúpula-disco. Os pts devem ser aconselhados a procurar ajuda médica, no caso de perda súbita de visão em um ou nos dois olhos.	Inibidor da fosfodiesterase do tipo V leva a aumento do cGMP, que estimula o relaxamento do músculo cavernoso pequeno.

(Continua)

Tabela 7.1 Opções de tratamento para disfunção erétil (*Continuação*)

Rx	Administração	Dose	Taxa de sucesso	Contraindicações	Efeitos colaterais	Mecanismos de ação
Tadalafil (Cialis)	Oral: tome, quando precisar, 2 hr antes do ato sexual; necessita de estimulação.	5 mg, 10 mg, 20 mg. A dose inicial recomendada para a maioria dos pts é de 10 mg. Comece com 5 mg, na insuficiência renal moderada; diminua a dose, em caso de tratamento com inibidores da CYP 3A4. O tadalafil tem meia-vida de 17-21 hr, que pode proporcionar eficácia por até 36 hr, no entanto, só pode ser ingerido 1 vez a cada 24 hr.	62-77% de sucesso com penetração (SEP 2) e 50-64% de sucesso na manutenção da ereção (SEP 3).	Nitratos, retinite pigmentosa; se pt usar α-bloqueador, deve estar estável com a terapia com esse agente, e iniciar com a dose mais baixa de tadalafil. Siga as diretrizes de Princeton com respeito ao uso em pts com doença CV.	HA = 15%, dispepsia = 4-10%, mialgia = 1-3%, lombalgia = 3-6%, rubor = 2-3%. NAION (neuropatia óptica isquêmica anterior não-artrítica) tem sido relatada em indivíduos sob tratamento com inibidores da PDE-5, mas nenhuma relação causal foi identificada. Os fatores de risco para NAION são similares àqueles para ED, tais como idade > 50 yr, HT, colesterol elevado e DM. Outro fator de risco é uma proporção pequena da cúpula-disco. Os pts devem ser aconselhados a procurar ajuda médica, no caso de perda súbita de visão em um ou nos dois olhos.	Inibidor da fosfodiesterase do tipo V leva a aumento do cGMP, que estimula o relaxamento do músculo cavernoso pequeno.

Vardenafil	Oral: tome, quando precisar, 25 a 60 min antes do ato sexual; necessita de estimulação.	2,5 mg, 5 mg, 10 mg. A dose inicial recomendada para a maioria dos pts é de 10 mg. Comece com 5 mg em pts ≥ 65 yr; diminua a dose, em caso de tratamento com inibidores da CYP 3A4.	Melhora em SEP 2 (capacidade de penetração) de 75-80% (10-20 mg) em comparação com 52% com placebo, e manutenção da ereção SEP 3 de 64-65% (10-20 mg) em comparação com 32% com placebo.	Nitratos, retinite pigmentosa; se pt usar α-bloqueador, deve estar estável com a terapia com esse agente, e iniciar com a dose mais baixa de vardenafil. Siga as diretrizes de Princeton com respeito ao uso em pts com doença CV. Pode aumentar o intervalo QTc; portanto, evite o uso em indivíduos com QT prolongado congênito e naqueles que fazem uso de antiarrítmicos Classe IA ou Classe III.	HA = 15%, rubor = 11%, dispepsia = 4%. NAION (neuropatia óptica isquêmica anterior não-artrítica) tem sido relatada em indivíduos sob tratamento com inibidores da PDE-5, mas nenhuma relação causal foi identificada. Os fatores de risco para NAION são similares àqueles para ED, tais como idade > 50 yr, HT, colesterol elevado e DM. Outro fator de risco é uma proporção pequena da cúpula-disco. Os pts devem ser aconselhados a procurar ajuda médica, no caso de perda súbita de visão em um ou nos dois olhos.	Inibidor da fosfodiesterase do tipo V leva a aumento do cGMP, que estimula o relaxamento do músculo cavernoso pequeno.

(Continua)

Tabela 7.1	Opções de tratamento para disfunção erétil (Continuação)					
Rx	Administração	Dose	Taxa de sucesso	Contraindicações	Efeitos colaterais	Mecanismos de ação
Alprostadil intrauretral	Supositório pequeno introduzido na uretra distal com aplicador compatível.	125, 250, 500, 1.000 µg. Use apenas 1 vez em 24 hr.	30-66% de taxa de sucesso (Nejm 1997; 336:1).	Hipersensibilidade à PGE1, gravidez da parceira, predisposição ao priapismo (leucemia, mieloma múltiplo, doença da célula falciforme).	Dor (peniana, uretral, testicular, perineal) em 33%, diminuição da pressão arterial em 3%, priapismo, irritação vaginal em 10%.	É absorvido através da mucosa uretral e estimula a dilatação e o fluxo arteriais.
Terapia com injeção intracavernosa com alpostradil	Injeção direta no aspecto lateral dos corpos cavernosos, alternando os lados a cada injeção.	5 µg a > 40 µg; a dose depende da etiologia da ED; teste a dose de 10 µg; se houver suspeita de doença neurológica, teste a dose de 5 µg; use apenas 1 vez em 48-72 hr.	A taxa média de sucesso é de 73% (Int J Impot Res 1994;6:149; J Urol 1988; 140:66).	Hipersensibilidade conhecida ao alpostradil. Pts com risco de priapismo. Pts com risco aumentado: aqueles em terapia com anticoagulantes e com dz de Peyronie.	Ereções prolongadas em 1,1-1,3%, fibrose corporal em 2,7%, ereção dolorosa em 15-30%, hematoma, equimose em 1,5%.	O alpostradil estimula o relaxamento do músculo cavernoso pequeno, causa modulação da adenil ciclase, aumenta o cAMP e a conc subsequente de Ca^{2+} livre.

Dispositivo de constrição a vácuo	Cilindro plástico manual ou bomba operada por bateria e faixas de constrição.	N/A. Remova a faixa dentro de 30 min após a aplicação.	68-83% de taxa de satisfação.	Ejaculação dolorosa: 3-16%, incapacidade de ejacular: 12-30%; petéquias penianas: 25-39%; entorpecimento durante a ereção: 5% (J Urol 1993;149:290; Spahn M, Manning M, Juenemann KP. Textbook of Erectile Dysfunction); Carson C, Kirby R, Goldstein I. Oxford: Isis Medical Media 1999. Terapia intracavernosa.	O dispositivo a vácuo cria pressão negativa que puxa o sangue para os corpos cavernosos; a faixa de constrição prolonga a ereção mediante a diminuição da drenagem venosa corporal.
Prótese peniana	É colocada por meio de cirurgia; os modelos variam de semi-rígidos a infláveis.	N/A.	> 90% de satisfação com próteses infláveis (J Urol 1993;150:1814; 1992;147:62).	Diminui o comprimento do pênis em 1 cm. Infecção < 10%, pts diabéticos sob risco aumentado. Mau funcionamento mecânico < 5% (Urol Clin North Am 1995;22:847). Erosão: risco aumentado em pts diabéticos e naqueles com lesão da medula espinhal	Cilindros colocados nos corpos cavernosos proporcionam rigidez peniana; uma vez inseridos, há fibrose corporal; se forem removidos, as opções restantes têm menos probabilidade de funcionar.

Fonte: Ellsworth P, Rous SN. Primary Care Essentials: Urology. Malden, MA; Blackwell; 2001;135-136.

7.23 Doença de Peyronie

Curr Opin Urol 2003;13:417; J Urol 2003;169:1234

Causa: Não se conhece a etiologia exata. É uma condição adquirida, caracterizada pela formação de placas fibrosas dentro da túnica albugínea dos corpos cavernosos do pênis. Estima-se que resulte de traumatismo abrupto à túnica.

Epidemiologia: Identificada em 1% dos homens brancos. Há prevalência de até 3,2% em homens de 30 a 80 anos de idade (Int J Impot 2002;14:379). A incidência mais alta acontece na faixa etária de 45 a 60 yr (BJU 1982;54:748). Aproximadamente 16-20% dos pts têm contraturas de Dupuytren assoc (BJU 1982;54:748; J Bone Joint Surg [UK] 1963;45:709). A prevalência também é mais alta em homens com contratura plantar e fascial, timpanosclerose, diabetes, gota e doença de Paget. Foram relatadas características familiares. Os casais com Peyronie frequentemente participam de atividade sexual vigorosa e empregam posições traumáticas para o pênis. Dois subgrupos: aqueles que sentem um início insidioso dos sx e aqueles que têm um começo agudo com pouca ou nenhuma progressão da doença.

Fisiopatologia: As placas são localizadas na linha mediana da superfície dorsal ou ventral e podem se estender lateralmente, envolvendo áreas adjacentes à túnica albugínea. Mais recentemente, acreditou-se que se tratava do resultado de traumatismo abrupto, com rompimento das fibras da própria túnica e extravasamento, resultando em edema e infiltração celular, que comprime o canal venoso e resulta em uma "resposta inflamatória capturada". Isso leva à imigração subsequente dos leucócitos e macrófagos e, portanto, mais citocinas e secreções, tais como TGF-β, são liberadas, criando um ciclo vicioso que, finalmente, leva à produção excessiva da matriz intercelular e fibras de colágeno (Int J Impot Res 2002;14:414).

Sx: Dor com ereção (são os segundos si/sx mais comuns), disfunção erétil (Curr Opin Urol 2003;13:417).

Si: Placa peniana palpável, deformidade peniana durante a ereção (si/sx mais comuns).

Cx: Dor peniana, ED, curvatura peniana.

Diffdx: Fratura peniana, corda venérea congênita.

Raio X: Pode identificar calcificação dentro da placa na US peniana ou radiografia simples. MRI pode ajudar na identificação da placa em pts com sx da doença de Peyronie, mas sem placa palpável ou visível na US (Eur Urol 2003;43:293). Em pts que serão submetidos à correção cirúrgica da doença de Peyronie, a US dúplice colorida do pênis é útil na avaliação da função erétil do pt e seu grau de curvatura, antes da operação.

Rx: Reafirmação. A doença de Peyronie é um processo evolutivo; em alguns pts, ela pode se curar ou melhorar significativamente, não sendo necessário rx cirúrgico. Terapias conservadoras incluem tratamentos orais, locais (tais como terapia por onda de choque, iontoforese) e intralesionais. As terapias conservadoras são recomendadas como rx inicial. 200-300 mg de vitamina E diariamente foram assoc com diminuição da dor e do tamanho da placa em estudo de curto prazo (Southern Med J 1948;41:173), embora Mynderse e Monga tenham relatado que não existem evidências para apoiar o efeito antioxidante da vitamina E (Int J Impot Res 2002;14:340). Colchicina, na dose de 0,6 mg, aumentada para até 2,4 mg/d foi assoc com redução da dor em 78% dos pts, melhora na curvatura em 37% e diminuição do tamanho da placa em 50%, em um pequeno estudo de acompanhamento de curto prazo (Am J Clin Path 1969;52:385). O aminobenzoato de potássio (POTABA), em doses de 12 gm/d por um período de 3 mo, foi assoc com melhora da dor em 44% dos pts, melhora da curvatura em 58% e diminuição subjetiva do tamanho da placa em 56% dos pts durante acompanhamento de 8-24 mo (Tech Urol 1997;3:135). Tamoxifeno 20 mg bid por 3 mo foi assoc com melhora da dor, curvatura e tamanho. Esse agente pode abaixar a contagem de espermatozóides e ter efeitos colaterais gi. Outros rx: terapias intralesionais, tais como verapamil (J Urol 1997;158:1395) e XRT. O verapamil é a terapia intralesional preferida (J Urol 2003;169:124). Doses múltiplas de 10 mg são injetadas a cada 2-4 semanas, 12 vezes. A curvatura melhorou em 42% dos pts, e mais de 50% dos pts notaram melhora do desempenho sexual com injeções de verapamil (Urology 1998.51:620; Proc Natl Acad Sci 1996;93:5478). A injeção intralesional de α-interferon também está sendo avaliada. Terapias locais incluem iontoforese e tratamento com ondas de choque extracorpóreas. Estudos pequenos, a curto prazo, demonstram melhora significativa em 50% dos pts tratados com terapia com ondas de choque extracorpóreas e resolução da dor em 84% (Urology 2002;60:795). As opções cirúrgicas variam de técnicas baseadas seja no encurtamento da túnica albugínea, no lado oposto ao da curvatura (que pode diminuir o tamanho do pênis), seja na extensão do lado mais curto do pênis por meio de incisão ou excisão da área fibrosa e enxerto. Indivíduos com doença de Peyronie e disfunção erétil, que são refratários a terapias tópicas ou orais, são mais bem tratados com prótese peniana (Int J Impot Res 2002;14:384).

7.24 Hemospermia

Causa: A presença de sangue no ejaculado pode estar assoc com patologia da próstata, vesículas seminais ou uretra; infecção secundária a traumatismo; ou relacionada a doenças sistêmicas (Urology 1995;46:463).

Epidemiologia: Prevalência desconhecida, embora a hemospermia seja comum.

Fisiopatologia: A patologia da próstata assoc com hemospermia inclui: pólipos, lesões vasculares, cálculos, distúrbios inflamatórios e malignidade. As lesões da bexiga e uretra incluem: tumores, uretrite, pólipos uretrais, cisto utricular, estenose uretral e condiloma uretral. As lesões das vesículas seminais incluem: cistos, carcinoma, cálculos e infecções. Os distúrbios sistêmicos incluem: HT, distúrbios de sangramento e linfoma (Urology 1995;46:463).

Sx: Os sx podem se referir a etiologia subjacente.

Si: Sangue no ejaculado. Verifique pressão arterial para r/o HT.

Crs: Frequentemente autolimitada e relacionada com patologia benigna.

Diffdx: Melanospermia e hematúria.

Lab: UA, c + s, PSA, testes uretrais com chumaço de algodão, para diagnóstico de gc e clamídia, análise de sêmen, testes de coagulação, se houver suspeita de distúrbio de sangramento.

Raio X: US transretal é indicada para hemospermia crônica. MRI pode ser útil para visualizar patologia da vesícula seminal.

Outros: Cistoscopia é indicada para hemospermia crônica.

Rx: O melhor rx é a reafirmação da condição, uma vez que ela é relacionada com doença benigna, na maioria dos casos. Se houver infecção, trate com abx. Varizes uretrais ou prostáticas podem ser rx com fulguração. Aspiração de cistos da vesícula seminal, rx dos distúrbios de sangramento.

SEÇÃO II
Urologia Pediátrica

Capítulo 8
Doenças do Rim e Ureter em Crianças

8.1 Agenesia Renal

Causa: Anomalia embriológica que parece relacionada ao desenvolvimento anormal do broto uretérico (Development 1996;122:1919). Geralmente, pensava-se ser o resultado de falha do broto uretérico em entrar em contato com o blastema metanéfrico. Também pode estar relacionada à regressão do MCDK (J Urol 1993;150:793) (veja 8.4).

Epidemiologia: É a má-formação urinária congênita mais comum (Am J Kidney Dis 2002;39[4]:689). A agenesia renal bilateral é rara e ocorre em 1 em 4.000 nascimentos. A agenesia renal unilateral ocorre em 1 em cada 1.000-1.500 nascimentos (Am J Dis Child 1974;127:17; Mayo Clin Proc 1966;41:538). Homens > mulheres.

Fisiopatologia: Para o desenvolvimento renal nl, um broto uretérico nl deve penetrar um blastema metanéfrico nl. As anomalias genitais assoc mais comuns ocorrem em mulheres e incl útero didélfico e agenesia vaginal. Em homens, hipospadia, UDTs, anomalias dos vasos e cistos da vesícula seminal e da próstata têm sido notados (Int Urol Nephrol 1988;20:29). Outras anomalias assoc incl síndromes cromossômicas (trisomia 10) e cardíacas, esqueléticas, gi e respiratórias (Obgyn 1997;90:26; Ped Nephrol 1996;10:498; Adv Ped 1995;42:575; J Med Genet 1995;21:153. Am J Dis Child 1974;127:17). São verificadas anomalias gu em até 48%, incluindo VUR (28%), obstrução da UVJ (11%) e UPJO (7%) (J Urol 1999;162:1081). Assn aumentado btn diabetes materna e agenesia renal, prevalecendo a razão de chances de 14,8%, CI de 95%, 3,5-62,1 (Diabetic Medicine 2005;22[6]:693). Notou-se agenesia renal unilateral em 28% dos pts com syn de Mayer-Rokitansky-Kuster-Hauser (Am J Med Genet 2005;135[3]:314).

Sx: Asx, se for unilateral. Se for bilateral, é virtualmente fatal por causa de comprometimento respiratório.

Si: Vaso deferente ipsilateral não-palpável e outras anomalias genitais assoc.

Crs: Insuficiência renal e angústia respiratória, se for bilateral. Com agenesia renal unilateral, a longo prazo, o pt pode estar sob risco aumentado de proteinúria, HT, insuficiência renal (Ped Nephrol 1992;6:412).

Cmplc: A agenesia renal bilateral predispõe as mulheres com abnl uterinas à pré-eclâmpsia (Eur J Obstet Gynecol & Reprod Biol 2004;114[1]:39). Approx 2/3 dos cistos da vesícula seminal são assoc com agenesia renal ipsilateral, porque tanto o broto uretérico quanto as vesículas seminais se originam do duto mesonéfrico (duto de Wolff) (Urology 1986;28:313).

Diffdx: Rim ectópico (veja 8.2) e MCDK involucional.

Lab: UA.

Raio X: Varredura do DMSA para r/o rim ectópico e VCUG para r/o VUR contralateral.

Rx: O rx é assoc com anomalias congênitas. Com agenesia renal unilateral, é preciso acompanhamento da BP; UA e função renal são indicadas a longo prazo.

8.2 Rim Ectópico

Causa: Falha do rim em alcançar a localização normal. Pensava-se que a ectopia cruzada fosse relacionada à superflexão e rotação da terminação caudal do embrião em desenvolvimento (Birth Defects 1977;13:327).

Epidemiologia: Incidência de 1 em 100 autópsias (J Urol 1994;151:1660); em estudos de triagem, incidência de 1 em 500 pts (Peds 1989;84:1086);

L > R; a ectopia pode atingir as áreas pélvica, ilíaca, abdominal, torácica, contralateral, ou pode ser cruzada. É bilateral em 10% (Mayo Clin Proc 1971;46:461). A maior parte (90%) dos rins ectópicos cruzados é fundida ao rim ipsilateral; a ectopia cruzada solitária geralmente envolve o rim L e migra para o R, tendo em vista a ausência do rim R. Homens > mulheres.

Fisiopatologia: O ureter entra no lado normal da bexiga. A maioria dos rins ectópicos se estende em posição inferior à normal. Foi relatada herança familiar de ectopia renal cruzada acompanhada de fusão (Ped Nephrol 2001;16:269).

Crs: Incidência aumentada de hidronefrose e cálculos (J Urol 1994;151:1660). Pode estar sob risco aumentado de traumatismo abrupto.

Cmplc: Alta incidência de anomalias urológicas assoc, incl VUR (mais comum), displasia renal, criptorquidismo, hipospadia e outras anomalias genitais (J Urol 2004;172[4 part 2]:1757). Anomalias esqueléticas estão presentes em 50% com ectopia renal cruzada solitária e 40% com anomalias genitais (Urology 1991;38:556). Raramente a glândula suprarrenal é ausente ou está localizada em posição anormal.

Si/Sx: Asx; em casos de obstrução, pode haver dor atípica para cólica renal.

Raio X: Frequentemente a anomalia é identificada durante avaliação radiográfica para outros problemas médicos ou na ultrassonografia pré-natal.

Rx: Não é necessário, a menos que haja casos de obstrução ou cálculos.

8.3 Rim em Ferradura

Causa: É a anormalidade mais comum da fusão renal.

Epidemiologia: A incidência é de 1 em 400 (Nejm 1959;261:684). Homens:mulheres = 2:1; > 90% dos casos de pólos inferiores dos 2 rins são conectados por um istmo parenquimatoso ou fibroso (J Ultrasound Med 2000;19:27). A anomalia é verificada em 20% dos pts com trisomia e até 60% das mulheres com síndrome de Turner (Peds 1988;82:852).

Fisiopatologia: Origina-se entre 2 e 6 wk de gravidez, quando a porção inferior do blastema metanéfrico se funde antes da ascensão e rotação dos rins. O istmo invade a artéria mesentérica inferior, o que impede a migração posterior. A pelve e o ureter geralmente são localizados anteriormente, com cruzamento ventral sobre o istmo.

Sx: Um terço, asx; pode provocar dor abdominal difusa.

Si: Raramente, massa palpável na linha mediana.

Crs: Alta incidência de anomalias congênitas, incl as esqueléticas, CV, do CNS, VUR ou UPJO em ≥ 50% (J Urol 2002;167:2566). Aproximadamente 24% dos pts têm UPJO (J Urol 2002;167:2566).

Cmplc: Hidronefrose, infecção, cálculo; incidência aumentada de tumor de Wilms (2 x) (J Urol 1985;133:1002).

Lab: Se houver sx, UA e c + s para r/o UTI.

Raio X: As características radiográficas típicas incl posição renal caudal, márotação com eixo longitudinal reverso de cada rim e pelve extrarrenal anterior. Istmo geralmente identificado na CT (AJR 1998;171:829).

8.4 Rim Displásico Multicístico

Causa: A causa exata é desconhecida. As etiologias propostas incl atresia do ureter ou pelve renal, que conduz à hidronefrose grave (Semin Roentgenol 1975;10:113) e falha de união do broto uretérico ao blastema metanéfrico, causando dilatação cística (Arch Klin Chir 1894;48:343).

Epidemiologia: Incidência de 1:4.300 recém-nascidos viáveis (J Urol 1988;140: 1231). L > R. Uma das causas mais comuns de massa abdominal em bebês. UPJO contralateral em 3-12% dos recém-nascidos com MCDK. VUR contralateral em 18-43% (J Peds 1992;121:65). Mais comumente, é identificado *in utero* na US pré-natal. Pode ser bilateral em 19-34% (Radiology 1986;161:27). Risco aumentado de

MCDK em bebês de mães com diabetes gestacional ou pré-gestacional (Eur J Pediatr 2002;161:634).

Fisiopatologia: A atresia ureteral e/ou pélvica leva à hidronefrose grave. Os vasos renais são pequenos ou ausentes. O rim, geralmente, tem pouca ($\leq 10\%$) ou nenhuma função, de acordo com varredura renal funcional (DMSA).

Sx: Frequentemente, asx. Se o rim estiver acentuadamente aumentado, pode comprometer o sistema respiratório.

Si: Massa abdominal. HT em 0-20% (Eur J Pediatr 2001;160:78).

Crs: Geralmente, há involução completa com o passar do tempo em 20-37% dos pts e involução parcial em 49-67% (Renal Failure 2005;27[2]:189; BJU Int 2005;95[6]:868. Raramente o tamanho renal aumentará. O potencial de degeneração maligna é raro (tumor de Wilms, tumor de células embrionárias, RCC) no MCDK.

Cmplc: HT, insuficiência respiratória, malignidade.

Diffdx: UPJO.

Lab: Se os dois lados parecem estar afetados, verifique BUN e creatinina séricos.

Raio X: A US mostra coleção de cistos renais de vários tamanhos, sem cisto dominante central ou mediano; se houver parênquima renal identificável, este é pequeno. A US geralmente é um exame diagnóstico (Ped Nephrol 2000;14:1098). Varredura com DMSA mostra pouca, em caso de alguma, função renal ipsilateral. VCUG deve ser obtido para r/o VUR contralateral.

Rx: Na ausência de comprometimento respiratório ou HT, continue com US seriais até que haja involução completa do rim. Se for contralateral, ocorre VUR, cujo controle deve ser rotineiro.

8.5 Obstrução da Articulação Ureteropélvica (UPJO)

Causa: Pode ser primária ou secundária, relacionada à patologia intrínseca ou extrínseca. A causa exata ainda não foi completamente compreendida, mas pode ter relação com a canalização incompleta do ureter durante o desenvolvimento. A avaliação histopatológica revela colágeno aumentado e redução do músculo liso. Este se torna confuso, e há mais fibras musculares lisas circulares que longitudinais (J Urol 1976;116:725). Causas intrínsecas menos comuns incluem: pregas da mucosa vascular (J Urol 1980;123:742), convoluções fetais persistentes (J Urol 1979;122:251) e pólipos da uretra proximal (J Urol 1981;126:796). A obstrução extrínseca pode ser secundária aos vasos anormais do pólo inferior. UPJO secundária pode ocorrer com VUR de alto grau (A J Roentgenol 1983;140:231).

Epidemiologia: A incidência é de 5 por 100.000. Homens:mulheres = 3-4:1. A ocorrência é esporádica, mas foi descrita tendência familiar (BJU 1985;57:365). L > R. Aproximadamente 10% de VUR coexistente (Urol Clin North Am 1998;25:173). UPJOs bilaterais foram diagnosticadas em 21-36% dos casos de UPJOs detectadas em neonatos (J Urol 1988;140:1216). Metade das crianças tem outras anomalias urológicas (Radiol Clin North Am 1977;15:49).

Fisiopatologia: Alterações histopatológicas na UPJ resultam em propulsão ineficiente de urina através da UPJ e dilatação da pelve e dos cálices renais. O ureter pode ter uma inserção alta na pelve renal, se houver anormalidade primária ou secundária à dilatação pélvica, ou pode haver cruzamento do pólo inferior do vaso.

Sx: Dor intermitente abdominal/no flanco em crianças mais velhas e em adultos; frequentemente, asx em bebês.

Si: Massa palpável no flanco com transiluminação em crianças e bebês; hematúria, falha de desenvolvimento, dificuldades de se alimentar, UTI, HT.

Crs: Se a obstrução for significativa e permanecer sem tratamento, pode conduzir a função renal diminuída, risco aumentado de formação de pedras, infecção e HT mediada pela renina.

Diffdx: Obstrução devida a outras causas, tais como massa retroperitoneal, obstrução da UVJ, dilatação não-obstrutiva e MCDK.

Lab: UA, c + s. Se for bilateral, BUN e creatinina séricos.

Raio X: A UPJO é detectada mais comumente na US para avaliação pré-natal. Hidronefrose é a abnl mais comum detectada na US para avaliações pré-natais e accts por 50% das lesões detectadas nos exames pré-natais (Lancet 1990;336:387). Approx 50% dos casos de hidronefrose detectados no período pré-natal são causados por UPJO (Urol Clin North Am 1998;15:173). Todas as crianças com hidronefrose precisam fazer VCUG para r/o VUR (Am J Roentgenol 1983;140:231). É útil a varredura renal com Lasix Mag-3 para determinar a função renal diferencial e o grau da obstrução. A função renal diferencial e a resposta de drenagem ao Lasix são usadas para medir o grau de obstrução; se t 1/2 (tempo necessário para que metade do radionuclídeo drene a partir do sistema renal coletor) for < 10 minutos, não há obstrução; se t 1/2 for > 20 minutos, pode haver obstrução significativa, principalmente se a função renal ipsilateral for < 35-40%.

Rx: É indicada intervenção cirúrgica nos seguintes casos: (1) UPJO sxic; (2) na US, presença de hidronefrose aumentada; (3) t 1/2 aumentado; e (4) função renal diminuída na varredura renal com Lasix Mag-3. UPJOs primárias em crianças podem ser tratadas com reparo laparoscópico ou aberto. A abordagem aberta com excisão da UPJ obstruída, excisão de pelve renal supérflua e reaproximação do ureter normal à pelve renal de forma dependente (pieloplastia desmembrada) é o padrão para UPJO primária. UPJOs secundárias (se o reparo primário falhar) podem ser tratadas por via endoscópica, percutânea ou abordagens abertas (J Urol 1997;158:1534). As complc da intervenção cirúrgica incl extravasamento, infecção, obstrução recorrente.

8.6 Refluxo Vesicoureteral (VUR)

Causa: O VUR primário é devido à deficiência de músculo longitudinal do ureter intravesical, que resulta em mecanismo valvular inadequado. VUR secundário ocorre como resultado de pressões elevadas da bexiga, que pode ocasionar bexiga neuropática, obstrução da saída da bexiga, bexiga neurogênica não-neurogênica (bexiga neurogênica oculta) ou superatividade do detrusor.

Epidemiologia: Incidência de 1-18,5%. VUR identificado em até 70% dos bebês com UTIs (J Urol 1966;95:27). Mulheres > homens, mas homens com UTI têm mais probabilidade de apresentar VUR. Meninas brancas com probabilidade 10 x maior de ter VUR que meninas negras (J Urol 1982;127:747). Irmãs e irmãos de pts com VUR estão sob risco aumentado de apresentar esta complicação, bem como crianças de pais com VUR (J Urol 1992;148:1739).

Fisiopatologia: Durante aumentos na pressão da bexiga (isto é, miccionais), a UVJ, geralmente, está obstruída. Este efeito aba-válvula é acompanhado da entrada oblíqua do ureter na bexiga, junção muscular adequada, a fim de proporcionar fixação, e túnel submucoso adequado e de apoio (Urol Clin North Am 1974;1:144). No VUR primário, o túnel submucoso é pequeno em proporção ao diâmetro ureteral. O túnel submucoso nl tem aproximadamente 5 x o diâmetro do ureter (J Urol 1959;82:573). As abnl assoc incl UPJO, duplicação ureteral, divertículos da bexiga.

Sx: Geralmente, asx. Se a criança tiver UTI, pode levar à pielonefrite e a criança pode apresentar lombalgia, disúria, N/V.

Fi: Febre/calafrios, se houver UTI. Em recém-nascidos, a falha de desenvolvimento pode ser um sinal de infecções recorrentes.

Crs: Pielonefrite pode levar à cicatriz renal e HT subsequentes. VUR de alto grau pode estar assoc com abnl do desenvolvimento renal e função renal ipsilateral diminuída, independentemente de cicatrizes. VUR pode se curar, com o passar do tempo; as taxas de resolução variam com o grau do refluxo. Nos graus I-II, há 80-85% de probabilidade de resolução (BMJ 1977;2:228; Urol Clin North Am 1974;1:144), grau III em 50% dos casos (J Urol 1992;148:1683; Am J Kidney 1983;3:139), e graus IV e V raramente se curam espontaneamente. Quanto mais nova a criança à época da apresentação do distúrbio, maior é a probabilidade de cura de VUR.

Cmplc: Se ocorrerem UTIs, há risco de cicatriz renal e HT. VUR de alto grau pode ser associado com desenvolvimento renal anormal.

Diffdx: R/o condições assoc, tais como válvulas uretrais posteriores, em meninos, disfunção miccional e bexiga neuropática. VUR é encontrado frequentemente em distúrbios urológicos, tais como extrofia da bexiga, síndrome do ventre em ameixa, e em pts com MCDK.

Lab: UA, c + s.

Raio X: VUR pode ser identificado no VCUG com contraste ou no VCUG com radionuclídeo. O contraste é melhor para estudo inicial, uma vez que permite a classificação do refluxo (Figura 8.1) e a avaliação da capacidade da bexiga, da PVR e uretral. A US renal, obtida geralmente a partir do período basal, avalia o tamanho do rim, a espessura do parênquima e detecta hidronefrose. A varredura com DMSA renal é melhor para avaliação de cicatriz renal.

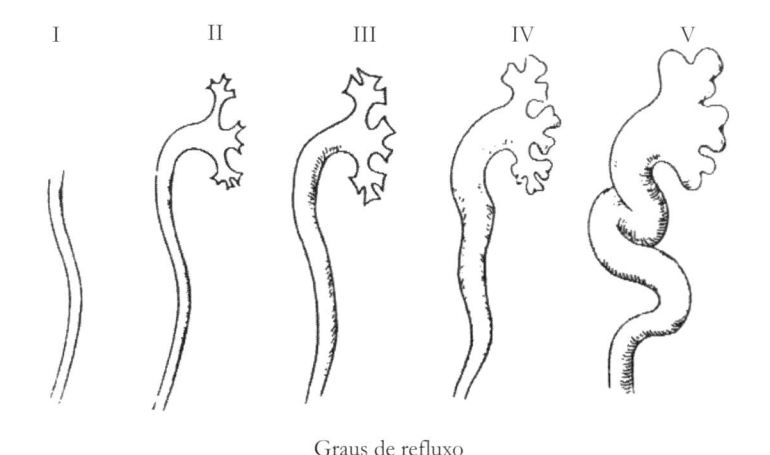

Graus de refluxo

Figura 8.1. Classificação do refluxo vesicoureteral. (Reprodução com permissão de Atala A, Keating M. Vesicoureteral reflux and megaureter. Em Walsh et al., eds. Campbell's Urology. 7ª. ed. Philadelphia: Saunders, 1988;1865.)

Rx: Na maioria dos casos, o rx inicial consiste em medidas médicas, como profilaxia antibiótica e estudos de acompanhamento, a cada 12-18 meses, para avaliar a resolução do VUR. Bebês < 8 wk devem ser tratados com amoxicilina ou ampicilina; crianças > 8 wk devem receber Tm/S ou nitrofurantoína. A dose profilática típica consiste em 1/3 a 1/2 da dose diária usual. Em crianças mais velhas (> 10 yr), com graus mais baixos de VUR e sem cicatriz significativa, pode-se considerar a d/c da profilaxia e observação. Se ocorrerem UTIs recorrentes, é recomendado rx cirúrgico.

O rx cirúrgico é indicado em crianças com VUR de alto grau, que não conseguiram melhorar com o passar do tempo, com UTIs importantes, problemas de adesão ao rx, VUR persistente e VUR assoc com outras anomalias, tais como divertículos da bexiga. As opções cirúrgicas incl procedimentos abertos, laparoscópicos e cistoscópicos; e injeção suburetérica de dextranômero/co-polímero de ácido hialurônico. A taxa de sucesso dos procedimentos abertos é de 98-99% (J Urol 1992;148:359; 1991;146:352) e a do dextranômero/co-polímero de ácido hialurônico é de 71-92% (J Urol 2004;171:2413; Urology Times, June 1, 2005). As cmplc da cirurgia incluem: sangramento, dor, obstrução, VUR persistente e VUR contralateral.

8.7 Megaureter

Causa: Megaureteres são classificados como primários ou secundários; de refluxo, obstrutivos ou de não-refluxo, não-obstrutivos (Urology 1978;11:231; Radiology 1971;99:503).

Epidemiologia: O ureter primário obstrutivo ocorre 3-5 x mais frequentemente em homens, 2-3 x mais comumente do lado esquerdo. É bilateral em 15-25% dos pts (BJU 1970;42:140). Megaureteres familiares são raros (Urol Radiol 1981;3:185).

Fisiopatologia: No megaureter primário obstrutivo, frequentemente há uma área de desenvolvimento muscular abnl e deposição de colágeno no ureter distal, que afeta a peristalse deste último (J Urol 1970;103:134).

No megaureter primário de refluxo, há uma anomalia congênita da UVJ (veja Fisiopatologia, 8.6). O megaureter secundário obstrutivo ocorre com mais frequência na disfunção miccional neuropática e não-neurogênica, ou obstrução (válvulas uretrais posteriores). Pressões elevadas da bexiga (> 40 cm H_2O) impedem a capacidade do ureter de impulsionar a urina ao longo da UVJ, levando à estase e à dilatação ureteral. As mesmas condições podem provocar megaureter secundário de refluxo.

O megaureter primário de não-refluxo, não-obstrutivo geralmente é observado em recém-nascidos. Pode ser relacionado à obstrução transitória ou bexiga hiper-reflexiva do bebê (J Urol 1994;152:692). O megaureter secundário não-obstrutivo, de não-refluxo pode resultar de UTI como consequência da inibição da peristalse ureteral a partir de endoxinas bacterianas, ou de condições assoc com alta produção de urina (toxicidade pelo lítio, DI, DM, nefropatia por SS, polidipsia psicogênica).

Sx: Geralmente é asx, se não houver obstrução ou infecção. Se for obstrutivo, o pt pode apresentar c/o dor no flanco, N/V.

Si: Febre/calafrios, na presença de infecção.

Crs: Se for obstrutivo, pode afetar a função renal.

Cmplc: Risco aumentado de UTI.

Lab: UA, c + s.

Raio X: A US renal/da bexiga avalia a espessura do parênquima renal: dilatação do sistema coletor, PVR e diâmetro ureteral. Deve-se obter VCUG com contraste, a fim de determinar se há VUR e para avaliação da bexiga e uretra. A varredura renal com Lasix Mag-3 ajuda a avaliar a obstrução e a função renal.

Rx: Varia segundo a etiologia. No megaureter primário de refluxo, o rx inicial consiste na profilaxia antibiótica durante a infância e reimplante ureteral quando o pt tiver mais idade. No megaureter secundário de refluxo, a causa primária é tratada em primeiro lugar e o VUR, em segundo. O megaureter primário obstrutivo é tratado com profilaxia e observação rigorosa durante a infância e reimplante por volta de 1-2 anos de idade, desde que o bebê esteja estável. Ureterostomia cutânea distal é realizada inicialmente em bebês com infecções importantes; então, proceda ao reimplante quando eles tiverem mais idade. Megaureteres de não-refluxo, não-obstrutivos são tratados com profilaxia e observação. As complc da cirurgia incl infecção, sangramento, obstrução e VUR persistente.

8.8 Ureter Ectópico

Causa: Desenvolve-se quando o broto uretérico tem origem alta a partir do duto mesonéfrico com separação retardada ou ausente do duto mesonéfrico.

Epidemiologia: A incidência estimada é de 1 em 1.900; 80% dos casos envolvem o pólo ureteral superior do sistema coletor duplicado. Em homens, o ureter ectópico geralmente escoa em um sistema simples (Eur Urol 1976;2:64; J Urol 1969;41:428). Em 10% dos casos, há presença de ureteres ectópicos bilaterais (Br J Surg 1958;45:344). Mulheres:homens = 6:1 (J Urol 1972;107:308).

Fisiopatologia: Correlação btn localização do ureter ectópico e grau de hipoplasia ou displasia renal ipsilateral. Com sistema simples bilateral, o ureter ectópico do colo da bexiga não se desenvolve. Em mulheres, a ectopia do ureter pode se manifestar no colo da bexiga ou uretra proximal (30%), vestíbulo vaginal próximo ao meato uretral ou no interior de um cisto do duto de Gartner (Am J Radiol 1970;110:540), vagina, cérvix ou útero. Em homens, o local ectópico mais comum é a uretra posterior (J Urol 1972;108:389). Outras localidades no homem incl a vesícula seminal e o epidídimo (Urology 1979;21:369).

Sx: Muitas vezes, disúria e frequência urinária estão presentes com UTIs. Dor epididimal e edema podem se manifestar em homens com epididimite (J Urol 1987;138:1100). Dor no flanco pode estar presente.

Si: Incontinência diurna e noturna em mulheres. Descarga vaginal com cheiro fétido, se a vagina for ectópica. Massa na parede vaginal anterior, se a ectopia atingir o cisto do duto de Gartner. Massa abdominal palpável. Crianças podem ter UTIs recorrentes; homens, epididimite recorrente.

Crs: Frequentemente não é detectado ao nascimento; é identificado durante exame minucioso da incontinência, UTI ou epididimite.

Complc: UTI recorrente, incontinência, urossepse.

Diffdx: Ureterocele, obstrução da UVJ.

Lab: UA, c + s.

Raio X: US renal/da bexiga pode demonstrar rim displásico/hipoplásico e/ou com aparência hidronefrótica com ureter dilatado atrás da bexiga (Am J Radiol 1977;129:113). Varredura com CT ou MRI pode ser mais útil para delinear a anatomia do trato urinário. Nos casos de sx de sistemas coletores duplicados, a varredura com DMSA ajudará a identificar a função do pólo superior. Deve-se obter VCUG para r/o VUR associado.

Outras Eval: Vaginoscopia, em mulheres. Cistoscopia por ocasião da cirurgia, para os dois sexos.

Rx: Baseado na função da unidade renal ipsilateral. Se os pólos dúplice e superior demonstrarem bom funcionamento, pode ser realizada ureteropielostomia ou ureteroureterostomia. Se a função do pólo superior for ruim, indicam-se nefrectomia parcial e ureterectomia. Em um sistema simples, ureter ectópico com reimplante ureteral para função renal adequada; se a função for ruim, deve ser realizada nefroureterectomia.

8.9 Ureterocele

Causa: Dilatação cística do ureter terminal. As etiologias propostas incl dissolução incompleta da membrana de Chwalla, abnl das musculaturas do detrusor e expansão simultânea do ureter intravesical quando a bexiga se expande (J Urol 1981;126:726; Aust NZ Surg 1971;40:239; Urol Cutan Rev 1927;31:499).

Epidemiologia: Cada vez mais, as ureteroceles são identificadas na US pré-natal. A taxa mulheres:homens é de 4:1. Ocorre quase que exclusivamente em caucasianos. Aproximadamente 10% das ureteroceles são bilaterais, 80% se originam do pólo superior do sistema coletor duplicado. Ureteroceles de sistema simples geralmente são encontradas em adultos. Historicamente, a apresentação mais comum é UTI/urossepse (J Urol 1995;153:166); agora, é identificada mais comumente na ultrassonografia pré-natal.

Fisiopatologia: Se for grande o suficiente, a ureterocele pode obstruir o colo da bexiga ou o ureter contralateral.

Cmplc: Formação de cálculo (J Pediatr Surg 1987;22:1047), prolapso da ureterocele através da uretra, hidronefrose, UTIs.

Crs: A detecção pré-natal permite a instituição precoce de profilaxia e avaliação posterior, diminui o risco de UTIs e tem demonstrado impacto no número de procedimentos cirúrgicos necessários para o tratamento de ureterocele e anomalias assoc.

Diffdx: Cisto do duto mesonéfrico, ureter ectópico (BJU 1995;75:401).

Lab: UA, c + s.

Raio X: A US renal/da bexiga frequentemente pode identificar rim dúplice e ureter do pólo superior dilatado. Com frequência, o cisto de parede fina (ureterocele) pode ser identificado na bexiga. Ciladas da US: se a bexiga estiver demasiadamente distendida, a ureterocele pode se ocultar e não ser notada; se a bexiga não estiver cheia, a ureterocele pode não ser vista. IVP: funções tipicamente ruins do pólo superior; o pólo superior se desvia lateralmente da espinha devido à hidroureteronefrose. O pólo inferior é empurrado lateralmente e inferiormente, e o pólo inferior do ureter geralmente é desviado pelo pólo superior do ureter dilatado. VCUG: normalmente, identifica o tamanho e a localização da ureterocele; também demonstra a presença/ausência de VUR. Este é observado em até 65% do pólo inferior dos ureteres (BJU 1992;70:196) e no ureter contralateral em 28% (J Pediatr Surg 1992;7:192). A varredura com DMSA pode avaliar a função do pólo superior.

Rx: Individualizado. Objetivos: (1) preservação da função renal; (2) eliminação da infecção, obstrução e VUR; (3) preservação da continência. Se for detectada no período pré-natal, a profilaxia com abx começa no nascimento e faz-se avaliação da função renal antes de intervenção. Se for detectada por ocasião de uma UTI febril, frequentemente requer incisão endoscópica com avaliação subsequente da função renal. As opções de rx incl nefrectomia do pólo superior e ureterectomia parcial, ureteropielostomia, incisão endoscópica da ureterocele e reimplantação comum da bainha ureteral. Ureteroceles de sistema simples frequentemente são assoc com um componente renal funcional e podem ser tratadas com incisão endoscópica e reimplantação da ureterocele. O risco de incisão endoscópica é a criação de VUR.

8.10 Nefroma Mesoblástico Congênito

Causa: Neoplasma renal. Geralmente, benigno, mas têm sido relatados tumores recorrentes e mets (Cancer 1993;72:1499). A causa exata é desconhecida, mas pensa-se que a indução do tumor ocorre quando o blastema multifocal é principalmente estromagênico (Cancer 1992;70:2358; J Urol 1981;12:513).

Epidemiologia: Ocorre predominantemente em crianças (é o tumor renal mais comum em bebês), mais comumente naquelas < 6 mo. É raro em adultos (Cancer 1982;49:573). Accts por 1-3% de tumores renais na infância (Adv Anat Pathol 2003;10:243). Homens > mulheres.

Fisiopatologia: O nefroma mesoblástico congênito é um tumor renal celular infantil de estrutura fusiforme. Há 2 tipos histológicos: celular e clássico. O tipo celular é idêntico ao fibrossarcoma congênito (Cancer Res 1998;58:5046). As anormalidades cromossômicas, incl polissomas dos cromossomos 8, 11, 17 e 20, são comuns. Além disso, são observadas translocação t (12:15) e fusão assoc com ETV6-NTRK3 (Am J Pathol 1998;153:1451). Aproximadamente 14% das crianças com nefroma mesoblástico congênito têm outras anomalias congênitas (J Pediatr Surg 1982;17:826).

Sx: Angústia respiratória, se o tumor for grande. Se houver hipercalcemia, o pt pode ter N/V, anorexia, constipação e poliúria.

Si: Poliidrâmnio, massa abdominal sem transiluminação, hematúria, anemia perinatal e choque, se houver rupturas de massa.

Crs: Se não for tratado, pode comprometer a função respiratória ou formar mets.

Cmplc: Mets são raras.

Diffdx: Tumor de Wilms, tumor renal rabdóide maligno.

Lab: UA, c + s; CBC, na suspeita de hemorragia; ABG, se houver sx respiratórios.

Raio X: Frequentemente, a lesão é detectada na US pré-natal. Estudos radiológicos não podem distinguir com segurança o nefroma mesonêfrico congênito de outras lesões. A varredura com CT demonstra massa sólida heterogênea surgindo do rim.

Rx: Estabilize o recém-nascido; proceda, então, à cirurgia eletiva. Cirurgia emergencial é indicada para hemorragia de massa, angústia respiratória devido ao tamanho da massa ou suspeita de ruptura iminente (J Pediatr Surg 1993;28:1607). A excisão completa é curativa, na maioria dos pts. Pode haver recorrência local em pts com variante celular. O risco de recorrência é baixo em bebês < 3 meses (Cancer 1993; 72:2499). Rx adjuvante pode ser considerado em pts com variante celular que tiveram ressecção incompleta (J Urol 1989;142:479).

8.11 Tumor de Wilms

Causa: Neoplasma maligno.

Epidemiologia: A malignidade embriônica de origem renal mais comum. É responsável por 5-6% dos cânceres infantis nos Estados Unidos (Med Pediatr Oncol 1993;21:172). Responde por 80% dos cânceres gu em crianças < 15 yr (American Cancer Society, Atlanta, 1978). Pico de incidência entre 3-4 yr; 90% dos tumores ocorrem antes dos 7 yr; 10% dos tumores são bilaterais.

Fisiopatologia: Secundário à proliferação de blastema metanéfrico sem diferenciação nl nos túbulos e glomérulos (Campbell's Urology 1998;2210). A perda de função do gene supressor do tumor recessivo na região 11p13 (WT1) é importante (Science 1989;246:1387; Nature 1984;309:170). Também são observadas abnl da porção distal do 11p15 (WT2) com tumor de Wilms na síndrome de Beckwith-Wiedemann (Mol Cell Biol 1989;9:1799; Hum Genet 1988;81:41). Há ausência do braço longo do cromossomo 16 em 20% dos tumores de Wilms (Cancer Res 1992;52:3094). Parece que mais de um local genético está envolvido no desenvolvimento do tumor de Wilms. A histopatia divide-se em histologias favoráveis e desfavoráveis. A histologia desfavorável é anaplásica. Três tumores renais pediátricos adicionais incluem lesões sarcomatosas, de células claras, e rabdóides, que são consideradas entidades separadas do tumor de Wilms, mas são tratadas como variantes desfavoráveis. A histologia favorável inclui componentes blastemal epitelial, mixóide e cístico.

Critérios de Estadiamento: V Estudo Nacional do Tumor de Wilms

Estágio I: O tumor é limitado ao rim, com excisão completa, cápsula intacta, sem rompimento, sem tumor residual aparente além das margens de ressecção; os vasos dos seios renais estão livres da doença.

Estágio II: O tumor se estende além do rim, mas é completamente ressectado. Pode ter extensão regional relacionada à penetração capsular ou invasão dos seios renais. Os vasos sanguíneos fora dos sinos renais podem conter tumor. Este pode ser invadido por bx ou vazamento tumoral, que é confinado à área do flanco. Quando completamente ressectado, não há evidência microscópica de tumor nas margens de ressecção ou além delas.

Estágio III: Tumor residual confinado ao abdome ou linfonodos no hilo renal ou pelve, penetração do tumor através da superfície peritoneal, tumor se implanta na superfície peritoneal, tumor macroscópico ou microscópico na margem da ressecção cirúrgica ou além dela, ou ressecção incompleta por causa de infiltração local em estruturas vitais, ou tumor generalizado disseminado, não confinado à área do flanco.

Estágio IV: Mets hematógenas para o pulmão, fígado, ossos ou cérebro, ou mets para os linfonodos, fora do abdome ou pelve. Nódulos pulmonares no cxray devem ser submetidos à biópsia para dx definitivo do estágio IV da doença.

Estágio V: Envolvimento renal bilateral por ocasião do dx. É necessário estadiar cada lado.

Sx: Dor abdominal, anorexia.

Si: Massa abdominal, circunferência abdominal aumentada, HT (20%), varicocele, hérnia, CHF, efusão pleural, hematúria (20%), perda de peso (10%).

Crs: As condições coexistentes assoc com risco aumentado de tumor de Wilms incluem: síndrome de Beckwith-Wiedemann, aniridia esporádica, hemi-hipertrofia, histórico familiar positivo, síndrome de Denys-Drash, síndrome de Perlman, síndrome de WAGR e síndrome de Klippel-Trenaunay. Atualmente, mais de 90% das crianças sobrevivem 4 yr após o diagnóstico.

Cmplc: As malignidades secundárias incl sarcomas, adenocarcinomas, leucemias. A maioria dos sarcomas é encontrada em locais prévios de XRT para tumor de Wilms.

Diffdx: Neuroblastoma, rabdomiossarcoma, hepatoblastoma, linfoma, linfossarcoma, cisto mesentérico, cisto colédoco, cistos intestinais duplicados, esplenomegalia, hidronefrose, MCDK, rim policístico, nefroma mesoblástico congênito.

Lab: CBC pode indicar policitemia; AU pode mostrar micro-hematúria; verifique BUN, creatinina e enzimas hepáticas.

Raio X: US renal: padrão de eco heterogêneo para o tumor (Radiology 1981;140:147). Permite a visualização da veia renal e veia cava inferior para r/o tumor intraluminal (Radiology 1979;132:421). MRI permite a avaliação do tamanho e da extensão do tumor. Cxray ou CT para r/o mets pulmonares. CT do cérebro, em casos de variante rabdóide.

Rx: Depende da histologia e estágio do tumor. O objetivo é a preservação da função renal.

Diretrizes do V Estudo Nacional do Tumor de Wilms:

Estágio I, favorável ou anaplástico: nefrectomia, actinomicina D e vincristina (18 wk)

Estágio II, histologia favorável: nefrectomia, actinomicina D e vincristina (18 wk)

Estágios III e IV, histologia favorável: nefrectomia, actinomicina D, doxorrubicina, vincristina (24 wk) e XRT (1.080 cGy no leito tumoral, 1.200 cGy nas mets pulmonares)

Estágios II a IV, anaplasia focal: nefrectomia, actinomicina D, doxorrubicina, vincristina (24 wk) e XRT (1.080 cGy no leito tumoral, 1.200 cGy nas mets pulmonares)

Estágios I a IV, sarcoma de células claras: nefrectomia, actinomicina D, etoposida, vincristina, doxorrubicina (24 wk) e XRT (1.080 cGy no leito tumoral, 1.200 cGy nas mets pulmonares)

Estágios I a V, rabdóide: nefrectomia, carboplastina, etoposida, ciclofosfamida (24 wk)

Cirurgia, primeiro exame: Avalie o rim contralateral, a ressectabilidade e bx da lesão e quaisquer nódulos hilares ou para-aórticos aumentados, se a lesão for considerada não-ressectável. Se for unilateral e ressectável, proceda à ressecção. Com doença bilateral, bx dos dois rins, amostra de nódulos; a bx excisional só é feita se 2/3 do parênquima renal total puderem ser preservados; caso contrário, feche a lesão e administre quimio com base no estágio e na histologia do tumor mais avançado e faça um segundo exame. A taxa de sobrevivência de 4 anos varia segundo o estágio e a histologia, oscilando de 26% com sarcoma rabdóide a 97% com tumor de estágio I e histologia favorável (Cancer 1989;64:349).

Capítulo 9
Doenças da Bexiga em Crianças

9.1 Extrofia da Bexiga

Causa: Desenvolvimento embriológico incompleto.

Epidemiologia: Há 3,3 casos em 100.000 nascimentos viáveis (Tetralogy 1987;36:221). A taxa homens:mulheres é de 2.3:1 a 6:1 (Tetralogy1987;36:211; J Urol 1982;127:974). O risco de recorrência de extrofia da bexiga em uma determinada família é de 1 em 100 (J Med Genet 1980;17:139). O risco de câncer da bexiga da prole de um indivíduo com extrofia da bexiga e epispadia é de 1 em 70 nascimentos viáveis (J Urol 1984;131:308).

Fisiopatologia: Pode ser secundária ao superdesenvolvimento abnl da membrana cloacal, impedindo a migração medial do tecido mesenquimatoso e o desenvolvimento adequado da parede abdominal inferior (J Urol 1964;92:659). O momento de ruptura da membrana cloacal determina a variante do complexo extrofia–epispadia resultante. Foram propostas outras etiologias.

Cmplc: Assoc com defeitos da parede abdominal, genitália, reto, ânus. O ânus é deslocado, anteriormente. Em geral, hérnia umbilical está presente. Há incidência de 6,7% de malformações vertebrais congênitas (BJU 1997;79:975). Hérnias inguinais são comuns. Abnl penianas: epispadia (meato uretral na superfície dorsal do pênis, tipicamente na articulação penopúbica), corda venérea, sulco uretral curto, comprimento mais curto dos corpos cavernosos anteriores. Anomalias da genitália feminina: uretra e vagina pequenas, clitóris bífido, lábios divergentes e monte pubiano. O orifício vaginal pode apresentar estenose e ser deslocado anteriormente. VUR está presente em quase 100% das extrofias fechadas da bexiga.

Sx: Frequentemente asx.

Si: Bexiga visível na parede abdominal anterior, sínfise púbica mais larga, anomalias genitais; hérnias inguinais são comuns.

Cmplc: Deiscência da ferida, pequena capacidade funcional da bexiga, incontinência persistente, comprimento peniano curto (J Urol 1997;157:999). Risco aumentado (400 x) de adenocarcinoma da bexiga em pts com extrofia da bexiga (J Urol 1970;104:699). Na presença de extrofia da bexiga, pts que engravidam têm risco aumentado de prolapso cervical e uterino (J Urol 1978;119:478). As anomalias genitais e o número de procedimentos cirúrgicos realizados podem afetar a qualidade de vida e a interação com as outras pessoas (J Urol 1999;162:2125). Recomenda-se precaução em rx que usam látex, em virtude do número de procedimentos cirúrgicos a que esses pts, tipicamente, são submetidos.

Raio X: KUB demonstra sínfise púbica mais larga secundária à rotação exterior dos ossos inominados. US pré-natal: há 5 fatores assoc com a extrofia da bexiga: (1) bexiga nunca visualizada; (2) saliência abdominal inferior representando bexiga extrofiada; (3) pênis pequeno com escroto posicionado anteriormente; (4) inserção umbilical baixa; (5) alargamento anormal das cristas ilíacas (Obgyn 1995;85:961).

Rx: Estabilização do bebê. O cordão umbilical deve ser amarrado próximo à parede abdominal, para evitar irritação da mucosa da bexiga. Envolva a mucosa exposta da bexiga com filme não-aderente, para evitar que ela grude na fralda. Irrigue a mucosa, a fim de mantê-la úmida. Reafirmação parenteral. Transfira o bebê para um centro de cuidados terciário. Objetivos do reparo cirúrgico: (1) fechamento da parede abdominal; (2) continência urinária; (3) preservação da função renal; (4) reconstrução de um pênis funcional e cosmeticamente aceitável, nos homens, e da genitália externa, nas mulheres. O reparo cirúrgico deve ser alcançado em um estágio no qual a bexiga e a parede abdominal anterior estão fechadas. Hérnias inguinais geralmente são tratadas nessa ocasião (BJU 1994;73:308). Há médicos que reparam a hipospadia, quando realizam o fechamento da bexiga (J Urol 1996;155:300). Reparo da epispadia (se ainda não foi tratada), procedimentos que promovem a continência e reimplantação ureteral são feitos em intervalos separados. Também pode ser feita reconstrução umbilical (J Urol 1994;151:453).

9.2 Malformações Cloacais

Causa: Anomalia congênita; é a forma mais grave de ânus imperfurado com confluência do reto, vagina e bexiga em um seio urogenital (J Urol 1998;228:331).

Epidemiologia: Amplo espectro de malformações; ocorre 1 em 500.000 nascimentos (J Urol 1988;228:331); cloaca persistente presente apenas nas mulheres; extrofia cloacal: acontece 1 em 250.000 nascimentos.

Fisiopatologia: Anomalias gu assoc: duplicação vaginal, agenesia vaginal, VUR.

Si: Períneo com aparência abnl, variando de orifício simples obscurecido pelo clitóris e lábios a períneo com aparência quase normal; a confluência dos tratos gi, gu e GYN pode ser alta ou baixa; distensão abdominal; a genitália pode parecer ambígua.

Raio X: KUB: estrutura grande, repleta de líquido, no abdome inferior; vagina frequentemente distendida, cheia de urina; US para avaliar os tratos superiores. Sinograma para identificar a anatomia dos seios urogenitais e a relação com o colo da bexiga, vagina e fístula retal. MRI da espinha LS para r/o cordão amarrado.

Rx: Colostomia de descompressão; se a vagina estiver distendida e causar BOO, inicie CIC; raramente se CIC não for bem-sucedida, proceda então à vesicostomia ou vaginotomia. Avaliação endoscópica; reparo definitivo dos 6 aos 24 mo de idade (J Urol 1998;228:331).

9.3 Síndrome do Ventre em Ameixa (Síndrome de Eagle-Barrett)

Causa: A etiologia mais plausível é a de que o defeito primário envolve o mesoderma intermediário e lateral durante o desenvolvimento fetal (J Urol 1994;152:2328). Outras etiologias propostas: anomalia primária do trato urinário, que causa dilatação da bexiga e ureter, resultando em complacência da parede abdominal; obstrução uretral de desenvolvimento precoce, que leva à dilatação do trato urinário, e anomalias da parede abdominal e recanalização, antes do nascimento (Peds 1984;73:470); abnl do saco vitelino.

Epidemiologia: Homens > mulheres. A incidência é de 1 em 35.000-50.000 nascimentos viáveis (Am J Hum Genet 1981;33:470). Pode ser detectada já com 15ª. wk de gestação.

Fisiopatologia: Tríade de deficiência da musculatura da parede abdominal, UDTs bilaterais, geralmente intra-abdominais, e abnl do trato urinário, incluindo ureteres dilatados, bexiga aumentada, uretra prostática distendida e dismorfismo renal. As abnl assoc incl megalouretra e abnl ortopédicas, gi, respiratórias e CV (J Urol 1985;133:607; J Natl Med Assoc 1973;65:327).

Sx: Geralmente, é asx, a menos que a criança desenvolva UTI.

Si: Complacência da parede abdominal e UDTs, frequentemente não-palpáveis.

Crs: Morte prematura em crianças com hipoplasia pulmonar grave. Aproximadamente 30% dos sobreviventes desenvolverão insuficiência renal durante a infância e adolescência (J Urol 1991;145: 1017; 1987;137: 86).

Cmplc: Infertilidade. Desde 1998, não existem relatos de nenhum homem com síndrome do ventre em ameixa, com esperma na urina ou no sêmen (J Urol 1998;159:1680).

Diffdx: Válvulas uretrais posteriores, atresia uretral, VUR de alto grau.

Lab: Deve-se fazer um *follow-up* rigoroso dos eletrólitos séricos e dos níveis de BUN e creatinina após o nascimento.

Raio X: US renal para avaliar o grau de dilatação da pélvis renal, parênquima renal e dilatação ureteral. Os achados típicos do VCUG incluíram bexiga de parede lisa aumentada, VUR de alto grau, grande abertura do colo da bexiga, uretra posterior dilatada.

Rx: Ao nascimento, institua antibioticoprofilaxia, acompanhe rigorosamente a função renal e obtenha US renal. Adie a instrumentação devido ao risco de infecção. VCUG deve ser obtido mais tarde. Orquidopexia também é indicada. A plástica da parede abdominal também melhora a aparência, reduz os efeitos psicológicos e pode melhorar as funções pulmonares e da bexiga (J Urol 1998;159:1675). Se a criança desenvolver UTI recorrente, é indicada reimplantação.

9.4 Mielodisplasia

Causa: Desconhecida. A deficiência de folato é um fator de risco (BMJ 1981;282:1509).

Epidemiologia: Ocorre 1 em 1.000 nascimentos nos Estados Unidos (Peds 1982; 69:511); a incidência está diminuindo. Se ocorrer em um membro da família, o risco de a doença afetar irmãs e irmãos é de 1-5% (Rehab Lit 1981;42:143). A maior parte ocorre nas vértebras lombares, seguidas pelas sacrais; a maioria se estende posteriormente. Aproximadamente 85% dos pts têm malformação de Arnold-Chiari: tonsilas cerebelares com herniação através do forame magno, obstruindo o 4º. ventrículo.

Fisiopatologia:

Meningocele: As meninges se estendem além dos limites do canal vertebral

Mielomeningocele (*90% das lesões*): As meninges, o tecido neural, as raízes dos nervos ou porções da medula espinhal se estendem além do canal vertebral

Lipomielomeningocele: Protusão de tecido adiposo, além de meninges e tecido neural

Crs: A lesão neurológica é um processo dinâmico da doença; podem ocorrer alterações durante toda a infância, principalmente nos primeiros anos e durante as fases de crescimento repentino (Jama 1987;258:1630).

Cmplc: Alterações nas funções neurológica, ortopédica ou urológica podem ser sinal de medula espinhal amarrada, siringe ou hidromelia do cordão, pressão intracraniana aumentada, devido ao funcionamento deficitário do desvio, ou herniação parcial do tronco cerebral e cerebelo. O melhor teste para avaliação do cordão amarrado é a MRI (Pediatr Radiol 1990;20:262). A mielodisplasia provoca efeitos gi, gu, ortopédicos, neurológicos. A intervenção da mielomeningocele *in utero* não tem demonstrado melhora na função da bexiga.

Sx: A intensificação do nível vertebral ósseo e a extensão mais alta da lesão neurológica podem variar de 1-3 vértebras em uma direção ou outra (Urology 1977;10:354).

Si: Geralmente, a lesão é notada posteriormente ao nascimento.

Lab: UA, c + s, creatinina.

Raio X: A US renal exclui hidronefrose e avalia PVR. VCUG para r/o VUR.

Urodinâmica: Avalie a micção e a função de armazenamento.

Rx: Tem sido feita intervenção *in utero* para fechamento do defeito, mas esta não tem sido associada com melhora na função da bexiga. O fechamento do defeito espinhal ocorre tipicamente logo após o nascimento; assim, deve-se fazer avaliação radiográfica. Se PVR > 10-15 mL, comece CIC. Urodinâmica realizada: relaxamento sinérgico–coordenado do esfíncter durante contração da bexiga ou quando esta atingiu a sua capacidade total de enchimento; relaxamento dissinérgico com ou sem hipertonicidade do detrusor – falha de relaxamento ou atividade aumentada do esfíncter externo durante contração da bexiga, ou aumento contínuo da pressão da bexiga, enquanto esta se enche até sua capacidade; desnervação completa – sem atividade esfincteriana observada durante o ciclo da micção. Pts com dissinergia e risco aumentado de dano ao trato superior recebem CIC ± anticolinérgicos. O uso de CIC ± anticolinérgicos em pacientes com pressão de enchimento da bexiga > 40 cm H_2O e pressão miccional > 80-100 cm H_2O tem diminuído a incidência de dano ao trato superior de 71% a 8-10% (J Urol 1995;154:1500; 1988;139:85; Am J Dis Child 1992;146:840). Radiografias e avaliação urodinâmica periódicas devem continuar pela vida toda. Crianças com mielodisplasia e VUR são tratadas da mesma maneira que outras crianças com VUR. Continência pode ser um problema e necessitar de aumento do tamanho da bexiga, para melhorar sua capacidade, e diminuição da pressão da bexiga e/ou procedimentos de resistência da abertura. Regimes intestinais frequentemente são necessários para continência fecal; em casos selecionados, o enema de continência anterógrada de Malone pode ser útil (J Urol 1996;155:1416).

9.5 Agenesia Sacral

Causa: Síndrome da regressão caudal – malformação das estruturas derivadas da região caudal do embrião – sistema urogenital, intestino posterior, espinha caudal e medula espinhal e membros inferiores. Forma autossômica dominante – hemissacralização com preservação das primeiras vértebras assoc com atresia anal e massa pré-sacral – localizada no cromossomo 7q36 (J Med Genet 2000;37:561).

Epidemiologia: Ocorre em 0,005-0,01 da população. A frequência é mais alta na faixa de 0,1-0,2%, observada em crianças de mãe diabética. Approx 16-20% das crianças com agenesia sacral têm diabetes (Urology 1983;23:506).

Fisiopatologia: Existem 4 tipos: tipo 1 – agenesia parcial unilateral, localizada no sacro ou cóccix; tipo 2 – defeitos simétricos parciais, porém bilaterais, no sacro; ossos ilíacos que se articulam com S1; falha de desenvolvimento dos segmentos distais do sacro e cóccix; tipo 3 – agenesia sacral total e ossos ilíacos que se articulam com o segmento mais baixo disponível da espinha LS; e tipo 4 – agenesia sacral total e ossos ilíacos fundidos ao longo da linha mediana posterior (J Bone Joint Surg 1978;A60:373). As vértebras afetadas não se correlacionam necessariamente com o tipo de lesão do neurônio motor presente. A agenesia sacral pode ocorrer como parte de algumas síndromes, incl VATER e OEIS, malformações da membrana cloacal, sequência de lateralidade ligada ao X, e síndrome de Potter (Birth Defects 1993;29:83).

Sx: Constipação, ato de molhar-se durante o dia e a noite, dificuldades de micção.

Si: Pés bem arqueados, dedos dos pés em garra ou martelo, nádegas achatadas, anomalia da fenda glútea; a marcha pode ser abnl; UTIs recorrentes, defeito sacral palpável ou sulco.

Raio X: Pode-se começar com radiografia AP e lateral da espinha LS. MRI proporciona ótimas imagens. A agenesia sacral total incl ausência do sacro e cóccix e ausência variável de uma porção da medula espinhal com o cone medular em forma de bastão.

Urodinâmica: Algumas (35%) lesões do neurônio motor superior – DH, DSD (Urology 1983;23:506; 1976;8:521; J Urol 1977;118:87); 40% delas são lesões do neurônio motor inferior – arreflexia do detrusor e desnervação completa ou parcial do esfíncter externo, 25% sem sinais de desnervação (J Urol 1994;151:1038; Urology 1983;23:506).

Cmplc: Neuropatia da bexiga – defeito btn S2 e S4, com mais probabilidade de provocar disfunção da bexiga.

Crs: Se a bexiga for instável, pode causar dano ao trato superior por causa da pressão aumentada e de UTIs, quando presentes.

Rx: O rx é baseado na urodinâmica e destina-se à preservação do trato superior.

9.6 Enurese Noturna

Causa: Não existe uma entidade única que explique a enurese em cada criança. As etiologias potenciais incl base genética, pequena capacidade funcional da bexiga, padrão de sono pesado, deficiência de ADH, desenvolvimento retardado, estresse, fatores psicológicos. Relatórios recentes sugerem que as prostaglandinas desempenham um papel na enurese (Urology 1998;52:878).

Epidemiologia: Aproximadamente 3% das meninas e 7% dos meninos têm enurese noturna primária aos 7 anos de idade (Peds 1996;98[3 pt 1]:414), com taxa de resolução de 15% ao ano. A maioria (99%) das crianças está livre dessa condição por volta dos 15 anos (Arch Dis Child 1974;49:259). Cerca de 50-60% dos pais de filhos que urinam na cama também tinham esse hábito quando eram mais novos (J Urol 2001;166[6]:2438).

Fisiopatologia: No desenvolvimento da bexiga e controle intestinal, o desenvolvimento do controle da bexiga à noite é o último a ocorrer. Aproximadamente 25% das crianças que conseguem um controle inicial durante a noite têm recaída e voltam a se molhar por um período de aproximadamente 2,5 yr (Campbell's Urology 1998;7[2]:2055). As etiologias potenciais incluem: (1) o ritmo diurno anormal de AVP, com falha de aumento noturno normal; (2) a capacidade noturna da bexiga é mais baixa em crianças com enurese noturna em comparação com os controles normais; e (3) o ato de despertar representa um problema.

Sx: Asx.

Si: Incontinência urinária durante o sono.

Crs: A resolução espontânea é comum e acontece à taxa de 15% ao ano. Faça rx se a enurese causar mal-estar à criança e aos pais dela.

Cmplc: Pode afetar adversamente a qualidade de vida da criança e levar a punições desnecessárias.

Diffdx: É improvável que a enurese noturna sem o componente diurno seja relacionada a outras doenças urológicas. Se coexistir incontinência diurna, é preciso r/o válvulas em pts masculinos, e disfunção miccional, bexiga neurogênica, ureter ectópico, poliúria, diabetes insípido, incompetência esfincteriana.

Lab: UA, c + s para r/o UTI, poliúria.

Raio X: Não é indicado na enurese noturna primária, se o resultado do exame físico do pt for normal.

Rx: O rx é iniciado com > 7 anos de idade. Nessa faixa etária, a criança, seus(suas) companheiros(as) e pais esperam que ela se mantenha seca, e o ato de se molhar interfere com as atividades sociais (Scan J Urol Nephrol 1994;163[suppl]:55). A restrição de líquidos à noite e o ato de evitar produtos com cafeína no final da tarde são encorajados. A criança deve ser lembrada de urinar pouco antes de ir para a cama.

Terapia médica: O acetato de desmopressina, um análogo sintético da vasopressina, estimula os rins a produzir menos urina. Pode ser administrado por via oral ou nasal. O efeito dura de 7 a 12 hr. A dose varia de 20-40 µg para *spray* nasal e 200-400 µg para comprimido oral. A resposta pode ser dependente da dose. O acetato de desmopressina parece ser mais eficaz na diminuição do número de noites por semana em que a criança urinou na cama. Sua capacidade de proporcionar noites "secas" varia de 10-86% (Arch Dis Child 1987;62:674). A taxa de cura anual na terapia a longo prazo é de 30% (BJU 1998;82:704). É mais provável uma boa resposta em crianças com poliúria noturna e osmolalidade urinária noturna baixa e naquelas com grande capacidade da bexiga. Há alta incidência de recorrência no ato de urinar na cama com a d/c do acetato de desmopressina. Os efeitos colaterais do acetato de desmopressina incl irritação nasal com spray nasal e, menos comumente, intoxicação por água e convulsões hiponatrêmicas (Clin Ped 1993;special no. 19-24). Quando a criança está usando acetato de desmopressina, sua ingestão de líquido deve ser restrita durante as 12 hr em que o acetato de desmopressina está agindo. A revisão de Cochrane apontou que o acetato de desmopressina nasal é melhor que o placebo na diminuição do número de noites "secas" por semana; média: 1,34 menos noites/wk (Cochrane Database System Review 2002;[3]:CD002112).

A imipramina é um antidepressivo tricíclico que tem demonstrado curar a enurese em 50% das crianças e melhorá-la em 80%. A taxa de recaída é de 60%, quando o med é d/c. Pode exercer efeito benéfico por causa do aumento da capacidade da bexiga (Ann Paeditr Fenn 1965;11:53). A exemplo do que ocorre com o acetato de desmopressina, um número significativo de crianças que não se molham terá enurese noturna recorrente, quando se interromper o uso desse agente. Geralmente a dose prescrita é de 25 mg para crianças de 5-8 yr de idade e 50 mg para crianças mais velhas. A dose baseada no peso é de 0,9 a 1,5 mg/kg/d (Practitioner 1971;207:809). Geralmente é administrada pouco antes de a criança ir para a cama, mas isso pode ser feito no fim da tarde a crianças que urinam na cama logo que vão dormir (Can Med Assoc J 1970;102:1179). As crianças devem tomar a dose inicial por 2 wk e ajustá-la, conforme a necessidade. Efeitos colaterais pouco frequentes incluem: alteração da personalidade, efeitos adversos no sono e apetite, sx gi, nervosismo (Can Med Assoc J 1968;99:263; Arch Dis Child 1968;43:665). A superdosagem é caracterizada por depressão do miocárdio e alterações no EKG.

A indometacina, um inibidor da cicloxigenase, está sendo investigada em tratamentos de enurese (Urology 1998;52:878).

Modificação do comportamento: Deve ser considerada como rx de primeira linha. Os reforços da responsabilidade incl a recompensa pelas noites em que a criança não urinou na cama, e seu objetivo é fazer com que essa criança tenha um papel ativo na terapia. Condicionar a terapia usando o alarme de "molhado" é a maneira mais efetiva de tratar desse distúrbio (Behav Res Ther 1993;31:613). O alarme de "molhado" é um dispositivo pequeno, operado com bateria, que inclui um alarme/campainha conectado a uma almofada sensorial. A almofada é colocada na roupa de baixo da criança. Quando a almofada se molha, o alarme/campainha é ativado. O sucesso desse dispositivo depende do fato de a criança acordar com o alarme e levantar-se para terminar de urinar. A causa mais importante da falha é a falta de entendimento dos pais sobre a sequência típica dos eventos. Os pais devem ser aconselhados a, inicialmente, acordar a criança imediatamente depois que o alarme/campainha parou de tocar e fazê-la tentar urinar. À medida que o tempo passa, a criança acorda por si mesma. Por fim, a ela acordará antes de urinar na cama. O tempo para que essa experiência seja bem-sucedida varia. As taxas de sucesso, melhores que as do acetato de desmopressina e da imipramina, são de 60-80% (Campbell's Urology 1998;7[2]:2055). Recaídas acontecem em até 30% das crianças, mas elas com frequência respondem a tratamento posterior com alarme.

Terapia de associação: Em pts com enurese refratária a esquemas de tratamento de modalidade única, a associação de rx, tais como alarme de "molhado" mais rx médico, ou rx médico combinado, pode ser usada e, frequentemente, é bem-sucedida (Eur J Pediatr 1989;148:4650).

9.7 Disfunção Miccional

Nijman RJM, Bower W, Butler U, Ellsworth P, Tekgul S, Von Gontard A. Diagnosis and management of urinary incontinence and encopresis in childhood. Em: Abrams P, Cardozo L, Khoury S, Wein S. Incontinence. Paris, França: Health Publication Ltd; 2005:967.

Causa: Pode estar relacionada à disfunção subjacente da bexiga e/ou do assoalho pélvico, ou a etiologias psicológicas.

Epidemiologia: Pode afetar homens e mulheres. Em alguns casos, mulheres > homens. Com base em estudos urodinâmicos, as disfunções miccionais funcionais podem ser classificadas como: síndrome de urgência (superatividade do detrusor, superatividade da bexiga), micção disfuncional (falta de coordenação do detrusor esfincteriano), bexiga preguiçosa (com enchimento ruim devido a subatividade do detrusor), bexiga neurogênica não-neurogênica (bexiga neurogênica oculta) e micção com adiamento (micção retardada).

Fisiopatologia: Varia, segundo a condição subjacente. Pode ser secundária à superatividade do detrusor, micção com adiamento voluntário, incapacidade de relaxar o esfíncter externo durante a micção.

Si: Incontinência, manobras de retenção, UTIs, urina residual aumentada, encoprese.

Sx: Disúria, nictúria, frequência, urgência, constipação.

Lab: Urinálise e c + s, na suspeita de infecção.

Raio X: Com histórico de constipação e/ou incontinência fecal, é indicado KUB.

US renal/da bexiga com urina residual – é útil para excluir a presença de dilatação do trato superior e avaliar a espessura da parede da bexiga e a urina residual. Deve ser feita em crianças com histórico de UTI.

VCUG: Pode ser indicado em crianças com h/o de UTIs, dependendo dos achados da US, idade da criança e gravidade da UTI.

Fluxo urinário com EMG: Micção normal associada com curva de fluxo em forma de campainha e EMG silencioso com a micção. As pessoas com disfunção miccional têm micção em *staccato* ou micção interrompida; a micção em staccato é caracterizada por grande esforço da atividade pélvica, com tempo prolongado para urinar e, algumas vezes, urina residual; a micção interrompida é caracterizada por emissão incompleta e pouco frequente de urina, o volume da bexiga geralmente é grande e os pts têm urina residual com frequência.

Urodinâmica: Não é necessária como avaliação de primeira linha em todas as crianças. Deve ser feita naquelas com defeito neurológico subjacente e em crianças que não obtêm melhora com terapia médica e comportamental.

Rx: Varia, segundo a etiologia. Veja a Tabela 9.1.

Tabela 9.1 Sintomas de bexiga superativa, disfunção miccional e adiamento da micção

Sx	OAB/Síndrome de urgência	Disfunção miccional	Adiamento da micção
Frequência	> 7/dia	Variável	< 5/dia
Urgência	Sim	Variável	Sim
Incontinência	± incontinência de urgência	Variável	Incontinência de urgência
Fluxo urinário	Pode ser em forma de torre	Stacatto/interrompido	Normal ou stacatto
PVR	Geralmente, < 20 ml	Aumentado (> 20 ml)	Variável
Presentes	Frequência/urgência	UTI recorrente/incontinência	Incontinência
Sintomas	Incontinência/ Manobras de retenção	Incontinência	Manobras de retenção

OAB, *overactive bladder* (bexiga superativa).
Reimpresso com permissão: Health Publication Ltd, 2005. Incontinence Management.
Ed. Abrams P, Cardozo L, Khoury S, Wein A. 2005. Health Publication Ltd, Distributor.
Editions 21, Paris, França.
Diagnosis and Management of Urinary Incontinence and Encopresis in Children.
Nijman RJM, Bower W, Butler U, Ellsworth P, Tekgul S, Von Guntard A. Page 996.

Bexiga superativa: Abordagem multimodal. São fatores importantes: modificação do comportamento, incluindo horários de micção, e alterações dietéticas, se necessário (evitar cafeína, bebidas com carbonatos). Algumas crianças serão beneficiadas pelo *biofeedback*. Agentes antimuscarínicos podem ser úteis, em algumas crianças. A oxibutinina é aprovada para uso em crianças; a limitação são os efeitos colaterais: boca seca, rubor facial, constipação, possíveis efeitos adversos no CNS. Outros agentes, como a tolterodina, têm sido usados, mas não foram aprovados pelo FDA.

Micção disfuncional: O tratamento é destinado a otimizar o enchimento da bexiga e induzir o relaxamento do esfíncter urinário e dos músculos do assoalho pélvico. Os horários de micção, a micção dupla, as técnicas de relaxamento do assoalho pélvico, o controle intestinal são usados em crianças com constipação. O biofeedback pode ajudar. Em algumas crianças, têm sido utilizados bloqueadores α-adrenérgicos, estimulação elétrica e CIC. Indica-se antibioticoprofilaxia em crianças com UTIs *recorrentes.*

Bexiga preguiçosa (*enchimento ruim da bexiga por causa de subatividade do detrusor*): O tratamento é destinado a otimizar o enchimento da bexiga – se a PVR for significativa, frequentemente, é necessário fazer CIC. Se as UTIs forem recorrentes, proceda à antibioticoprofilaxia.

Adiamento da Micção: O objetivo é evitar que a criança adie o momento de urinar. É necessário o esquema de horários da urina. Pode haver incidência mais alta de sintomas comportamentais; portanto, pode ser preciso terapia adicional (Acta Pediatr 2002;91:895).

Bexiga neurogênica não-neurogênica: Por causa da gravidade dessa condição, é importante excluir etiologia neurológica subjacente. O tratamento é complexo – algumas crianças podem se beneficiar do uso de agentes antimuscarínicos e CICs; no entanto, certas crianças com pressão alta da bexiga e dilatação do trato superior precisarão aumentar o tamanho da bexiga.

Capítulo 10
Doenças da Uretra em Crianças

10.1 Válvulas Uretrais Posteriores

Causa: Anomalia congênita que leva à obstrução do fluxo urinário. Têm sido descritos três tipos de válvulas. Tipo I: um par de cúspides que passam por baixo e lateralmente, a partir da borda mais inferior do verumontano, e circunda a uretra membranosa para se fundir anteriormente na posição de 12h00. Tipo II: dobras que se originam do verumontano e prosseguem proximamente para se dividir em membranas; estas são consideradas não-obstrutivas e provavelmente não são válvulas verdadeiras. Tipo III: diafragmas perfurados centralmente não são relacionados ao verumontano e podem estar na direção da cabeça ou caudais ao verumontano (J Urol 1919;3:289).

Epidemiologia: É a causa mais comum de obstrução do fluxo urinário na população pediátrica (J Pediatr Surg 1983;18:70). A incidência estimada é de 1 em 5.000-8.000 nascimentos de bebês do sexo masculino. É responsável por aproximadamente 10% dos casos de hidronefrose diagnosticada antes do nascimento (Am J Roentgenol 1987;148:1959).

Fisiopatologia: A etiologia mais plausível das válvulas uretrais do tipo I é a falha de regressão das pregas venterolaterais dos seios urogenitais durante o desenvolvimento fetal. As válvulas do tipo I podem ser válvulas do tipo II parcialmente rompidas (Pediatr Surg Int 1992;8:45). As válvulas do tipo III provavelmente resultam da persistência da membrana urogenital durante o desenvolvimento. A obstrução uretral congênita ocorre no início do segundo trimestre, depois que o restante do trato urinário se diferenciou. A maturação do trato urinário ocorre na presença de pressões elevadas da bexiga e uretra, que podem alterar o desenvolvimento do trato urinário superior. Com obstrução grave, pode haver oligoidrâmnio e hipoplasia pulmonar. As abnl gu assoc incl VUR, em 50% dos casos (J Urol 1982;128:994; BJU 1979;51:100) e UDT, em 12% (J Urol 1980:124:101).

Sx: Na presença de oligoidrâmnio, o bebê pode desenvolver angústia respiratória.

Si: A US pré-natal demonstrou hidronefrose bilateral em bebê do sexo masculino, confirmada após o nascimento, micção retardada por mais de 24 hr após o parto, bexiga distendida palpável, sede excessiva, poliúria, falha de desenvolvimento, desidratação. Crianças mais velhas podem apresentar hematúria, incontinência e UTI recorrente. O raio X do tórax revela pneumotórax no recém-nascido com problemas respiratórios.

Crs: A US pré-natal têm permitido a detecção precoce de válvulas da uretra posterior (J Urol 1992;148:125). O rx das válvulas uretrais posteriores *in utero* e suas consequências ainda são considerados procedimentos de investigação e devem ser feitos em instituições selecionadas. Crianças com válvulas uretrais posteriores diagnosticadas ao nascimento estão sob risco mais alto de insuficiência renal que aquelas que têm a condição diagnosticada mais tarde. Bons fatores prognósticos incluem: creatinina sérica (< 0,8 ng/dL após 1 ano de idade), síndrome de VURD, ascite urinária, e bexiga grande (J Urol 1990;144:1209; 1988;140:993). 25-40% dos bebês sobreviventes com válvulas uretrais posteriores desenvolverão doença renal de estágio terminal (J Urol 1994;151:275; BJU 1985;57:7). Desses, 1/3 desenvolve a doença em estágio final logo após o nascimento e o restante, durante a adolescência (Smith GHH, Duckett JW. Urethral lesions in infants and children. Em: Adult and Pediatric Urology. 3ª· ed. St. Louis: Mosby Yearbook; 1996:2411). O transplante renal é uma opção para essas crianças, mas as compl desse transplante são mais altas em crianças com menos de 2 anos de idade (J Pediatr Surg 1992;27:629; J Urol 1988;140:1129).

Cmplc: Falha de crescimento relacionada à insuficiência renal, função sexual possivelmente prejudicada e fertilidade reduzida relacionada à insuficiência renal e rx cirúrgico.

Diffdx: Hidronefrose bilateral na US pré-natal e pós-natal tem diffdx de síndrome do ventre em ameixa, atresia uretral, VUR de alto grau, UPJO bilateral e obstrução UVJ bilateral.

Lab: Eletrólitos séricos, níveis de BUN e creatinina. Imediatamente após o nascimento, o nível de creatinina sérica do bebê refletirá a creatinina da mãe e, geralmente, se equilibra nas próximas 96 hr (Urol Clin North Am 1990;17:343). UA, c + s; bebês com angústia respiratória precisam de ABG.

Raio X: Faz-se US renal/da bexiga para investigar dilatação uretral posterior, tamanho da bexiga, espessura da parede, dilatação ureteral e hidronefrose, e, a fim de avaliar a ecogenicidade e a espessura do parênquima renal e a articulação corticomedular. Na US, a ecogenicidade renal aumentada sugere disfunção renal (Radiology 1988;167:623). A falta de distinção da articulação corticomedular também sugere função renal aumentada (J Urol 1992;148:122). O VCUG é o padrão ouro para o diagnóstico de válvulas uretrais posteriores. Os achados típicos incluem uretra posterior dilatada, com corte em forma de U no nível da uretra membranosa, frequentemente com esvaziamento incompleto da bexiga (Gillenwater JY, Grayhack T, Howards SS, et al. Adult and Pediatric Urology. 3ª. ed. St. Louis: Mosby Yearbook; 1996). Estudos de imagens radiológicas adicionais, tais como varreduras, podem ser indicados para avaliar a função renal.

Rx: O rx inicial envolve a estabilização do bebê, com correção da acidose, das anormalidades eletrolíticas subjacentes, e de infecção e problemas respiratórios, se presentes. Deve ser feita drenagem imediata via tubo de alimentação 8-Fr. A colocação do cateter pode ser difícil por causa do enrolamento do tubo na uretra posterior dilatada e da hipertrofia do colo da bexiga. Uma vez que se estabilizou o bebê e o nível de creatinina sérica está sendo acompanhado, proceda à ablação endoscópica da válvula. A ablação precoce da válvula, durante os primeiros meses de vida, pode resultar em recuperação da função normal da bexiga e de sua aparência (J Urol 1997;157:984).

No bebê em que a uretra é muito pequena para passar o cistoscópio 8-Fr, pode ser realizada vesicostomia cutânea temporária (J Urol 1990;144:1212; Urol Clin Nort Am 1974;1:484). Deve ser verificado se houve melhora na creatinina sérica após a ablação primária da válvula. Se a creatinina não melhorar após a ablação da válvula, pode-se indicar vesicostomia ou uso de desvio elevado. O uso desse desvio é controverso (J Urol 1997;158:1008; Urol Clin North Am 1980;7:265).

A avaliação urodinâmica subsequente é útil para avaliar a função da bexiga em pts com válvula e no planejamento de esquemas de rx (J Urol 1997;158:1011). Abnl urodinâmicas estão presentes em 20-88% dos pts após ablação da válvula (J Urol 1990;144:122; 1979;121:769; Urol Clin North Am 1990;17:3737). Tais achados incl insuficiência miogênica, DI e complacência diminuída da bexiga. Crianças com insuficiência miogênica são rx inicialmente com o esquema de horários de micção e esquemas miccionais duplos ou triplos, enquanto aqueles com DI e complacência diminuída podem se beneficiar de terapia anticolinérgica. Pts com insuficiência miogênica significativa podem precisar de CIC para esvaziar a bexiga. Pts com complacência refratária ruim podem requerer aumento da bexiga.

Em crianças com VUR, deve-se iniciar o rx com antibioticoprofilaxia. VUR coexistente será resolvido em 20% dos casos após ablação da válvula (J Urol 1990;144:1209). A reimplantação ureteral é indicada para crianças com infecções importantes, mas este procedimento tem uma taxa de compl de 15-30% (J Urol 1985;133:240; AUA Update 1983;2:1). VRUD é observado com VUR unilateral de alto grau, em pts com válvula. Tais crianças frequentemente têm melhor função renal, como resultado do efeito *pop-off* do VUR, e precisarão, por fim, de nefroureterectomia; a ocasião em que este procedimento deve ser feito é controversa. O ureter dilatado pode ser usado para aumentar a bexiga, se esse aumento for indicado (J Urol 1997;158:1011).

10.2 Válvulas Uretrais Anteriores

Causa: Anomalia congênita.

Epidemiologia: É uma lesão rara. Incidência: 1 em 5.000-8.000 nascimentos (Chir Pediatr 1990;31:173). Aparece cedo, se a obstrução for grave. É possível detectar essa anomalia antes do parto. Pode-se localizar em qualquer lugar da uretra anterior; 40% da lesão é localizada na uretra bulbar, 30% na articulação penescrotal, e 30% na uretra pendular (Pediatr Surg Int 1997;12:407; J Urol 1987;138:1211).

Fisiopatologia: Pode ser secundária à tentativa abortada de duplicação uretral, falha de alinhamento da uretra distal e proximal ou dilatação cística das glândulas periuretrais (J Urol 1987;138:1211; BJU 1969;41:228), ou pode resultar do lábio distal obstrutivo de uma siringocele com quebradura (BJU 2004;94[3]:375).

Sx: Retenção urinária, uretrorragia, vômitos, disúria, incontinência, enurese.

Si: Pelvicaliectase, VUR, jato urinário fraco, falha de desenvolvimento, febre, desidratação, massa abdominal (bexiga distendida).

Crs: Prognóstico melhor que o das válvulas uretrais posteriores. Insuficiência renal crônica em < 5% dos pacientes (J Urol 1997;158:1030).

Lab: Eletrólitos séricos, BUN, creatinina, c + s urinárias para r/o UTI.

Raio X: US renal para avaliar pelvicaliectase; VCUG: uretra dilatada próxima à válvula e distal estreitada em relação à válvula.

Endoscopia: Confirma o diagnóstico – a válvula aparece como uma aba de tecido membranoso, ventralmente localizada, em forma de cúspide ou semilunar, ou como uma membrana circunferencial semelhante à íris (Pediatr Surg Int 1997;12:407).

Rx: Varia conforme a ocasião da apresentação, gravidade da obstrução, e tamanho diverticular versus fálico. O rx inicial é a descompressão do trato urinário com cateter. Se o tamanho da uretra for adequado, fulguração da válvula ou uretroplastia de etapa única. Se o divertículo uretral for grande, uretroplastia em etapas. Na presença de VUR de alto grau ou azotemia persistente, leve em consideração a vesicostomia como rx inicial (J Urol 1997;158:1030).

10.3 Hipospadia

Causa: Desenvolvimento embriológico incompleto. Estima-se que é causada por fechamento incompleto das pregas uretrais (Semin Pediatr Surg 1996;5:41). A etiologia parece ser multifatorial e pode estar relacionada à testosterona insuficiente e/ou síntese do DHT e/ou defeitos na qualidade ou quantidade dos receptores de androgênio (Nejm 1992;326:611).

Epidemiologia: A prevalência parece estar aumentando. Em um estudo de supervisão, a taxa de hipospadia aumentou de 2,02 por 1.000 nascimentos de meninos em 1970 para 3,97 por 1.000 nascimentos de meninos em 1993. A taxa de hipospadia severa aumentou de três a cinco vezes (Peds 1997;100:831). A hipospadia de tendência familiar foi observada em 6-8% dos meninos com essa condição e em 14% de familiares do sexo masculino (irmãos). A hipospadia glanular, coronal e subcoronal é responsável por 50-70% dos casos de hipospadia (J Urol 2001;165:581).

Anomalias assoc: Corda venérea (curvatura peniana), UDT em 8-9%, e hérnia e/ou hidrocele em 9-16% (Urol Clin North Am 1981;8:565; Eur Urol 1997;32:475). Na hipospadia perineal e penescrotal, há uma incidência de 10-15% de utrículos prostáticos (J Urol 1980;123:407). As abnl intersexuais assoc com hipospadia incl síndrome adrenogenital, disgênese gonadal mista, síndrome de Reinfenstein, deficiência de 5-α-redutase, hermafroditismo verdadeiro e micropênis. A hipospadia é assoc com 49 síndromes, frequentemente em combinação com micropênis, criptorquidismo e/ou abnl escrotais.

Sx: Asx.

Si: Abertura meatal uretral próxima à extremidade do pênis. Geralmente, o prepúcio ventral é deficiente, mas pode estar presente em casos de prepúcio intacto do megameato, variante de hipospadia. Curvatura peniana (corda venérea) pode estar presente. O meato pode parecer estenosado (Figura 10.1).

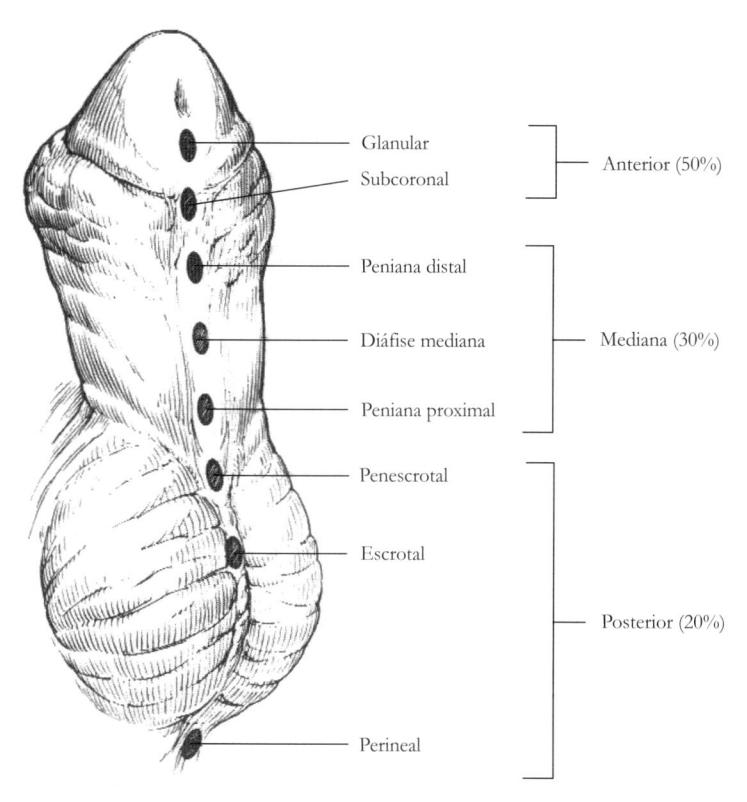

Figura 10.1. Localizações de meato hipospádico. (Reproduzido de Duckett JW. Successful hypospadias repair. Contemporary Urology 1992;4:42. Copyright by Medical Economics.)

Crs: Se não for tratada, pode afetar a capacidade de urinar com jato urinário direto e com o fluxo de sêmen direcionado para a frente. Se houver corda venérea severa e esta não for tratada, pode impedir o ato sexual.

Cmplc: A incidência de complc cirúrgicas varia segundo a localização do meato hipospádico e incl deiscência da ferida e infecção, regressão meatal, fístula uretrocutânea, divertículo uretral, corda venérea residual, estenose uretral, BXO, excesso de pele na diáfise peniana (Urol Clin North Am 1980;7:443).

Lab: Se os testículos não forem palpáveis, r/o anomalias intersexuais.

Raio X: Não é indicado, exceto se houver suspeita de outras anomalias congênitas.

Rx: Indica-se cirurgia, a fim de trazer o meato uretral para a extremidade do pênis; trate a corda venérea, quando presente; crie uma glande com aparência cônica e, caso haja anormalidade escrotal, corrija-a. Também, a remoção do prepúcio assimétrico permite que o falo tenha uma aparência mais normal. O tipo de operação realizada varia com a localização meatal e a preferência do cirurgião. Formas distal e mediana de hipospadia são reparadas, mais comumente, usando a modificação de Snodgrass do reparo de Thiersch–Duplay (J Urol 1994;151: 464). Formas mais proximais podem ser tratadas de modo semelhante ou reparadas via uso de retalhos transversos em ilha (J Urol 1998;159:2129; Urol Clin North Am 1980;7:423) ou, em casos severos, via procedimentos em etapas. Geralmente a cirurgia é realizada, aproximadamente, dos 6 mo a 1 yr de idade, para minimizar a ansiedade da separação entre o bebê e os pais, e não interferir com o treino de toalete.

10.4 Epispadia

Causa: Anomalia congênita identificada ao nascimento.

Epidemiologia: Homens:mulheres = 3-4:1 (Urol Clin North Am 1978;5:107). A incidência de epispadia isolada nos homens é de 1 em 118.000 nascimentos viáveis (J Urol 1949;52:513). A maioria (90%)

dos casos é associada com extrofia da bexiga, a qual ocorre em 1 entre 50.000 partos viáveis (Urol Clin North Am 1978;5:107). A epispadia feminina é rara (1 em 480.000 nascimentos) (J Urol 1949;62:513).

Fisiopatologia: Nos homens, a fisiopatologia mais comum é a penopúbica. O defeito começa no colo da bexiga e envolve o comprimento do falo e a placa uretral. Assoc com incontinência urinária. A corda venérea dorsal (curvatura) é secundária à deformidade intrínseca dos corpos (J Urol 1984;132:1122). As formas mais distais (peniana e balanítica) são assoc com menos incontinência urinária. A epispadia feminina pode variar desde uretra distendida, envolvendo o colo da bexiga, até fenda dorsal e ruptura.

Sx: Asx.

Si: Meato uretral com localização dorsal, corda venérea.

Complc: Incontinência urinária.

Diffdx: Extrofia da bexiga/complexo de epispadia.

Rx: Reparo cirúrgico. O objetivo é alinhar o pênis com o meato uretral ventralmente localizado e a cobertura da pele fálica de maneira cosmeticamente atraente. A maioria dos homens com epispadia penopúbica e alguns com epispadia peniana precisam de reconstrução do colo da bexiga para corrigir incontinência urinária. Raramente o aumento da bexiga é indicado em bexiga de capacidade pequena e incontinência persistente.

10.5 Pólipo Uretral

Causa: Neoplasma benigno. Considera-se que pólipos da uretra posterior em homens são originários de vestígios mesonéfricos (Urology 1996;45:445).

Epidemiologia: Homens > mulheres, embora seja raro nos dois sexos. Os pólipos da uretra posterior são mais comuns que os da uretra anterior. Em meninos, a média de idade, quando são diagnosticada, está situada btn 5,2 e 9,7 yr (JPGM 2001;47[1]:51; BJU 1970;42:76).

Fisiopatologia: Pólipos uretrais posteriores – músculo sm coberto por epitélio de células transicionais (Eur Urol 1993;23:382). Pólipos femininos – pólipo papilomatoso fibroepitelial das glândulas periuretrais.

Deve-se levar em consideração o pólipo uretral benigno no diffdx de agrupamentos de células colunares na urina citológica (Arch Pathol Lab Med 2000;124[7]:1047).

Sx: Disúria, sx miccionais obstrutivos.

Si: Hematúria, enurese secundária, retenção urinária, hematúria, dor suprapúbica, hematospermia; massa interlabial, nas meninas (J Urol 2002;23:382).

Diffdx: Sarcoma botrióide, verumontano proeminente da próstata.

Lab: Urina para US, c + s.

Raio X: VCUG confirma o dx.

Rx: Cistouretroscopia, para confirmar o diagnóstico. Historicamente, é tratado com excisão transuretral (Urology 1994;44:106), porém mais recentemente tem sido controlado endoscopicamente com laser (Urology 1996;45:445; Dialogues Pediatr Urol 1998;21:7).

10.6 Prolapso Uretral

Causa: O prolapso uretral é uma eversão circular da mucosa do meato uretral. A causa exata é desconhecida. As etiologias possíveis incl mobilidade uretral excessiva, redundância significativa da mucosa, pressão abdominal aumentada, infecção, deficiência neuromuscular ou pouca ligação entre as camadas musculares da uretra (J Urol 1986;135:100).

Epidemiologia: Encontrado em 1% das meninas afro-americanas btn 5 e 8 yr de idade (Pediatrics in Review 1999;12[4]:137). A incidência estimada é de 1 em 3.000 (J Urol 1987;137:115).

Fisiopatologia: O prolapso da mucosa uretral leva à congestão e edema. Frequentemente se apresenta com sangramento genital, e pode progredir para necrose da mucosa afetada.

Sx: Disúria e desconforto.

Si: Massa vulvar anterior em forma de rosquinha, que circunda completamente o meato uretral. Se estiver em questão, uma sonda cuidadosamente colocada no meato uretral com tubo de alimentação pediátrica demonstrará natureza circular, sangramento e retenção urinária.

Crs: Pode progredir para necrose da mucosa uretral.

Cmplc: Necrose da mucosa.

Diffdx: Ureterocele com prolapso, cisto periuretral, cisto do duto de Gartner, sarcoma botiróide, pólipo uretral com prolapso, ureter ectópico, hidrometrocolpos, condiloma acuminado, abscesso periuretral, prolapso da bexiga, hemangioma, hematoma himenal (Pediatrics in Review 1999;20[4]:137).

Lab: UA, c + s.

Raio X: Não é indicado, exceto se houver suspeita de outra doença.

Rx: Inicialmente, pode-se tentar o rx conservador com abx orais, estrogênio em creme e banhos de assento (BJU 1993;72:503; Obgyn 1982;59:69). A resolução completa pode levar de 1 a 4 wk. Se o rx conservador falhar ou houver tecido necrosado, são indicadas cistoscopia e excisão da mucosa uretral supérflua.

10.7 Estenose Meatal

Causa: Considera-se que é relacionada com inflamação não-específica do meato uretral (Postgrad Med 1992;91:237) ou isquemia da mucosa meatal.

Epidemiologia: É responsável por aproximadamente 5% dos pts em consultórios pediátricos de urologia (Int Urol Nephrol 1996;28[2]:229). Pode ser a complc mais comum da circuncisão (Postgrad Med 1992;91:237). A incidência verdadeira é desconhecida. Ocorre em meninos circuncidados. O início dos sx após a circuncisão varia de 4 mo a 13 yr (BJU 1995;75:91; NZ Med J 1998;111:57).

Sx: Dor peniana ou glanular aguda no início da micção.

Si: Jato urinário fino com alta velocidade, frequência urinária, pequeno furo do meato uretral com margens mais baixas cobertas por membrana delgada e indistinta (BJU 1995;75:91), hematúria, jato urinário desviado.

Lab: R/o UTI.

Rx: No consultório médico, pode-se realizar meatotomia, usando-se um anestésico tópico (EMLA ou LMX) (J Urol 2004;172:1760) ou sob anestesia. A estenose meatal secundária à balanite xerótica obliterante (BXO) é tratada com várias técnicas, incluindo meatotomia, meatoplastia em V dorsal, vaporização circunferencial a *laser* do meato uretral (J Urol 1996;156[5]:1735) e meatotomias dorsal e ventral combinadas com uma incisão de ajuda em V invertido (J Urol 2004;172:949).

Capítulo 11
Doenças do Pênis em Crianças

11.1 Fimose

Causa: À época do nascimento, há presença de fimose fisiológica na maioria dos bebês, devido a aderências prepuciais.

Epidemiologia: Por volta dos 3 anos de idade, 90% dos prepúcios são retráteis; < de 1% dos meninos têm fimose por volta dos 17 anos (Arch Dis Child 1968;43:200).

Fisiopatologia: Em bebês, a fimose é fisiológica. Durante os primeiros anos, à medida que o pênis cresce, ocorre acúmulo de fragmentos epiteliais (esmegma) sob o prepúcio, que separa as adesões prepuciais. Raramente pode-se formar uma cicatriz prepucial em forma de anel, impedindo a retração espontânea.

Sx: Geralmente asx. Se houver irritação, pode-se desenvolver dor, sangramento, disúria.

Si: Podem ocorrer distensão do prepúcio, com a micção; incapacidade de retração completa do prepúcio; grânulos de esmegma; balanite; e balanopostite.

Crs: Frequentemente a resolução ocorre por volta dos 3-5 anos de idade.

Cmplc: Incidência aumentada de câncer peniano em meninos não-circuncidados com pouca higiene pessoal. Risco aumentado de STDs.

Lab: UA, c + s, se houver suspeita de UTI.

Raio X: Rotineiramente, não é indicado.

Rx: O rx da fimose congênita não é indicado rotineiramente até 4-5 anos de idade, época em que a retração espontânea deve ocorrer. As indicações para circuncisão incluem: histórico de UTI ou VUR, UTI recorrente, fimose persistente, balanite recorrente, balanopostite e desejo dos pais (estes devem ser orientados sobre as indicações e os riscos da circuncisão). A taxa de complc da circuncisão neonatal é de 0,2-3% (Ross JH. Circumcision: Pro and con. Em: Elder JS, ed. Pediatric Urology for the General Urologist. New York: Igaku-Shoin; 1996;49). As contraindicações para circuncisão neonatal incluem: hipospadia coexistente, corda venérea sem hipospadia, pênis membranoso, pênis pequeno e deformidade dorsal em forma de capuz. Bebês com hérnia grande ou hidrocele têm mais probabilidade de desenvolver pênis encoberto e fimose secundária, se a circuncisão for realizada antes do rx de hérnia/hidrocele (Campbell's Urology 1998;7[2]:2120). O uso de esteróide tópico em creme, em pequenas séries (creme de betametasona a 0,05%), apresenta taxa de sucesso de até 95% (BJU 1996;78:786; J Urol 1999;162:1162).

11.2 Parafimose

Causa: Retração prolongada do prepúcio.

Epidemiologia: Ocorre em meninos não-circuncidados.

Sx: Dor peniana.

Si: Tumefação peniana, anel fimótico.

Cmplc: Infecção, isquemia; tende a recorrer.

Rx: Redução: faça uma pressão cuidadosa e firme no prepúcio, para reduzir a tumefação; então, puxe o prepúcio para trás, sobre a glande (BMJ 1996;312:838). Se for prolongada, pode ser indicada incisão dorsal ou circuncisão.

11.3 Micropênis

Causa: Deficiência dos hormônios gonadotrópicos, que ocorre após 14 wk de gravidez. As causas mais comuns incl hipogonadismo hipogonadotrópico (síndrome de Kallmann, síndrome de Prader-Willi, síndrome de Laurence-Moon-Biedl), hipogonadismo hipergonadotrópico (falha testicular primária) e fatores idiopáticos (Johns Hopkins Med J 1980;146:156). A falha do hipotálamo de produzir quantidade adequada de GnRH é a causa mais comum. Pode ser visto em associação com abnl cromossômicas, tais como síndrome de Klinefelter (47XXY), outras síndromes poli-X e abnl envolvendo os cromossomos 8, 13 e 18 (J Urol 1994;152:4).

Fisiopatologia: Definida como pênis de desenvolvimento normal com, pelo menos, 2,5 desvios-padrão abaixo do tamanho médio, sem ambiguidade genital externa associada, tal como hipospadia. O pênis do recém-nascido deve medir, pelo menos, 1,9 cm de comprimento (J Urol 1994;152:4). Pode ocorrer tanto como distúrbio de um único gene quanto como distúrbio multifatorial sujeito a vários fatores genéticos ou ambientais. As mutações do gene SRD5A2 podem provocar fenótipo de micropênis em pts japoneses (J Clin Endocrinol Metab 2003;88[7]:3431).

Sx: Asx.

Si: O comprimento do pênis esticado é < 2,0 cm no recém-nascido ou, pelo menos, apresenta 2 desvios-padrão abaixo da média, em crianças mais velhas. Pode ser assoc com escroto pequeno, testículos pequenos, ou UDTs.

Crs: Identificado mais comumente na infância. O tamanho definitivo do pênis pode não ser nl, mas a maioria dos pts terá o comprimento adequado para a função peniana.

Cmplc: Comprimento peniano adulto inadequado. O uso de rx extensivo com andrógenos antes da puberdade pode provocar eventual redução do tamanho do pênis (J Urol 1994;152[2 part 2]:734).

Diffdx: Falo pequeno, porém de comprimento nl; intersexualidade, se houver UDTs.

Lab: Cariótipo deve ser realizado em todos os pts. Os níveis de testosterona devem ser avaliados antes e após estimulação com HCG. LH, FSH e inibina. Se houver suspeita de abnl pituitárias, faça os testes de glicose sérica serial, Na⁺, K⁺, cortisol sérico, função da tireóide.

Raio X: MRI para avaliar hipotálamo, pituitária, estruturas da linha mediana do cérebro.

Rx: Terapia com androgênios para avaliar a resposta peniana: 25 mg de enantato de testosterona im todo mês, por 3 mo, ou testosterona transdérmica (J Clin Endocrinol Metab 2005;90[5]:3122). O prognóstico é ruim se o comprimento do pênis não aumentar em resposta à terapia hormonal (J Urol 1993;150:657). Há aqueles que defendem a mudança de sexo se não houver resposta à terapia hormonal (Campbell's Urology 1998;7[69]:2120), porém este ponto de vista é muito controverso atualmente.

Capítulo 12

Doenças dos Testículos e Escroto em Crianças

12.1 Criptorquidismo (Testículo não-descido)

Causa: Abnl da descida testicular.

Epidemiologia: Um dos distúrbios mais comuns da infância; afeta 3,4% dos bebês de gravidez a termo e 30% dos bebês prematuros (Scorer CG, Farrington GH. Congenital Deformities of the Testis and Epididymis. New York: Aplleton-Century Crofts. 1971). Aos 12 meses de idade, a incidência é de 0,8-1,5% (Peds 1993;92:44). Em 10% das crianças, o defeito é bilateral (Scorer & Farrington, 1971). Aproximadamente 3,5% dos testículos criptorquíticos serão ausentes (J Urol 1974;111:840).

Fisiopatologia: As etiologias propostas de descida testicular incluem: (1) tração do testículo pelo gubernáculo e/o músculo cremastérico; (2) crescimento diferencial da parede corporal em relação ao gubernáculo; (3) pressão intra-abdominal empurrando o testículo através do canal inguinal; (4) efeito do nervo genitofemoral. Essas etiologias podem desempenhar um papel no testículo não-descido, mas os fatores endócrinos parecem desempenhar o papel principal (Endocrin 1991;129:741, 1409).

Sx: Asx.

Si: Hemiescroto vazio, testículo palpável ou não-palpável no canal inguinal ou outros locais de ectopia. O tamanho do escroto ipsilateral pode estar diminuído.

Crs: Se o testículo não-descido (UDT) for descer espontaneamente, isso frequentemente acontece no primeiro ano de vida, sendo que a maior parte ocorre por volta de 6 mo de idade. Após 1 yr de idade, a probabilidade de descida espontânea é baixa.

Complc: Câncer testicular: aproximadamente 10% dos tumores testiculares se originam de UDTs (BJU 1992;70:656). UDT apresenta probabilidade 35-48 vezes mais alta que testículo nl de se transformar em degeneração maligna (J Urol 1975;114:77). UDTs têm risco mais elevado de torção testicular. Há risco de hérnia sintomática, visto que o processo vaginal permanece patente com UDT. Infertilidade: quanto mais longo for o testículo e quanto mais alto ele estiver do escroto, maior é o dano aos túbulos seminíferros (J Urol 1995.153:1255). Abnl assoc dos vasos deferentes e do epidídimo podem afetar a fertilidade, subsequentemente (Urol Clin North Am 1982;9:339).

Diffdx: Testículo desaparecido, testículo retrátil, anormalidade intersexual em crianças com testículo bilateral não-palpável e criptorquidismo podem ser assoc com síndrome de Klinefelter, hipogonadismo hipogonadotrópico, síndrome do ventre em ameixa, mielomeningocele, hipospadia, tumor de Wilms, síndrome de Noonan, síndrome de Prader-Willi, fibrose cística.

Lab: Não indicados, rotineiramente. São indicados os testes dos níveis de testosterona sérica, LH, e FSH em crianças com UDTs bilaterais não-palpáveis. Outros labs são indicados se houver suspeita de abnl associadas.

Raio X: Não indicado.

Rx: Destinado a trazer o testículo para posição dependente ao escroto, idealmente por volta de 1 ano de idade. Podem ser usadas terapias médica e cirúrgica. Médica: HCG e GnRH. As recomendações da Fundação Internacional de Saúde (International Health Foundation) para rx da HCG são injeções, 2 vezes por semana, de 250 IU para bebês, 500 IU para crianças com mais de 6 yr de idade e 1.000 IU para aqueles ≥ 6 yr de idade, durante um total de 5 wk. GnRH a 1,2 mg/d como *spray* nasal, durante 4 semanas, obteve sucesso em 6,18-70% dos pts (Int J Urol 1992;15:135; Urol Clin North Am 1982;9:413; Klin Paediatr 1981;193:382; J Urol 1977;118:985). O rx cirúrgico inclui laparoscopia, um diagnóstico útil e ferramenta terapêutica na presença de testículo não-palpável (Am Surg 1994;60:143. J Urol 1994;152:1249). Se o testículo for palpável, a abordagem inguinal é usada e o testículo é colocado no subdartos da bolsa escrotal. As complc cirúrgicas incluem infecção, lesão aos vasos testiculares e/ou aos vasos deferentes e subida testicular.

12.2 Hidrocele Pediátrica

Causa: Coleção de líquido entre as camadas parietal e visceral da túnica albugínea.

Epidemiologia: Presente em 6% de bebês do sexo masculino, a termo. O risco de hidrocele contralateral clinicamente evidente ou hérnia após reparo unilateral é de 7% (J Urol 1999;162:1169).

Fisiopatologia: O processo vaginal patente permite que o líquido peritoneal passe para a túnica vaginal.

Sx: Tipicamente, asx.

Si: Tumefação escrotal com transiluminação; se houver hidrocele comunicante (processo vaginal patente), essa tumefação pode variar durante o dia inteiro.

Crs: Pode-se resolver espontaneamente, dentro do primeiro ano de vida.

Complc: Se o processo vaginal for patente, o pt pode desenvolver hérnia inguinal.

Diffddx: Hérnia inguinal, torção testicular e tumor testicular.

Raio X: Se o testículo não for palpável, por causa do tamanho da hidrocele, a US escrotal avaliará os testículos e confirmará a presença de hidrocele.

Rx: Se a hidrocele permanecer depois que a criança tiver 1 ano de idade, ou for uma hidrocele comunicante ou assoc com hérnia inguinal, são indicadas exploração inguinal, ligação do processo vaginal patente e drenagem da hidrocele.

12.3 Hérnia Inguinal Pediátrica

Causa: O processo vaginal patente permite que os conteúdos abdominais passem para o canal inguinal. Também pode estar relacionada à síntese anormal de colágeno na área inguinal (Ann Surg 1993;218:754).

Epidemiologia: A maior parte das hérnias pediátricas presentes no primeiro ano de vida. A incidência total é de 1-4,4%. Bebês prematuros têm risco aumentado de 13%. Homens > mulheres. Poucas (6-10%) crianças com hérnia unilateral desenvolverão hérnia clínica no lado contralateral (J Pediatr Surg 1993;28:1026). Das meninas que apresentam hérnias inguinais, 1,6% delas são 46XY, com um testículo intra-abdodminal (veja 13.2).

Fisiopatologia: Fechamento incompleto do processo vaginal patente durante o desenvolvimento. A hérnia pode conter o intestino, o omento ou o ovário.

Crs: Risco de aprisionamento mais alto em crianças < 1 ano (J Pediatr Surg 1993;28:582).

Sx: Pode ser asx. Dor, N/V, distensão abdominal podem estar presentes se ocorrer aprisionamento.

Si: Virilha inguinal inchada.

Cmplc: Aprisionamento, isquemia do testículo relacionada à compressão dos vasos testiculares e lesão aos vasos testiculares e/ou vaso deferente durante cirurgia.

Diffdx: Hidrocele.

Lab: Cariótipo é recomendado para todas as meninas com hérnia inguinal.

Raio X: Não indicado, rotineiramente.

Rx: Exploração inguinal, redução da hérnia, ligação do processo vaginal.

12.4 Tumor do Saco Vitelino

Causa: Neoplasma maligno.

Epidemiologia: O tumor mais comum do testículo em bebês e crianças. Aproximadamente 60% dos tumores de células germinais ocorrem em meninos na pré-puberdade; 30% deles acontecem nos 2 primeiros anos de vida (J Urol 1998;140:1109; Am J Clin Path 1984;81:427; Cancer 1980;46:1213). Ocorre 1,04 em 1 milhão (Eur Urol 1984;10:73;); 1,5% são tumores de células germinais adultas (Virchows Arch [A] 1982;396:247).

Fisiopatologia: Pode-se originar de estruturas extraembrionárias do saco vitelino (Cancer 1977;39:162. Hum Pathol 1976;7:675). Histopath: corpo de Schiller-Duval.

Sx: Frequentemente indolor.

Si: Aumento testicular.

Diffdx: Outros tumores de células germinais, tumor epidermóide.

Lab: AFP sérica elevada: marcador sensível no dx inicial e em f/u de mets (Urol Clin North Am 1993;20:67). AFP elevada pode ser observada em bebês nl de até 2 anos de idade (Urol Clin North Am 1993;20:7). Beta HCG e CEA podem estar aumentados, mas não são suficientemente confiáveis como marcadores (Eur Urol 1984;10:73).

Raio X: US escrotal: massa intratesticular; varredura com CT do abdome/pelve para r/o doença retroperitoneal L(4-6% dos pts apresentam mets retroperitoneais); cxray para r/o mets pulmonares (mets para o pulmão ocorrem em 20% dos casos).

Rx: O rx inicial consiste em orquiectomia inguinal radical. Se o tumor for de estágio I (no tórax ou nódulos retroperitoneais, AFP normaliza) – sem quimioterapia. Supervisão mensal com AFP, cxray q 2 mo durante 2 yr, CT q 3 mo por 1 yr, então q 6 mo, durante o 2º. ano. Estágio II – quimioterapia com PEB (cisplatina, etoposida e bleomicina) apresenta taxa de sobrevivência de 90%. Estágio III – pts com doença de estágio

III com massa ou AFP persistente após quimio devem ser submetidos à RPLND. Estágios III e IV – quimioterapia e RPLND. A taxa total de sobrevivência para todos os estágios aproxima-se de 100% (Urol Clin North Am 2005;31:619).

12.5 Rabdomiossarcoma

Causa: Lesão maligna que se origina do mesênquima embrionário. Tumor pequeno e arrendondado.

Epidemiologia: O sarcoma de tecido mole mais comum em crianças; incidência anual = 1,3-4,4 por milhão. Os locais gu incl próstata, bexiga, vagina, áreas pélvica e paratesticular (NCI Monograph 1981;56:61). Homens:mulheres = 1,4:1; pico de incidência por volta de 2-6 yr e 15-19 yr (Cancer 1970;25:1384; 1997;40:2015). Alguns (20%) rabdomiossarcomas afetam o trato gu (Urol Clin North Am 2004;31:619). Rabdomiossarcomas paratesticulares têm um pico bimodal, ocorrendo em bebês de 2-4 mo de idade e adolescentes.

Fisiopatologia: Patologia embrionária, que é favorável, accts por 90% dos rabdomiossarcomas gu. O sarcoma botrióide é uma forma polipóide do carcinoma embrionário, que ocorre em órgãos ocos, tais como bexiga e vagina. A forma alveolar é mais comum nas extremidades e é menos favorável. Histopath: Não-encapsulado e infiltrativo. Estadiamento: Pré-rx.

Estadiamento pré-operatório

T1: Confinado ao órgão de origem; a: < 5 cm de tamanho; b: > 5 cm

T2: Com extensão ou fixado ao tecido circundante; a: < 5 cm de tamanho; b: > 5 cm

N0: Nódulos regionais clinicamente negativos

N1: Nódulos regionais clinicamente positivos

M0: Sem metástases distantes

M1   Presença de mets distantes

Estágio I: Rabdomiossarcoma vaginal e paratesticular, qualquer T, qualquer N, M0

Estágio II: Rabdomiossarcoma da bexiga/próstata, T1 ou T2a, N0 ou NxM0

Estágio III: Rabdomiossarcoma da bexiga/próstata (T1a ou T2a) e N, M0 (T1b ou T2b), ou qualquer N, M0.

Estágio IV: Qualquer tumor com M1 (Urol Clin North Am 2004;31:619).

Si: Variam, segundo a localização e o tamanho. Retenção urinária, massa abdominal, massa escrotal, hematúria, descarga com cheiro fétido.

Sx: Variam, segundo a localização e o tamanho: estrangúria, incontinência, constipação.

Crs: Crescimento rápido e invasão de tecido mole; pode se disseminar via linfática ou sanguínea.

Lab: LFTs; aspiração da medula óssea para r/o mets.

Cisto/Vaginoscopia: Visualização e bx da lesão; exame pélvico bimanual, sob anestesia.

Raio X: US da bexiga: pode mostrar lesão; US do escroto: lesão paratesticular ou do cordão.

CT abdominal/pélvica para avaliar presença de mets, doença nodal. Pode ser possível bx percutânea de massa pélvica sob orientação com CT.

Rx: Paratesticular: orquidectomia radical. Estágio I, < 10 yr de idade: CT neg: quimioterapia. Estágio I, > 10 yr de idade: RPLND, independentemente dos achados da CT. Pts com margens pos, nódulos regionais pos, doença residual microscópica, XRT mais VAC (Semin Pediatr Surg 2001). Vagina/útero – tratamento mais bem-sucedido com esquema quimioterápico VAC após bx inicial. Vaginectomia ou histerectomia são reservadas para aqueles com doença persistente após curso completo de quimioterapia (J Pediatr Surg 1999.34:731). Bexiga/

próstata – o tratamento varia de acordo com a localização e a extensão da doença – melhora na taxa de preservação funcional da bexiga de 25-60% alcançada pela intensificação da radioterapia e quimioterapia (dactnomicina, VP 16). A exenteração é reservada para pts que não obtiveram sucesso com quimio e XRT. A taxa de sobrevivência varia com a histologia e a extensão da doença. Bexiga/próstata com patologia embrionária: 83% com sobrevivência de 3 anos em comparação com 40% para patologia alveolar. Vagina/útero – pts mais jovens (1-9 anos de idade têm taxa de sobrevivência melhor que aqueles > 10 anos vs 76%, respectivamente) (Cancer 2001;91:2454).

12.6 Torção Testicular

Causa: A torção neonatal é uma torção extravaginal, causada pela falta de fixação do gubernáculo, que permite que testículo, epidídimo e túnica vaginal girem dentro do escroto. A torção pubertal é uma torção intravaginal. O gubernáculo é fixado à parede escrotal e a torção ocorre devido a uma junção mesentérica estreita a partir do cordão para o testículo e epidídimo, a abnl em forma de campainha (Urology 1994;44:144).

Epidemiologia: Pode ocorrer em qualquer idade, porém é mais comum na adolescência. A incidência é de aproximadamente 1 em 4.000 pts do sexo masculino com menos de 25 anos (J Urol 1980;142:746). Com torção intravaginal, há aumento no risco de torção do testículo contralateral (Br J Surg 1974;61:905). Pode haver também aumento de risco de torção contralateral em bebês com torção extravaginal.

Fisiopatologia: Obstrução inicial da drenagem venosa com edema secundário e hemorragia e subsequente obstrução arterial.

Sx: No bebê, os sx podem estar ausentes ou a criança pode apresentar irritabilidade e inquietação. No adolescente, os sx incl dor testicular, N/V.

Si: Edema escrotal, reflexos cremastéricos ausentes, hidrocele reativa, posição testicular anormal.

Crs: Bom prognóstico, se for tratada dentro de 4-6 hr do início (BJU 1978;50:43). Se não for tratada, levará à perda do testículo.

Cmplc: Pode ocorrer perda testicular e a infertilidade pode ser afetada em pts do sexo masculino após a puberdade (J Urol 1980;124:375).

Diffdx: Hérnia aprisionada, hematocele, hidrocele, tumor testicular, edema escrotal idiopático, torção de um apêndice testicular/epididimal, epididimoorquite.

Lab: UA; se houver abnl, c + s.

Raio X: Estudo de US escrotal com Doppler ou perfusão nuclear pode ajudar a confirmar suspeita clínica, mas trata-se de um diagnóstico clínico.

Rx: Dx da torção testicular, se for clínica. Caso não se possa r/o torção, a exploração escrotal é justificada. O rx consiste na exploração escrotal. O testículo é removido se permanecer isquêmico/necrótico após destorção, e é realizada orquidopexia escrotal. Se o testículo afetado parecer viável após a destorção, procede-se à orquidopexia.

12.7 Torção dos Apêndices Testiculares

Causa: Torção do apêndice testicular ou epididimal no seu suprimento vascular.

Epidemiologia: Comumente, o apêndice testicular é afetado mais comumente que o apêndice do epidídimo (Pediatr Med Chir 1994;16:521).

Fisiopatologia: Torção do apêndice em seu suprimento vascular causa obstrução venosa, edema e obstrução arterial subsequente.

Sx: Dor escrotal. Frequentemente a criança consegue localizar a dor na área superior do testículo.

Si: Edema escrotal, hidrocele reativa, pinta de cor azul (Urology 1973; 1:63).

Crs: Se não for tratada, o apêndice torcido ficará isquêmico e involuto, podendo calcificar.

Diffdx: Torção testicular, epididimite, orquite.

Lab: UA, c + s.

Raio X: US escrotal com Doppler ajuda a identificar apêndice aumentado, com edema, e demonstra bom fluxo lateral para o testículo ipsilateral.

Rx: O rx é de apoio: se a criança puder ficar bem com a medicação para dor, não há necessidade de exploração. Se for impossível r/p torção, são indicadas exploração e excisão do apêndice.

Capítulo 13
Outras Doenças em Crianças

13.1 Neuroblastoma

Causa: Malignidade originária das células da crista neural dos gânglios simpáticos e da medula suprarrenal.

Epidemiologia: É o tumor maligno mais comum da infância (J Peds 1975;86:254), sendo responsável por 6-8% de todas as malignidades nesta fase da vida; > 90% dos casos são diagnosticados em crianças < 5 yr (J Nucl Med 2004;45[7]:1172). O local primário mais comum é o retroperitônio. Cerca de 60% dos pts têm mets no osso cortical, medula óssea, linfonodos e fígado à época do diagnóstico (J Pediatr Hematol Oncol 1999;21:181). Deleções do cromossomo 1p36 são comuns nas células do neuroblastoma, mas estudos recentes são a favor de que o cromossomo 16p12-13 é um local mais passível de predisposição (Med Pediatr Oncol 2001;36:37; Cancer Res 2002;62:6651). A abnl genética mais comum no neuroblastoma primário é o ganho de material genético 17q (J Clin Oncol 1999;17:2264).

Fisiopatologia:

> *Histopath*: Um dos tumores infantis de células redondas pequenas; as células podem se juntar e formar rosetas. Estão localizadas em qualquer local ao longo da cadeia simpática; > 50% delas situam-se no abdome e 2/3 originam na glândula suprarrenal. Outras localidades incluem o mediastino posterior (20%), a pelve (< 5%) e o pescoço (< 5%).

Estadiamento: Sistema Internacional de Estadiamento do Neuroblastoma

Estágio 1: Tumor localizado com excisão macroscópica completa, com/sem doença residual microscópica; nódulos regionais representativos neg para doença (nódulos ligados ao tumor primário e removidos podem ser pos)

Estágio 2A: Tumor localizado com excisão macroscópica incompleta; linfonodos ipsilaterais e contralaterais identificáveis são microscopicamente negativos

Estágio 2B: Tumor localizado com excisão macroscópica completa ou incompleta; linfonodos regionais ipsilaterais pos para tumor, linfonodos contralaterais são microscopicamente neg

Estágio 3: Tumor não-ressectável infiltrando-se através da linha mediana com ou sem envolvimento de linfonodo regional ou tumor localizado com envolvimento de linfonodo regional contralateral; ou tumor na linha mediana com extensão bilateral por infiltração (não-ressecável) ou por envolvimento de linfonodo

Estágio 4: Qualquer tumor primário com disseminação para linfonodos distantes, osso cortical, medula óssea, fígado ou outros órgãos (exceto como definido no estágio 4S)

Estágio 4S: Tumor primário localizado, como definido para os estágios 1 e 2, com disseminação limitada para o fígado, pele ou medula óssea. Aplica-se apenas a bebês com < 1 ano de idade (J Clin Oncol 1993;11:1466)

Sx: Dor nos ossos, irritabilidade.

Si: HT, massa abdominal, febre, mal-estar generalizado, anorexia, perda de peso, palidez, nódulos subcutâneos, mets periorbitais comuns, diarréia intratável secundária à produção VIP, encefalopatia mioclônica aguda, sinais de secreção de catecolamina, síndrome da eritroblastose simulada.

Crs: Assoc com neurofibromatose e doença de Hirschsprung (Cancer 1999;86:364).

Diffdx: Tumor de Wilms.

Lab: CBC: geralmente é normal, com anemia metaplásica e trombocitopenia, ESR normalmente elevada com mets. Aspiração da medula óssea: pos em até 70% (Am J Dis Child 1970;119:49). Catecolamina urinária: 95% dos pts têm níveis aumentados de VMA, HVA, ou ambos; quantificação mais acurada da urina de 24 hr.

Raio X: Cxray para r/o mets pulmonares, tumor torácico, extensão do tumor para o mediastino posterior; KUB pode demonstrar massa com calcificações pontilhadas. A varredura com CT ajuda a distinguir entre neuroblastoma e tumor de Wilms. Varredura óssea para r/o mets ósseas. A MIBG tem alta sens e specif na identificação de mets do osso cortical, medula óssea e linfonodos (Pediatr Radiol 1990;20:157).

Rx: A doença de baixo risco – cirurgia geralmente é suficiente – inclui os estágios 1, 2A, 2B sem amplificação de N-myc. Pts com amplificação de N-myc e histologia favorável têm risco baixo. Bebês no estágio 2, independentemente de amplificação de N-myc, têm risco baixo. Doença de risco intermediário – estágio 3 sem amplificação de N-myc, bebês no estágio 4 sem amplificação de N-myc. O grupo de risco intermediário apresenta taxa de sobrevivência de 80-90%, após 9 mo de quimio usando cisplatina, etoposida, ciclofosfamida e doxorrubicina (Pediatric Drugs 2004;6:107). O risco alto inclui o estágio 2A ou 2B sem amplificação de N-myc e histologia desfavorável, estágios 3, 4, ou 4S com amplificação de N-myc, e pacientes mais velhos com amplificação de N-myc e tumores nos estágios 2, 3 e 4. Frequentemente o rx envolve aumento na intensidade da dose durante quimioterapia de indução, terapia mieloablativa com altas doses e transplante de medula óssea alogênico ou autólogo, ou transplante das células-tronco do sangue periférico, cirurgia, radioterapia, em alguns casos, e manutenção ou terapia biológica para erradicação de doença residual mínima (Curr Opin Oncol 2004;17:19).

13.2 Intersexualidade

Dialogues Pediatr Urol 2000;23:1

Causa: Anomalia congênita.

Epidemiologia: Pode ser secundária à CAH, uso materno de esteróides ou tumor suprarrenal, abnl cromossômicas ou defeitos no receptor. A deficiência de hidroxilase 21 é responsável por 95% dos casos de CAH.

Fisiopatologia: Indicações para avaliação: genitália ambígua, como aquela em que é impossível determinar o sexo. Em mulheres: hipertrofia do clitóris, lábios fundidos com a pele, gônada palpável; em homens: testículos bilaterais, não-palpáveis, hipospadia severa, hipospadia com UDT.

Si/Sx: Veja Tabela 13.1.

Lab: O esfregaço bucal detecta a presença de córpusculos de Barr, que representa o segundo cromossomo X – limitado, o teste detecta corpúsculos de Barr em apenas 30% das células examinadas. FISH: a coloração de linfócitos para identificar os cromossomos X e Y é mais rápida e menos dispendiosa que a cariotipagem. Cariotipagem de cariótipo de formação de bandas G: mínimo de 30 linfócitos examinados para excluir mosaicismo com 95% de probabilidade; caro, consome muito tempo. A sonda genética pode ajudar a fazer o dx definitivo, identificando as mutações e deleções do gene. Avaliação bioquímica: veja a Tabela 13.1.

Raio X: US pélvica para identificar a presença do útero; a US de gônada palpável pode ajudar a identificar testículo e testículos disgênicos; a presença de cisto dentro da gônada sugere ovoteste. US do abdome para avaliar as suprarrenais, r/o tumor ou aumento maciço. O genitograma é útil em mulheres com CAH, a fim de descrever o nível no qual a vagina se abre no seio urogenital.

Rx: Veja a Tabela 13.1.

Tabela 13.1 Distúrbios intersexuais

Distúrbios	Cromossomos	Apresentação	Testes laboratoriais	Complicações	Tratamento
Síndrome de Klinefelter	47XXY, 46XXY/47XXY, 48XXY, 49XXXXY, 46XX (detectável DNA Y de inversão sexual)	Testículos pequenos, firmes, < 2 cm de largura/diâmetro; desenvolvimento muscular fraco e distribuição de gordura corporal em mulheres	Nível de testosterona sérica 1/2 nl; ↑ LH e FSH, 50-75% dos pts com XXY têm ginecomastia; disgênese dos túbulos seminíferos (J Clin Endocrinol Metab 1942;2:615)	↑ Risco de CA da mama e neoplasma maligno de célula germinal original (Cancer Genet Cytogenet 1987;25:191)	Suplementação com androgênios para ↑ a libido; rx cirúrgico de ginecomastia
Síndrome de Turner, disgênese gonadal	50% 45X0, 25% 45X/46XX; 25% pts têm X ou Y estruturalmente anl ou nenhuma anormalidade cromossômica detectável (Ann Rev Genet 1982;16:193)	Infantilismo sexual, baixa estatura, gônadas bilaterais vestigiais, amenorréia, pescoço alado, tórax em forma de escudo, coarctação da aorta, linfedema de mãos e pés, pregas do epicanto	↓ Estrogênios e andrógênios, ↑ LH e FSH	Se houver linhagem de célula XY presente, há 30% de risco de tumor gonadal (gonadoblastoma); existe 9% de risco em outros pts com síndrome de Turner	É possível induzir a puberdade pela administração de estrogênios; o hormônio do crescimento pode acelerar o crescimento, a curto prazo (Acta Pediatr Scan 1987;331[suppl]:53); se houver linhagem de célula Y presente, deve-se considerar gonadectomia bilateral vestigial, mesmo na presença de 45X

(Continua)

Tabela 13.1 Distúrbios intersexuais (Continuação)

Distúrbios	Cromossomos	Apresentação	Testes laboratoriais	Complicações	Tratamento
Disgênese gonadal mista	45X0/46XY	Testículo unilateral e gônadas contralaterais vestigiais, persistência das estruturas müllerianas, genitália ambígua, vários graus de aumento fálico, seio UG, fusão labioescrotal, útero, vagina, trompas de Falópio; 1/3 a 1/2 têm estatura baixa	↓ Testosterona, ↑ gonadotropinas, inicialmente; os testículos secretam quantidades abn de testosterona na puberdade	Risco gonadal ↑ e tumor de Wilms; 20% de risco de gonadoblastoma; síndrome de Drash: ambiguidade sexual, tumor de Wilms, HT, proteinúria, insuficiência renal progressiva (J Peds 1976;585), infertilidade	2/3 são criados como meninas; remova as gônadas, faça triagem para detecção de tumor de Wilms, acompanhe a função renal
Hermafrodita verdadeiro	2/3 46XX podem ser 46XX/46XY/ 46XX/47XXYY, 46XY	Ovoteste unilateral (40%) em um lado e ovário ou testículo no outro, ovoteste bilateral (20%) em ambos os lados, testículo lateral (40%) em um lado e ovário no outro, genitália externa masculinizada em certa extensão, seio UG		Hipospadia, fusão labioescrotal, clitoromegalia	2/3 são criados como meninos; potencial para fertilidade, segundo a escolha do sexo; remoção de todas as gônadas contraditórias e estruturas dos dutos internos

Disgênese gonadal pura	46XX, 46XY	Fenótipo feminino de estatura nl ou alta, com gônadas bilaterais vestigiais, genitálias externa e interna infantis, maturação sexual ausente ou atrasada	↓ Estrogênio	Aqueles com disgênese gonadal XY têm risco de 30% de gonadoblastoma (Cancer 1986;57:1313)	Rx com estrogênio na época da puberdade; remova as gônadas em pts XY
Síndrome do evanescimento testicular bilateral	46XY	Testículo ausente ou rudimentar; a aparência clínica varia de fenótipo feminino completo a fenótipo masculino com micropênis e escroto vazio; se o MIF for produzido antes da perda testicular, não há estruturas internas femininas	Elimine os níveis de testosterona, ↑ LH e FSH		
Pseudo-hermafrodita masculino	46XY	Testículos presentes, vários graus de feminilização, fenotipicamente			Baseado na aparência clínica; fenótipos femininos são tratados com estrogênio na puberdade com relação a características sexuais secundárias; pode requerer vaginoplastia; fenótipos masculinos são tratados com reposição androgênica na puberdade; é possível o uso de prótese testicular

(Continuação)

Tabela 13.1 Distúrbios intersexuais (Continuação)

Distúrbios	Cromossomos	Apresentação	Testes laboratoriais	Complicações	Tratamento
a. Síntese de androgênios desordenada	Defeito em 1 de 5 enzimas necessárias para conversão do colesterol em testosterona: desmolase 20,22, esteróides desidrogenases 3BOH, hidroxilase 17, desmolase 17,20, β-hidroxiesteróides desidrogenases 17	Se desmolase for 17,20 ou esteróides desidrogenases 17BOH, geralmente o fenótipo é feminino; se for menos severa, o fenótipo é masculino	↓ Testosterona e cortisol, se desmolase for 20,22 ou deficiência de hidroxilase 17 for 3BOH; ↑ LH e FSH		Tipicamente, instituir o tratamento de acordo com a aparência fenotípica
b. 5-α-redutase	46XY	Estruturas wolffianas masculinas normais, desenvolvimento feminino de seio UG e genitália externa; clítoris aumentado, seio UG com aberturas vaginais e uretrais separadas e fusão labioescrotal; vagina pequena com terminação cega, testículos e epidídimo localizados nos lábios, canal inguinal ou abd; os vasos terminam na bolsa vaginal com terminação cega	Testosterona nl antes e após estimulação com HCG, resposta deficiente de DHT, causando resposta de T/DHT acentuadamente ↑; cx de fibroblastos da pele genital demonstra deficiência de 5-α-redutase; ↑ testosterona na puberdade		Depende dos achados fenotípicos e do sexo na época do dx; os pts, na sua maioria, são criados como meninas; logo, é preciso remover as gônadas; estrogênios na puberdade, vaginoplastia, redução do clítoris; se for fenotipicamente masculino ao nascimento, terá características masculinas parciais na puberdade; se níveis de estrogênios forem suprafisiológicos, ajudam no tamanho do falo e nas funções eréteis (JCI 1984;74:1496)

c. Receptor de androgênios anormal	46XY; receptor de androgênio intracelular (proteína) deficiente ou defeituoso. Incl também defeito pós-receptor de resistência androgênica	Feminilização testicular: insensibilidade androgênica completa, fenótipo feminino nl, com ↓ dos pelos púbico e axilar, genitália interna ausente; frequentemente presente na puberdade com amenorréia; síndrome de Reifenstein, insensibilidade androgênica parcial, hipospadia penoescrotal, UDTs, canais wolffianos rudimentares, ginecomastia, infertilidade. Raro, fenotípico nl em homens inférteis	Testosterona sérica nl, ↑ gonadotropinas, ↑ estradiol	Infertilidade	É feito com base no grau da ambiguidade genital; testículo feminino: deve-se retardar a gonadectomia para depois da puberdade, a menos que haja presença de testículos palpáveis ou testículos associados com hérnia
Síndrome de persistência dos canais de Müller, hérnia inguino-uterina	46XY, defeito na produção da substância inibidora mülleriana	Aparência masculina nl, com genitália feminina interna, trompas de Falópio bilaterais, útero, vagina superior com drenagem no utrículo prostático			Orquidopexia, se for necessário, preservando as estruturas internas, dada a sua proximidade com os vasos (J Urol 1976;115:459)

(Continua)

13.2 Intersexualidade

Tabela 13.1 Distúrbios intersexuais (Continuação)

Distúrbios	Cromossomos	Apresentação	Testes laboratoriais	Complicações	Tratamento
Pseudo-hermafrodita feminino	3 etiol 46XX: (1) CAH, (2) ingestão materna de androgênios ou precursores androgênicos, (3) tumores maternos de virilização	Virilização da genitália externa por estimulação endócrina abnl; varia de hipertrofia do clitóris a pênis de aparência nl e escroto com gônadas palpáveis; CAH: 3 enzimas responsáveis: (1) deficiência de hidroxilase 11B: retenção de água, HT; (2) deficiência de hidroxilase 21: mais comum; se afetar a zona fasciculada e glomerular, é mais grave – hiponatremia, desidratação, acidose, colapso vascular; (3) deficiência de esteróides desidrogenases 3 BOH: hiponatremia, desidratação	Deficiência de hidroxilase 21: aumento leve na progesterona 170H, androstenediona e testosterona; diminuição severa de cortisol e aldosterona; aumento de renina, progesterona 170H, androstenediona e testosterona. Hidroxilase 11B: aumento de desoxicorticosterona de esteróides desidrogenases 3BOH: cortisol e testosterona diminuídos, testosterona e androstenediona aumentadas	Alta taxa de mortalidade com esteróides desidrogenases 3BOH	Correção cirúrgica da genitália externa virilizada

Fonte: Ellsworth P, Rous SN. Primary Care Essentials: Urology. Malden, MA: Blackwell; 2001:189-194.

13.3 Agenesia Vaginal

Causa: A causa mais comum é a aplasia mülleriana – falha embrionária dos canais de Müller, com resultados abnl nas estruturas müllerianas (Int J Gynaecol Obstet 2002;79:167). Também pode ser causada por canalização ausente da placa vaginal.

Epidemiologia: Ocorre 1 em 4.000-5.000 mulheres. É a segunda causa mais comum de infertilidade primária nas mulheres (Clin Obstet Gynecol 1987;30:682).

Fisiopatologia: A canalização normal da placa vaginal ocorre na 11ª. semana de gravidez e é completada na 20ª. semana. O útero está presente, mas frequentemente é rudimentar, sem lúmen. Cerca de 1/3 das mulheres afetadas tem abnl renais, mais comumente agenesia renal (síndrome de Mayer-Rokitansky-Küster-Hauser) ou ectopia renal (Ann IM 1976;85:224). Abnl de fusão renal, tais como rim em ferradura, também podem ocorrer. Algumas pts (12%) terão anomalias esqueléticas (Ann IM 1976;85:224). Também é assoc com síndrome de hidrometrocolpospolidactilia de McKusick-Kaufman (Am J Dis Child 1987;141:1133).

Sx: Amenorréia; nas mulheres com útero funcional (2-7%), pode se apresentar com dor abdominal cíclica (Am J Obgyn 1981;14:910).

Si: A vagina pode estar ausente ou consistir em uma bolsa (2-3 cm) pouco profunda.

Crs: Geralmente é identificada em adolescentes com amenorréia. A função ovariana é nl e as trompas de Falópio estão presentes (J Clin Endocrinol Metab 1973;36:634).

Cmplc: Infertilidade e disfunção sexual. As cmpl cirúrgicas incluem necessidade de dilatação regular no lar para prevenir estreitamento da vagina, comprimento vaginal inadequado, estenose vaginal e dispareunia (Int Surg 1987;72:45). Quando são usados segmentos intestinais, a drenagem de muco pode ser motivo de preocupação.

Diffdx: Insensibilidade aos androgênios, septo vaginal transverso em posição baixa, hímen imperfurado.

Lab: Conforme indicado pelas abnl assoc.

Raio X: US pélvica é indicada para avaliar o útero, os ovários e a vagina proximal. Laparoscopia, embora não seja necessária para diagnosticar aplasia mülleriana, pode ser útil na avaliação de pts com dor abdominal cíclica, a fim de excluir a possibilidade de atividade endometrial nas estruturas müllerianas. A laparoscopia é melhor na detecção de estruturas uterinas do que MRI, apenas (J Pediatr & Adolescent Gynecol 2002;15[2]:101). Deve-ser obter US renal para r/o abnl renais.

Rx: Abordagens não-cirúrgicas e cirúrgicas têm sido usadas na criação de uma nova vagina. A dilatação vaginal tem demonstrado sucesso anatômico e funcional em > 90% das mulheres (Am J Obgyn 2001;185:1349). O objetivo da cirurgia é a criação de um canal vaginal no eixo correto de tamanho adequado e capacidade secretória, para permitir que o ato sexual ocorra sem necessidade de dilatação pós-operatória contínua. Vários procedimentos cirúrgicos têm sido usados, incluindo o procedimento de Abbe-McIndoe, que usa enxertos de espessura parcial, e o procedimento de Vecchetti, que envolve dilatação comum com um dispositivo para tração (Int J Gynaecol Obstet 1999;64:153) e o uso de um segmento isolado do intestino. As complicações incluem: necessidade de dilatação regular para evitar estreitamento vaginal, comprimento vaginal inadequado, estenose vaginal e dispareunia (Int Surg 1987;72:45). Quando são usados segmentos intestinais, a drenagem de muco pode ser motivo de preocupação.

ÍNDICE

A

abscesso perineal, 128
abscesso prostático, 29, 125, 152
abscesso renal, 16, 18, 19, 20, 29
acidofílicas uniformes, 32
acralangiofibromas, 175
acroleína, 76, 77
adenocarcinoma mesonéfrico, 85
adenoma nefrogênico, 32, 41
adenoma renal, 32
adenoma, 3, 5, 6, 32, 41, 85, 88, 116
adenopatia maligna, 234, 235
adiamento da micção, 100, 103, 187, 235
adrenérgicos, 100, 103, 187, 235
agenesia renal, 201, 202, 273
agenesia sacral, 277, 228
agenesia vaginal, 201, 223, 273
agentes anticolinérgicos, 101
agentes hipnóticos sedativos, 100
agonistas LHRH, 164
alopurinol, 51, 53, 76
amenorréia, 267, 271, 273
amiloidose, 7, 25, 32, 40
amputação peniana, 182
análise de hemoglobina, 185
anel fimótico, 250
aneurismas abdominais aórticos, 31
anfotericina B sistêmica, 28,30
angiografia da artéria renal, 37
angiomiolipoma renal, 34
angioplastia transluminal percutânea, 64
anomalia embriológica, 201
antiandrogênios, 164
antibioticoprofilaxia, 225, 235, 240
anticolinérgicos, 79, 100, 101, 227
aortite, 106
aplasia mülleriana, 273, 274
aspergilose, 28
astenospermia, 145, 147
aterosclerose das artérias renais, 64
aumento da testosterona plasmática, 137
avitaminose, 86

B

balanite de Zoon, 167, 170
balanite, 105, 167-170, 248-250
balanopostite, 167, 249, 250
bastonetes gram-negativos, 15

Bexiga neurogênica não-neurogênica, 208, 232, 235
bexiga preguiçosa, 232, 235
biópsia, 26, 32, 218
blastema metanéfrico, 201, 204, 217
blastomicose, 30
bloqueadores do canal de cálcio, 36, 100
bloqueio cardíaco, 106
broto uretérico, 201, 202, 204, 212

C

cálculos da bexiga, 92, 93, 154, 155, 166
cálculos da próstata, 165
cálculos renais, 19, 50
cálculos ureterais, 48, 50
câncer da bexiga, 25, 45, 68, 73, 76, 78, 82, 87-89, 91, 92, 104, 150, 176, 221
câncer da próstata, 25, 126, 154, 155, 158-165
câncer do pênis, 178, 179
câncer do testículo – células germinais, 130
captopril, 6, 50, 51, 65
carcinóide do testículo, 137
carcinoma adrenocortical, 10, 12
carcinoma cervical, 32
carcinoma de células basais, 176
carcinoma de células claras, 39
carcinoma de células escamosas *in Situ*, 170, 177
carcinoma de células escamosas, 23, 75, 87, 89, 115, 168-170, 177, 178
carcinoma de células renais (RCC), 38, 39, 41
carcinoma de células transicionais (TCC) da pelve renal e ureter, 44, 45
carcinoma pancreático, 32
carcinoma uretral feminino, 115
carcinoma uretral masculino, 113
carcinoma verrucoso, 178-180
carúncula uretral, 116
castração cirúrgica, 116
cateter de foley, 84, 95, 118
cavernosite tuberculosa, 174
cegueira, 171
células basofílicas, 32
chandelier, 107
chlamydia trachomatis, 108, 150
cicatriz peniana palpável, 182
cicatriz, 16, 33, 110, 168, 182-210, 249
ciclofosfamida, 32, 44, 76, 77, 79, 87, 172, 216, 264
circuncisão, 127, 167, 169, 170, 177, 180, 247, 250
cistadenoma do epidídimo, 128
cistectomia radical, 85, 89-32, 186
cistite bacteriana, 67, 79
cistite bnfisematosa
cistite bosinofílica
cistite glandular, 86
cistite hemorrágica (HC), 76
cistite intersticial (IC), 77
cisto colédoco, 218
cisto de bartholin, 107

cisto epidermóide, 129, 133
cisto intratesticular, 130, 133
cisto mesentérico,150, 218
cisto renal, 36, 41, 57, 58
cistocele, 97, 98, 119
cistoceles grandes, 98
cistoceles pequenas, 98
cistos intestinais duplicados
cistoscopia, 57, 70, 79-87, 89, 91, 93, 96, 104, 115, 119, 151, 166, 197, 213, 247
cistouretroscopia, 116, 246
coágulo autólogo, 186
coarctação da aorta, 64, 247
coccidioides immitis, 26, 173
coccidioidomicose, 26
complexo de epispadia, 245
condiloma acuminado, 88, 122, 175, 178, 180, 247
condiloma genital, 122, 123
contagem de plaquetas, 185
contusão da parede da bexiga, 95
corda venérea congênita, 195
corda venérea, 195, 221, 242, 245, 250
corpo de schiller-duval, 257
córtex, 63
cortisol sérico, 4, 252
crepitação, 128
crioterapia de salvamento, 165
criptococose, 29
criptorquidismo (testículo não-descido), 253
cromofílico, 39
cromofóbico, 39

curvatura peniana, 182, 187, 195, 242, 243

D

deflagração das células-T, 169
desconforto, 10, 34, 83, 123, 129, 144, 247
desequilíbrio hormonal, 86
dietilcarbamazina, 127
dilatação cística do ureter terminal, 213
disfunção erétil (ED), 186
disfunção miccional, 78, 98, 209, 211, 229, 232-235
disrupção uretral, 182
disseminação venérea, 181
diuréticos, 100
diverticulite, 70, 83
divertículo infeccionado, 116
divertículo uretral, 79, 119, 242, 244
doença autossômica dominante do rim policístico (ADPKD), 59-61
doença autossômica dominante do rim, 59-61
doença autossômica, 59-62
doença cística renal adquirida, 63
doença de Addison, 7
doença de Bowen, 177, 180
doença de Peyronie, 186, 194-196
doença extramamária denPaget
doenças da bexiga em crianças, 221
doenças da bexiga, 67, 221, 234
doenças da próstata, 149
doenças da suprarrenal

doenças da uretra, 105, 110, 112, 237
doenças da uretra em crianças, 237
doenças do pênis, 167, 249
doenças do pênis em crianças, 249
doenças do rim e ureter em crianças, 201
doenças dos testículos e escroto em crianças, 253
doenças renais intrínsecas, 64
dor peniana, 114, 182-184, 195, 248, 250
D-penicilamina, 51

E

eletrólitos séricos, 32, 61, 225, 239, 241
enurese noturna, 228-231
epididimectomia, 126, 129
epididimite, 121, 133, 212, 213, 262
epidídimo endurado, 26
epidídimo, 26, 27, 30, 71, 113, 121, 125, 126, 128, 129, 132, 142, 146, 148, 212, 254, 260, 261, 270
epididimoorquite, 121, 126, 133, 261
epispadia, 221, 223, 244, 245
equimose e curvatura penianas, 182
ereção persistente, 184
eritema dos tecidos afetados, 128
eritema multiforme, 106, 172
eritroplasia de Queyrat, 168, 177
ermóide
erupção medicamentosa fixa, 168, 169
esclerose liquenóide, 168
esfregaço de sickledex, 185
espironolactona, 6

esplenomegalia, 219
esquistossomíase, 73-75
esquistossomíase aguda, 74
esquistossomíase ativa, 74
estenose meatal, 247, 248
estrangulamento peniano, 183
etiologias bacterianas, 149
excisão cirúrgica, 33, 35-37, 124, 129, 177
extrofia da bexiga, 209, 221, 222, 245

F

fasciite necrotizante, 127
feocromocitoma, 9, 87
fertilização in vitro, 148
fibrose idiopática retroperitoneal, 32
fibrose retroperitoneal (RF), 31
filaríase genital, 126
fimose congênita, 250
fimose, 169, 178, 249, 250
fístula colovesical, 82, 83
fístula vesicovaginal (VVF), 95
fístulas pós-operatórias, 95
flanco palpável, 41
fosfatase ácida, 161
fosfato de sódio celulósico, 51
fratura peniana
fratura peniana, 182, 195
fungo ubíquo, 29
fungos candidais, 71

G

gangrena de Fournier, 127
gangrena, 127, 128

gás intraluminal, 70
germinoma invasivo, 138
glicocorticóides, 3, 7, 8, 48
glicoproteína, 162
gonadoblastoma, 138, 267-269
gonorréia (GC), 106

H

hamartoma, 34
hematoma retroperitoneal, 32
hematoma, 32, 54, 55, 118, 133, 143, 192, 247
hematúria, 16, 21, 25, 29, 33, 25, 27, 41, 43-48, 54, 55, 58, 60, 64, 68, 71, 74, 82, 85, 86, 88, 38-35, 103, 104, 118, 152, 154, 155, 166, 197, 206, 216, 218, 238, 246, 248, 259
hemiescroto vazio, 253
hemospermia, 196, 197
hepatoblastoma, 218
hérnia inguinal pediátrica, 256
hérnia, 133, 150, 186, 218, 221, 242, 250, 254-256, 261, 271
herpes genital, 79, 110, 112, 168
hidrocele pediátrica, 255
hidrocele, 31, 126, 127, 132, 133, 145, 242, 250, 255, 256, 260, 261
hidronefrose bilateral, 155, 238, 239
hidronefrose, 37, 45, 48, 57, 82, 88, 98, 155, 203-205, 207, 209, 214, 219, 226, 237-239
hidroureteronefrose, 37, 214
hiper-hidratação, 77
hiperplasia fibromuscular da artéria renal, 64

hiperplasia prostática benigna (BPH), 153
hipertensão renovascular, 64, 65
hipoaldosteronismo hipореninênico, 7
hipopigmentação pós-inflamatória, 168
hipospadia, 119, 138, 146, 201, 203, 223, 242, 243, 250, 251, 266, 268, 271
hipotensão, 7, 10, 11, 16, 34, 35, 54, 128, 155
histopath, 136, 170, 175, 257, 258, 263
histopatológicas patognomônicas, 78
histoplasmose, 27, 48
hospedeiro heterozigótico, 62

I

imipramina, 101, 103, 146, 231, 232
impotência, 4, 51, 110, 118, 136, 156, 157, 182
inchaço, 126, 128
incidência aumentada de tumor de Wilms, 7, 9, 12, 15, 21, 22, 29, 44, 48, 60, 62-64, 84-87, 96, 113, 121, 131, 141, 158, 174, 178, 184, 194, 202-204, 206, 212, 221, 225, 237, 241, 253, 256, 260
incontinência com fluxo constante, 101
incontinência com urgência, 68, 98, 100
incontinência por estresse, 97, 98, 100, 102
incontinência, 68, 78, 97, 98, 100-103, 118, 157, 213, 222, 229, 233, 234, 241, 245, 259

infecção parenquimal necrotizante aguda, 18
infecção perineal por organismos formadores de gás, 18
infecção por herpes, 173
infecções do trato urinário por *cândida*, 71
infertilidade masculina, 145
infertilidade, 121, 128, 144, 145, 147, 224, 254, 261, 268, 271, 273
infiltração leucêmica, 140
injeção intracavernosa, 185, 188, 192
inseminação intrauterina, 148
insuficiência, 7, 10, 16, 21, 31, 42, 59, 61, 98, 152, 188, 240
intersexualidade, 252, 266
intraescrotais, 121, 143
íris avermelhada, 173
itraconazol, 28, 29, 72

L

leiomiossarcoma do cordão wspermático
leiomiossarcoma, 43, 87, 142
lesão cutânea benigna, 174
lesão ureteral, 55, 97
lesões ceratinizantes da pele, 177
lesões eczematosas benignas, 177
lesões penianas malignas, 174
leucemia do testículo, 140
leucemia, 131, 133, 140-142, 192
linfadenopatia palpável, 181
linfangite esclerosante, 172
linfoma do testículo, 139
linfoma, 25, 32, 44, 131, 139-142, 196, 218
linfonodos regionais, 41, 114, 179, 264
linfossarcoma, 218
lipoma renal, 35

M

macrocistos, 59
macrófagos, 23, 24, 26, 31, 194
malacoplasia, 24, 26, 46
malformações cloacais, 223
MCDK, 60, 201, 202, 204, 205, 206, 209, 219
megaureter, 209-211
melanoma da genitália masculina, 175
melanoma, 116, 131, 141, 175
membrana de Chwalla, 213
mesoblástico congênito, 215, 216, 219
metabólitos tóxicos, 86
metástases distantes, 40, 114, 258
metastático, 85, 91, 141, 142, 165
micção disfuncional, 232, 235
miccionais, 24, 27, 29, 113, 155, 159, 167, 183, 208, 232, 240, 246
micélios fúngicos, 26
micobatérias, 22
microadenomectomia transesfenoidal cirúrgica, 5
microcistos, 59
microfilária, 127
micropênis, 242, 251, 269
mielodisplasia, 225-227
mieloma, 32, 192
mneralocorticóide

molusco contagioso, 123, 174, 175
múltiplo, 32, 39, 58, 192
Mycobacterium tuberculosis, 21, 113, 125, 173

N

necrólise epidérmica tóxica, 173
nefrolitíase, 61
nefroma mesoblástico congênito, 215, 216, 219
nefroma mesonêfrico congênito, 216
nefroma, 215, 216, 219
Neisseria gonorrhoeae, 106, 152
neoplasia, 9, 130, 140, 158
neoplasma benigno, 32, 36, 37, 129, 153, 245
neoplasma maligno, 44, 137, 142, 176, 216, 257, 267
neoplasmas testiculares, 130, 136, 139, 140
netaplasia escamosa da bexiga
neuroblastoma, 218, 263-265
neuropatia da bexiga, 228
ninhos de Von Brunn, 86
nódulos subcutâneos, 181, 264

O

obstrução da articulação ureteropélvica (UPJO), 205
oligospermia, 145, 147
oncocítico, 39
oncocitoma renal, 33, 39
oncocitoma, 33, 34, 39, 41
orquidopexia, 225, 261, 271

orquiectomia inguinal radical, 134, 136, 257
orquiectomia radical, 130, 137-139, 143
ortofosfato, 51

P

papiloma invertido, 83, 88
papiloma, 83, 88, 116
pápulas penianas peroladas, 175
pápulas pequenas, 174
parafimose, 127, 250
paraneoplásicas, 40
penetração cercarial, 74
pielonefrite aguda, 15-18
pielonefrite enfisematosa, 16-18
pielonefrite xantogranulomatosa (XGP), 22, 23, 25
pielonefrite, 15-18, 23-25, 67, 208
piridoxina, 51, 53
piúria estéril, 21
piúria, 21, 25, 29, 71, 82, 86
placa eritematosa prurítica, 176
poliidrâmnio, 216
pólipo fibroepitelial, 37, 38, 46
pólipo uretral, 116, 245-247
prepúcio, 30, 150, 167-168, 170-173, 180, 243, 249, 250
priapismo, 183-186, 192
prolapso uretral, 246
prostaglandina E1, 188
prostatectomia radical de salvamento, 165
prostatite, 68, 149-155, 162, 165

prostatite bacteriana aguda, 149-152, 155
proteinúria, 29, 60, 66, 202, 268
protuberância vaginal, 98
prurido do nadador, 74

Q

quimioterapia antituberculose, 113, 174

R

rabdomiossarcoma, 82, 87, 218, 259
recessiva do rim policístico, 61, 62
refluxo vesicoureteral (VUR), 207, 209
resíduos filogenéticos, 175
retinopatia hipertensa, 36
rim de choque, 55
rim displásico multicístico, 204
rim ectópico, 202
rim em ferradura, 203, 273
rim policístico, 59, 61, 62, 219
ruptura do testículo, 143

S

sangue no meato uretral,
sarcoma botrióide, 246, 258
sarcoma de Kaposi, 181
sarcoma, 32, 87, 181, 219, 246, 258
sarcomas renais, 42, 43
Schistosoma haematobium.,88
seminoma, 131, 133, 138
sífilis, 107, 111, 112, 168, 171
síndrome de Behçet, 106, 170, 171
síndrome de Conn, 5, 6
síndrome de Cushing, 3, 5, 12
síndrome de Reiter, 105-107, 168
síndrome de Stevens-Johnson, 51, 173
síndromes cromossômicas, 201
sintomas gastrintestinais, 83
sistema de estadiamento TNM, 40
suprapúbico, 83, 118
suprarrenal primária, 7
swab de cepa uretral, 108

T

taquicardia, 10, 16, 108, 110
TB genital masculina (TB do Epidídimo, Testículo e Próstata), 125
terapias herbais, 157
terazosina, 155
testes urodinâmicos, 98, 105
tiazidas, 50, 53
tiopronina, 51, 53
torção dos apêndices testiculares, 261
torção testicular, 121, 122, 147, 260, 262
transplante, 61, 63, 65, 85, 238, 285
traumatismo da bexiga, 81, 94
traumatismo renal, 54, 55
traumatismo uretral, 117, 118
tuberculose da bexiga e uretra, 73
tuberculose da uretra, 113
tuberculose peniana, 173
tuberculose renal e ureteral, 21
tumefação escrotal, 26, 125, 255
tumefação peniana, 184, 250
tumor adenomatóide, 129
tumor da pelve renal, 47

tumor de disginesia gonádica, 138
tumor de Wilms, 36, 217-219, 268
tumor derivado do endotélio, 181
tumor do saco vitelino, 133, 257
tumor primário, 41, 114, 141, 179, 264
tumores das células de Leydig, 136
tumores das células de Sertoli, 137
tumores de células justaglomerulares do rim, 36
tumores renais secundários, 46
tumores secundários do testículo, 140, 141
tumores ureterais distais, 47
tumores ureterais proximais e ureterais médios, 47
túnica albugínea, 132, 143, 183, 194, 255

U

ulceração oral primária, 171
ulcerações aftosas, 171
ulcerações do tipo herpetiforme, 171
úlceras genitais, 109-112, 171

ureter cincuncaval (retrocaval), 57
ureter ectópico, 212-214, 229, 247
ureterocele, 119, 213, 214, 247
uretrite não-gonocócica (NGU), 108
urina microscópica, 71
urodinâmica, 80, 98, 226, 228, 233, 240
urolitíase, 47, 49, 52, 60, 75
urologia pediátrica, 199
uropatia obstrutiva, 74-76
US escrotal, 122, 136, 140, 255, 262

V

vaginoscopia, 213, 259
válvulas uretrais anteriores, 241
válvulas uretrais posteriores, 99, 209, 211, 238, 239, 241
varicocele, 31, 144-147, 218
varredura PVR da bexiga, 98
varredura renal, 65, 205, 207, 211
vermelhidão, 105, 123, 126, 167
vesiculite seminal, 152
vitiligo, 7, 168

Impressão e acabamento
Imprensa da Fé